Andreas S. Lübbe

Wenn Rehabilitation und Inklusion gelingen, ist niemand behindert!

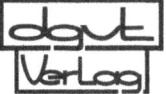

Andreas S. Lübbe

Wenn Rehabilitation und Inklusion gelingen, ist niemand behindert!

Grundsätze
Rahmenbedingungen
Fallbeispiele

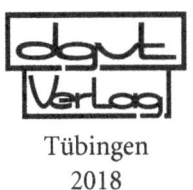

Tübingen
2018

Kontakt:

Prof. Dr. Dr. Andreas S. Lübbe
Cecilien-Klinik, MZG-Westfalen
Lindenstr. 26
33175 Bad Lippspringe

E-Mail: CEC-Luebbe@medizinisches-zentrum.de

Für Alexander, Carolin und Elias

Bibliografische Information der Deutschen Nationalbibliothek
Die Deutsche Nationalbibliothek verzeichnet diese Publikation in
der Deutschen Nationalbibliografie; detaillierte bibliografische Daten sind im Internet über http://dnb.d-nb.de abrufbar.

© 2018 dgvt-Verlag
Im Sudhaus
Hechinger Straße 203
72072 Tübingen

E-Mail: dgvt-Verlag@dgvt.de
Internet: www.dgvt-Verlag.de

Umschlaggestaltung: Vogelsang Design, Jens Vogelsang, Aachen
Layout: VMR, Monika Rohde, Leipzig
Druck: CPI buch bücher GmbH, Birkach
Auch als E-Book erhältlich: ISBN 978-3-87159-424-3

ISBN 978-3-87159-244-7

INHALT

Vorwort 7

Einführung 13
Chancen von Rehabilitation und Inklusion 13
Andere Länder und neue Assistenzsysteme 26
Menschenbild, Beeinträchtigung und Teilhabe 31
Was Rehabilitation und Inklusion für mich bedeuten 48

Prinzipien der Rehabilitation, Aufgaben der Inklusion 67
Herausforderungen bei Patienten mit Sprech- und
Schluckproblemen 67
Holger Petersen kann nicht mehr sprechen 67
Edgar Müller kann nicht mehr schlucken 80
Sicht der Gesellschaft auf Menschen mit „Behinderung" 87
Akutmedizin und Rehabilitation – Ergänzung oder
Widerspruch? 101
Für mehr Akzeptanz von „Defiziten" 105
Helga Luteroth – Gebärmutterkrebs und Fragen des
Lebensstils 111
Das Ehepaar Grotkopf kämpft gegen den Lungenkrebs 117
Pflichten des Arztes 129
Schlaganfall bei Olaf Fehling 133
Ralf Schmatzlers schwaches Herz 137
Folgen der Darmkrebserkrankung bei Otto Hahn 142
Ehrlichkeit bei der Frage nach der Arbeitsfähigkeit 148
Wenn medizinische Möglichkeiten mit Ansprüchen
von Patienten kollidieren 153
Regeln des Zusammenlebens in der Rehabilitationsklinik .. 160
Rehabilitation und das System müssen sich rechnen 163
Teilstationäre Reha bei Wolfhard Lütke 164
Die Relevanz der Prognose 167

Unerwartete Todesfälle 171
Notfall bei Juri Nowalski 173
Selbstbestimmung und Patientenrechte 174
Folgen der Chemotherapie bei Johanna Fiedler 180

Rehabilitationsmedizin ist mehr als reine Reparatur 183
Die Mitarbeiter und Routinen in der Rehabilitationsklinik 183
Besonderheiten in einer Rehabilitationsklinik 187
Bereiche und Aufgaben abseits der Routine 188
Die Rolle des Arztes und des Personals 192
Die vier Säulen der Prävention oder Vorbeugung eines
Rückfalls 193
Visiten und Improvisation 200
Die Köchin Susanna Kirsch verliert ihr Riechvermögen 203
Die Finger einer Klavierspielerin versagen 206
Musik als Therapie und Folgen der Schwerhörigkeit 211
Diagnose Burn-out und der heutige Mangel an Zeit 218
Voraussetzungen für gelingende Rehabilitation 223
Rehabilitation bei psychischen Erkrankungen 226
Rehabilitation und Herausforderungen im Alter 229
Qualitätssicherung in der Rehabilitation 241
Harninkontinenz und Scham bei Harry Vogel 243
Wie wichtig ist die Nachsorge? 250
Hoffnung auf ein Wunder: Christian Zisenis 253
Inklusion und die soziale Kraft von Sport und Schule 262
Welche Klinik ist die beste? 276
Palliativmedizin und Rehabilitation – ein Widerspruch? 278
Schlaflos in Bad Lippspringe: Der Fall des
Dr. Christian Tal 281

Ausblick – für eine neue Kultur des Helfens 285

Noch ein paar Punkte, die mir wichtig sind 299

VORWORT

Niemand ist behindert. Weder von Geburt an noch durch einen Unfall noch im Alter. Man wird behindert. Durch das Umfeld, das Klima, die Alltäglichkeiten. Fehlt mir nach einem Unfall ein Bein, dann muss ich sehen, wodurch ich meine Mobilität bewahre. Dazu gehört meine Umwelt. Sind Hilfsmittel vorhanden, Bürgersteige abgesenkt, verfügen die Bahnhöfe über genügend Aufzüge, dann kann man den Verlust eines Beines ausgleichen. Ich werde dann nicht mehr behindert. Mir fehlt eben ein Bein. Was macht den Menschen eigentlich aus? Und wie viel Körper ist dazu nötig? Für solche Fragen und so ein Denken steht dieses Buch.

Der arm- und beinlose Psychologe Georg Fraberger an der Universität Wien meint dazu: *„Wir müssen unsere Seele frei entfalten können – erst dann ist es uns möglich, ein sinnvolles und glückliches Leben zu entwickeln. Erst dann sind wir fähig, die scheinbaren Grenzen von Körper und Geist zu überwinden."* Es ist eben alles eine Sache der Betrachtung. Dazu zählt auch die Frage, ob man Barrieren in seinem Kopf zulässt. Was ist davon zu halten, wenn die Bedienung in einem Lokal die Begleitung des armlosen Janis McDavid fragt, was ER denn essen möchte? Kann McDavid etwa nicht sprechen?

Man ist also nicht behindert, sondern man wird unter Umständen von seinem Umfeld behindert. Deswegen könnte man für Menschen mit Beeinträchtigungen sehr viel mehr erreichen, wenn es Barrieren nicht gäbe. Das jedoch ist Aufgabe der Gesellschaft: zu ermöglichen, Hindernisse aus dem Weg zu räumen und Barrieren abzuschaffen. Dies nennt sich „Diversity" und meint den Abbau von Barrieren in der Arbeitswelt und sich dafür einzusetzen, dass Menschen mit Einschränkungen mehr Freiräume bekommen. Hierzu ist der Weg noch lang.

Trotz Deutschlands Beitritt zur UN-Menschenrechtskonvention 2009 liegen wir mit unseren Bemühungen noch weit zurück. Dieses Buch soll einen Beitrag leisten, den Blick für Barrieren zu schärfen, und dazu animieren, sie aus dem Weg zu räumen. Das würde das Leben von Menschen mit Einschränkungen erleichtern.

Wer von uns hat nicht irgendein Defizit? Jeder Zweite benötigt zum Beispiel eine Brille. Er wird sich damit aber kaum als „behindert" betrachten. Offiziell betrifft „Behinderung" nur jeden Sechsten in unserem Land. Über siebeneinhalb Millionen Menschen tragen einen Schwerbehindertenausweis. Und es werden jeden Tag mehr. Es sind vor allem die älteren Mitbürger, die Barrieren zu spüren bekommen im Alltag. Mühselig ist der Weg zum Arzt. Den Gang zum Friseur überlegt man sich dreimal. Sogar im öffentlichen Nahverkehr muss man überall Hindernisse bewältigen. Nur weil man nicht mehr so gut zu Fuß ist.

Wie konnte es sein, dass bis vor Kurzem Menschen mit Einschränkungen zwar offiziell in den Arbeitsmarkt integriert werden sollten – sie zahlten dann ja Steuern und taten etwas für die Gesellschaft –, doch zugleich durften sie einen beträchtlichen Teil des verdienten Geldes nicht behalten, wenn sie staatliche Leistungen in Anspruch nahmen? Sie konnten damit nicht für die eigene Wohnung ansparen oder für ihr Alter vorsorgen. Das hat sich mit dem Bundesteilhabegesetz nun gebessert. Solche Entwicklungen und Verwicklungen schildere ich hier. Es sind Skandale mit dabei, vor allem aber Hoffnungszeichen und Wege, die unsere Gesellschaft als Ganzes weiter nach vorne bringen.

Nach einem Unfall, in dessen Folge ein Bein amputiert werden musste, beginnt der lange Weg der Rehabilitation. Es geht darum, die „Folgestörungen" dergestalt zu verbessern, dass die Teilhabe im Leben so gut wie möglich wiedererlangt werden kann. In keinem anderen Land der Welt gibt es eine derartig gut ausgebaute und in ihrer erbrachten Qualität geprüfte Infrastruktur unterschiedlichster Formen der Rehabilitation wie in Deutschland. Entstanden aus Sanatorien und einer Bäderkultur vor über 150 Jahren stehen heute modernste Einrichtungen zur Verfügung, damit kranke, alte, verletzte oder in ihrer beruflichen Zukunft gefährdete und damit beeinträchtigte (behinderte) Menschen Unterstützung erhalten. Das Ziel ist immer das gleiche. Die möglichst vollkommene Wiederherstellung der verloren gegangenen körperlichen, geistigen oder seelischen Merkmale. Millionen machen jedes Jahr von den Angeboten Gebrauch. Und doch erhalten diese Angebote nicht alle und andere könnten besser darauf verzichten. Das System ist langsam, veraltet und kaum anpassungsfähig an die Bedürfnisse einer älter werdenden Gesellschaft, die immer pflegeintensiver wird und entsprechend betreut werden muss. Die Zugangswege sind umständlich, die Kostenzusage durchläuft zu viele Hände und die Zusammenarbeit mit anderen Fachdisziplinen ist nicht selten mangelhaft. Die Stärken der Rehabilitation zu beleuchten und dabei die Schwächen des Systems nicht außer Acht zu lassen und zugleich Zukunftsperspektiven aufzuzeigen, ist ebenfalls Anliegen dieses Buches.

Inklusion bedeutet Teilhabe, Mitmachen, Sichtbarsein. Sie sei gescheitert, stand im Spiegel 2017 zu lesen, und außerdem für alle schädlich. Inklusion sei von Anfang an nur eine ideologische Kopfgeburt gewesen, schreibt ein Autor der ZEIT-Beilage „Christ und Welt". In einem Gastbeitrag für die Süddeutsche Zeitung bezeichnet ein emeritierter Professor für Sonderpädagogik die Inklusion als das Ergebnis einer „Verkettung mutwilliger Missverständnisse". Das sind einflussreiche Zeitungen in unserem Land. Kein Wunder, wenn dann Schulärzte in ihrem Muster verharren und voll sind von Vorurteilen und Kindern Chancen verwehren, die ihnen zustehen (ZEIT, Nr. 24, 2017). Jüngster Anlass für die Debatte zum Thema Inklusion ist die erschütternde Langzeitdokumentation „Ich.Du.Inklusion" des Filmemachers und Sozialpädagogen Thomas Binn. Sie zeigt, was alles schiefläuft in nordrhein-westfälischen Schulen. Die Lerngruppen sind zu groß, die vorgesehene zweite Lehrkraft fehlt die meiste Zeit und Schulhelferstunden werden nur sporadisch, wenn überhaupt, genehmigt. Anstatt „jeder nach seinem Tempo" hieße es häufig „alle im Schneckentempo".

All das ist schlimm und ein Schlag ins Gesicht derjenigen, die sich in der Behindertenpolitik engagieren und eigentlich viel bewirken wollen. Das große Missverständnis aus meiner Sicht lautet, auf Biegen und Brechen gleich behandeln zu wollen, was nicht gleich ist, und zu verkennen, dass dieser Grundsatz Ausnahmen zulassen muss. Die einen wie die anderen nicht unter- und nicht überfordern, müsste die Devise lauten. Realistische Ziele setzen und die Bedingungen für ihre Umsetzung schaffen. Es gilt zu erkennen, dass Inklusion Zeit und Nerven, Geld und Anstrengung kostet.

Der Hoffnungsschimmer: Über die Hälfte aller vom Verband Bildung und Erziehung (VBE) befragten 2.000 Lehrkräfte spricht sich trotz schlechter Rahmenbedingungen für einen gemeinsamen Unterricht aus. Zugleich plädieren 59 Prozent für den vollständigen Erhalt von Förderschulen. Förderschulen gibt es für das Lernen, aber auch mit Schwerpunkt Sprache, für emotionale und soziale Entwicklung, geistige Entwicklung, körperliche und motorische Entwicklung sowie Schulen für Kranke und Berufskollegs. In Nordrhein-Westfalen sind bislang nur Förderschulen mit dem Schwerpunkt Lernen geschlossen worden. Dass es im Einzelfall gut funktionieren kann, zeigen immer wieder Beispiele, wie die SRH (ursprünglich: Stiftung Rehabilitation Heidelberg) Stephen-Hawking-Schule in Neckargemünd bei Heidelberg, wo seit 1990 Schüler mit und ohne körperliche Einschränkungen bei höherer Unterrichtsqualität in kleineren Klassen und mit besserer Ausstattung gemeinsam fürs Leben lernen (www.srh.de).

Inklusion bedeutet Menschen mit Einschränkungen in die Mitte der Gesellschaft zu führen, unabhängig von Alter, Rasse, Hautfarbe, Geschlecht, Defiziten oder Abweichungen. Inklusion bezieht sich aus diesem Grund nicht nur auf Kinder und Jugendliche, die mit Defiziten zur Welt gekommen sind oder die einen schweren Unfall hinter sich haben. Inklusion betrifft genauso gut betagte Mitbürger, die durch Krankheit oder Behandlungsfolgen in ihren Fähigkeiten beeinträchtigt sind und auf Barrieren stoßen. Inklusion wird fast immer mit Herausforderungen beim gemeinsamen Lernen (von Kindern und Jugendlichen mit und ohne Einschränkungen) in Regelschulen in Zusammenhang gebracht. Doch mal ehrlich, wer ist eigentlich nicht irgendwo eingeschränkt? Auch unter „normalen" Kindern finden sich welche mit gewissen Defiziten. Die Übergänge sind fließend. Ich könnte auch fragen: Was ist eigentlich noch normal? Millionen Bundesbürger werden ausgegrenzt, weil Außenstehende, oft Laien, definieren, wann Einschränkungen gesellschaftlich akzeptabel sind und wann nicht. Dieselben Leute verhindern dann, dass Abhilfe geschaffen werden könnte.

Die Begriffe Behinderung, Inklusion und Rehabilitation sind uns geläufig, doch was sich tatsächlich dahinter verbirgt, offenbar nicht. Das trägt mit dazu bei, politische Fehler zu machen. Im Gegensatz zu den USA müssen private Investoren bei uns noch immer keine barrierefreien oder -armen Räume schaffen. Vandalismus bei Rolltreppen und Aufzügen wird kaum ausreichend gesellschaftlich geächtet. Das Klima in unserem Land ist (im Vergleich zu anderen Ländern) nicht behindertenfreundlich. Potenziale werden somit nicht gehoben und Menschen mit Defiziten ausgegrenzt. Unkenntnis begründet auch das schlechte oder zumindest fragwürde Image, das allein die benutzten Wörter besitzen. Kein Betroffener kann etwas für seine Defizite.

Froh sollen die sein, die gesund sind und keinen Unfall hatten, die unbeschwert ihren Zielen nachgehen können und sich nicht um Trivialitäten des Alltags kümmern müssen. Das sollte denen eine Verpflichtung sein, sich dafür einzusetzen, dass sich in unserem Land etwas verändert, strukturell, in den Köpfen, und vor allem: im Herzen. Hilfestellung im Alltag bedeutet, in der Schlange an der Kasse geduldig zu warten, wenn jemand das Kleingeld nicht so schnell aus dem Portemonnaie bekommt, Verständnis dafür aufzubringen, wenn jemand nicht so elegant reden kann oder viermal nachfragen muss, wenn er oder sie akustisch etwas nicht verstanden hat. Kann man nicht richtig hören, ist man weder begriffsstutzig noch böswillig.

Es ist also Anliegen dieses Buches die Begriffe Behinderung, Inklusion und Rehabilitation mit Leben zu füllen, ihre Aufgaben darzustellen, ihre Chancen zu erläutern und darauf hinzuweisen, wo Möglichkeiten der Verbesserung bestehen. Das übergeordnete Ziel lautet dann: Teilhabe, am gesellschaftlichen Leben, im Beruf, überall. Und wenn hier vorwiegend in der männlichen Form beispielsweise im Pflegebereich gesprochen wird, so geschieht dies aus Gründen der Lesbarkeit, selbstverständlich sind immer beide Geschlechter gemeint.

EINFÜHRUNG

Chancen von Rehabilitation und Inklusion

Als vor ein paar Jahren Samuel Koch bei der ZDF-Sendung „Wetten, dass?" vor einem Millionenpublikum mit seinem Motorrad unglücklich stürzte, war schnell klar, dass der junge Mann wegen einer Querschnittslähmung für immer behindert sein würde. Niemand stellte nach dem Unfall eine intensive Rehabilitation infrage. Heute zeigt sich der junge Mann trotz seiner Behinderung lebensfroh, und er arrangiert sich mit seinem Handicap. Durch seinen Willen und mithilfe von Spezialisten kann er wieder ein halbwegs normales Leben führen, auch wenn nichts mehr so ist, wie es einmal war. Der Schauspieler Harrison Ford brach sich 2014 bei Filmaufnahmen sein Bein. Das Projekt drohte zu kippen. Rehabilitation war auch für ihn selbstverständlich. Die Verletzung heilte aus. Oder der Fußballer Sami Khedira. Seine Anhänger befürchteten, er könne nach dem Kreuzbandriss nicht an der Fußballweltmeisterschaft 2014 teilnehmen. Durch gezielte Rehabilitation wurde er gerade noch rechtzeitig fit. Von Behinderung keine Spur. Der Rest ist Geschichte. Deutschland wurde Fußballweltmeister.

Diese drei Beispiele zeigen, wozu Rehabilitation imstande ist. Sie umfasst die Gesamtheit aller Maßnahmen medizinischer, schulisch-pädagogischer, beruflicher und sozialer Art, um für den Behinderten bessere körperliche, seelische und soziale Bedingungen zu schaffen. Idealerweise gelingt es durch sie eine Behinderung zu vermeiden. Manchmal ist das nicht der Fall.

Behinderung? Viele verbinden mit dem Begriff Kinder oder Jugendliche. Und in der Tat, jeden Tag kommen Kinder auf die Welt, deren Körper oder Geist nicht so funktioniert wie bei den meisten anderen. Ihre Entwicklung verzögert sich. Sie bedürfen der Hilfe. Sie auszugrenzen und dadurch zu stigmatisieren hat lange Zeit dazu beigetragen, Behinderte als Menschen zweiter Klasse zu betrachten. Diskriminierung gegenüber Menschen mit Beeinträchtigung zeigt sich im Alltäglichen. Man zeigt mit dem Finger auf sie, lehnt sich ungefragt an ihren Rollstuhl, baut keine Rampe, damit sie problemlos zum Bäcker gelangen, oder treibt in den sozialen Medien Hohn und Spott mit ihnen (siehe Laura Gehlhaar, *„Kann man da nichts machen? Geschichten aus dem Alltag einer Rollstuhlfahrerin"*, Heyne Verlag, 2016). Betroffene sind in ihren Möglichkeiten eingeschränkt und werden durch die Barrieren, die man ihnen in den Weg legt, behindert.

Menschen mit geistiger oder psychischer Behinderung, die „in allen gesetzlichen Angelegenheiten" einen gesetzlichen Betreuer haben, können noch immer nicht an der Bundestagswahl teilnehmen. Die Lebenshilfe Nordrhein-Westfalen und andere Organisationen fanden diesen Zustand diskriminierend und starteten 2015 eine Initiative. Das Ergebnis: Im Juni 2016 änderten die Parlamentarier immerhin das Landeswahlgesetz. In § 2 heißt es jetzt, dass nur noch derjenige vom Wahlrecht ausgeschlossen ist, *„wer infolge Richterspruchs das Wahlrecht nicht besitzt"*, etwa wegen einer Straftat. An Kommunalwahlen dürfen Menschen mit Behinderung nun also teilnehmen.

Teilzuhaben an dem, was das Leben bietet: Das nennt man Inklusion. Auch mit diesem Begriff verbinden viele von uns vor allem Kinder und Jugendliche. Aber das ist falsch. Inklusion bedeutet im Grundsatz unbeschränkten Zugang für Menschen aller Altersklassen mit Beeinträchtigung. Man ist auch behindert und bedarf der Inklusion, wenn man als Erwachsener durch Verletzung, Erkrankung oder deren Folgen nicht mehr das leisten kann, was vorher möglich war. Fast 17 Millionen Deutschen sind behindert oder ihnen droht eine Behinderung. Mehr als siebeneinhalb Millionen sind schwerbehindert. Die meisten von ihnen sind über 65 Jahre alt. Sie wollen und sie sollten inmitten der Gesellschaft sein können und nicht ausgeschlossen oder abgehängt.

Die Realität für Menschen mit Einschränkungen gleich welchen Alters sieht beispielsweise im öffentlichen Nahverkehr wenig hoffnungsvoll aus. Durch das Anliegen der Inklusion sollte das eigentlich anders werden. Ein erster Schritt wäre also die Realität anzuerkennen: Behinderung trifft jedes Alter. Inklusion betrifft jedes Alter.

2015 haben Prüfer der Vereinten Nationen unserem Land 62 Empfehlungen mit auf den Weg gegeben, damit wir endlich die UN-Behindertenrechtskonvention umsetzen. Mit anderen Worten: Jetzt haben wir die Mängelliste sogar schriftlich! Schlechte Noten erhielt Deutschland unter anderem bei der Inklusion behinderter Kinder in Schulen, bei der Integration von Behinderten auf dem Arbeitsmarkt und auch beim Thema der politischen Teilhabe (siehe oben). Das sind Verstöße gegen die Konvention. Auch das Institut für Menschenrechte beklagt für Deutschland erhebliche Defizite bei ihrer Umsetzung. Es ist unbegreiflich, dass man immer wieder darauf hinweisen muss, dass die Teilhabe Behinderter ein in den Menschenrechten begründeter Anspruch ist, den es in jedem Land umzusetzen gilt.

Mit dem Bundesteilhabegesetz entwickelte sich das deutsche Recht in Bezug auf die UN-Behindertenrechtskonvention allerdings weiter. Sein Ziel ist es, Menschen mit Beeinträchtigungen mehr Teilhabe und dadurch mehr Selbstbestimmung zu geben. Während in der Vergangenheit zum Beispiel große Teile des eigenen Vermögens für die notwendigen Reha-Leistungen aufgebracht werden mussten, hat man nach vielen Protesten nun endlich die Freibeträge deutlich erhöht. Das Einkommen des Lebenspartners wird jetzt auch nicht mehr berücksichtigt. Fachleistungen werden von den Leistungen zum Lebensunterhalt getrennt und der Ort der Unterbringung spielt keine Rolle mehr. Die Maßnahmen zur Unterstützung setzen bereits vor der Rehabilitation ein und werden durch Modellprojekte gestärkt. Ihr Ziel ist die Entwicklung von Maßnahmen und neuen Kooperationsformen zwischen den verschiedenen Rehabilitationsträgern, um die Erwerbsfähigkeit zu erhalten.

Rund 700.000 Betroffene arbeiten heute im Schonraum spezieller Werkstätten. Das sollen sie weiter tun können, doch den Weg in den normalen Arbeitsmarkt will man erleichtern. Lohnkostenzuschüsse von bis zu 75 Prozent sollen dabei helfen und auch die Rückkehr in eine Werkstatt soll kein Problem mehr sein. Zukünftig reicht ein Reha-Antrag aus und die Leistungen werden „aus einer Hand" geregelt. Bislang hatte sich nämlich kein von allen Trägern einvernehmlich praktiziertes Bedarfsfeststellungs- und Planungsverfahren etabliert, was bei den Betroffenen zu Belastungen und Verzögerungen führte. Künftig ist bei trägerübergreifenden Teilhabeleistungen nur noch ein Kostenträger zuständig und für die Einleitung und Durchführung des Teilhabeverfahrens verantwortlich. Dieses wird durch ein unabhängiges Netzwerk von Beratungsstellen flankiert, möglichst im Sozialraum der ratsuchenden Menschen und barrierefrei. Für Menschen mit besonderem Teilhabebedarf (z. B. bei Beeinträchtigung der Sinne) liegen überregionale Möglichkeiten zur Beratung vor.

Insgesamt sind vom Bundesteilhabegesetz über 24 Millionen Menschen betroffen. Wichtig war es, Betroffene selbst bei der Erarbeitung des Gesetzes teilhaben zu lassen. Das Motto lautete: *„Nichts über uns – ohne uns"*. Die Ergebnisse der Arbeitsgruppe sind unter www.gemeinsam-einfach-machen.de/bthg einsehbar. Die im Gesetz vorgesehene Bundesarbeitsgemeinschaft für Rehabilitation (BAR) soll die trägerübergreifende Zusammenarbeit stärken. Ihre Aufgaben ersehen Sie unter www.bar-frankfurt.de.

Dennoch gibt es im Bereich der Rehabilitation und Pflege noch sehr viel zu tun. In diesem Buch beschreibe ich Fallbeispiele, bei denen die Bereiche Rehabilitation, Behinderung und Inklusion miteinander verknüpft werden. Dadurch erhalten Sie einen konkreten Überblick, lernen das System besser kennen und können unter Umständen selbst Ihre Ansprüche geltend machen oder sich in diesem Bereich engagieren.

Rehabilitation? Auch hier gibt es noch Missverständnisse. Niemand würde ihren Sinn infrage stellen, wenn sich ein Fußballprofi schwer verletzt hat. Doch eine Rehabilitation nach Eierstockkrebs? Da meinen manche Ärzte und Sozialarbeiter immer noch, ihr Sinn bestände in erster Linie darin, sich in einem Viersternehotel von der Operation zu erholen. Dadurch hat es diese Form der Rehabilitation gelegentlich immer noch schwer, sich durchzusetzen.

Rehabilitation umfasst *„alle Maßnahmen, die das Ziel haben, den Einfluss von Bedingungen, die zu Einschränkungen und Behinderungen führen, abzuschwächen und die eingeschränkten und benachteilig-*

> ten Personen zu befähigen, eine soziale Integration zu erreichen. *Rehabilitation zielt nicht nur darauf ab, eingeschränkte und benachteiligte Personen zu befähigen, sich ihrer Umwelt anzupassen, sondern auch darauf, in ihre unmittelbare Umgebung und die Gesellschaft als Ganzes einzugreifen, um ihre soziale Integration zu erleichtern"* (Definition der Weltgesundheitsorganisation).

Bereits diese begriffliche Klärung zeigt, wie spannungsgeladen der Prozess der Rehabilitation ist. Hier treffen individuelle und gesellschaftliche Erwartungen und Absichten aufeinander. Auch deswegen bleibt die gesellschaftliche Akzeptanz behinderter Menschen eine schwankende Größe. Sie zu festigen gehört zu den Aufgaben einer demokratischen Sozial- und Bildungspolitik. Sie muss anstreben, die Trennungslinien im gesellschaftlichen Gefüge zu tilgen. Dazu beizutragen ist Anliegen dieses Buches.

> Menschen haben sowohl einen Rechtsanspruch auf Inklusion als auch auf Rehabilitation. § 10 im Ersten Buch des Sozialgesetzbuchs formuliert die Grundvorschrift: *„Wer körperlich, geistig oder seelisch behindert ist oder wem eine solche Behinderung droht, hat unabhängig von der Ursache der Behinderung ein Recht auf Hilfe, die notwendig ist, um die Behinderung abzuwenden, zu beseitigen, zu bessern, ihre Verschlimmerung zu verhüten oder ihre Folgen zu mildern und ihm einen seinen Neigungen und Fähigkeiten entsprechenden Platz in der Gesellschaft, insbesondere im Arbeitsleben, zu sichern."*

Rehabilitation ist anspruchsvoll. Nicht immer gelingt es nach Unfall oder Krankheit das verletzte, beschädigte oder erkrankte Organ zu erhalten. Dann muss der Patient ohne es auskommen. Ohne Kehlkopf kann man aber nicht sprechen, ohne Zunge nicht schlucken und ohne eine Lunge fällt die Atmung schwer. Durch ein auf die individuellen Bedürfnisse abgestimmtes Reha-Programm können die jeweiligen körperlichen Folgen abgemildert oder kompensiert werden. Krankheit und Behandlung hinterlassen kognitive und psychische Belastungen. Auch das muss man berücksichtigen. Durch eine Rehabilitation will man eine drohende Behinderung oder Pflegebedürftigkeit abwenden. Maßnahmen zur Teilhabe am Arbeitsleben nehmen heute einen immer größeren Raum ein. Die gesetzliche Rentenversicherung wirkt dann als Kostenträger, wenn durch eine Krankheit, durch geistige oder seelische Behinderung die Erwerbsfähigkeit erheblich gefährdet oder gemindert ist.

> Behindert sind Menschen, wenn ihre körperliche Funktion, geistige Fähigkeit oder seelische Gesundheit mit hoher Wahrscheinlichkeit länger als sechs Monate von dem für das Lebensalter typischen Zustand abweichen und daher ihre Teilhabe am Leben in der Gemeinschaft beeinträchtigt ist.

Auch in den USA ist die Rehabilitation fester Bestandteil der medizinischen Behandlung. Dort haben Menschen mit Behinderung übrigens schon in den 70er-Jahren begonnen, sich mit Erfolg für ihre volle gesellschaftliche Teilhabe einzusetzen. Das kann man im Alltag spüren. In vielerlei Hinsicht ist es gelungen und der dort verfolgte Ansatz vorbildlich. Die allgemeine Einstellung gegenüber Menschen mit Beeinträchtigungen ist dort viel positiver als bei uns. Der Americans With Disabilities Act (ADA) wurde 1990 Gesetz und feierte 2015 sein 25-jähriges Bestehen. Durch ihn werden die Rechte von mehr als 50 Millionen Behinderten in den USA geschützt. Sie werden dort Nichtbehinderten in allen Belangen gleichgestellt. Man definiert Behinderung („Disability") auch als körperliche oder geistig/seelische Beeinträchtigung, wodurch Hauptlebensaktivitäten erheblich eingeschränkt sind. Dazu gehören das Sprechen, Gehen, die Selbstversorgung und die Verrichtung manueller Tätigkeiten. Die Rechtsprechung schützt dort auch Menschen mit einer früheren Behinderung. Vor allem im öffentlichen Leben Amerikas zeigen sich die Auswirkungen – am Arbeitsplatz, in Regierungsgebäuden, öffentlichen Räumlichkeiten sowie im Bereich der Telekommunikation. Lösungen, wie sie in anderen Ländern pragmatisch zur Umsetzung kommen, könnten uns in Deutschland ein Beispiel geben, etwa die Erlaubnis, Tiere fast überallhin mitnehmen zu können, sofern sie einem dienen. Oder die Verpflichtung, Kommunikationshilfen wie Blindenschrift oder Hörhilfen wo immer möglich zu installieren. Ziel muss es sein, Behinderte nirgendwo zu diskriminieren, bis dazu, ihnen innovative Gerätschaften zukommen zu lassen, mit denen sie ihre Teilhabe verbessern. Eine Alternative zum „Blindenstock" steht beispielsweise in den Startlöchern: ein in die Brille oder in ein Stirnband integriertes System, genannt „Ravis-3D", entwickelt an der Ruhr-Universität Bochum, das durch Radarerfassung Sehbehinderten ein akustisches Abbild ihrer Umgebung verschafft.

Auch die medizinischen Fachgesellschaften haben es sich 2015 anlässlich des 25-jährigen Bestehens des *ADA* nicht nehmen lassen, auf die vielen positiven Beispiele zu verweisen, in denen er wirksam wurde (Journal of the American Medical Association [JAMA], 2015, Nr. 313, S. 22). Die höchsten Werte der Medizin seien ja doch das tiefe Mitgefühl für Patienten und die Verpflichtung, die menschliche Würde zu respektieren und zu beschützen, hieß es in einer Stellungnahme. Jeder fünfte Amerikaner lebt mit einer oder mehreren Behinderungen. Viele von uns werden irgendwann damit zu tun bekommen. Behinderungen können in jedem Lebensalter auftreten, doch im Alter sind sie achtmal häufiger. Jeder vierte Amerikaner ist am Ende seines siebten Lebensjahrzehnts schwerbehindert und jeder zweite über Achtzigjährige. Fast drei Viertel von ihnen mehrfach.

Wie hat sich der *ADA* seinerzeit entwickelt? Der Blick über den Ozean ist für uns manchmal doch aufschlussreich. Der Prozess begann 1973 mit dem *„Rehabilitation Act"*. Durch ihn wollte man vor allem der Diskriminierung Behinderter entgegentreten. Doch das betraf damals lediglich Bezieher staatlicher Sozialleistungen. In den 80er-Jahren formierte sich dann eine Behindertenbewegung, die mit Slogans wie: *„Nothing About Us Without Us"* von sich reden machte. Mitunter widersprachen sich allerdings die Wünsche der jeweiligen Gruppen, etwa wenn die Rollstuhlfahrer für eine Absenkung der Bürgersteige eintraten, Sehbehinderte aber nicht, weil sie Straße und Bürgersteige voneinander unterscheiden mussten.

Unterschiedliche Interessen unter Menschen mit Einschränkungen gibt es auch heute noch. Die einen bestehen auf bestimmte Angebote, die anderen wollen keine Extrawurst und lehnen eine Stigmatisierung ab. Noch nicht einmal die Ansicht, taube Menschen seien behindert, stößt auf ungeteilte Zustimmung. Schließlich hätten sie für sich eine eigene Sprache und Kultur entwickelt, die genauso reichhaltig und bereichernd sei wie die der nicht Hörgeschädigten, sagt die eine Partei. Das zeigt wieder: Behinderung entsteht tatsächlich ausschließlich in den Köpfen und wird durch Barrieren aus der Umgebung erst offenkundig. Menschen mit Einschränkungen verstehen es in manchmal unvergleichlicher Weise zu improvisieren und Probleme zu lösen oder sich Hindernissen in den Weg zu stellen. Und doch ist jeder behinderte Mensch anders. Der eine verbittet sich Mitleid, der andere möchte in den Arm genommen und getröstet werden. Man halte sich also damit zurück, anderen vorschreiben zu wollen, wie sie zu sein haben. Doch Konsens dürfte wohl sein, dass sich niemand wünscht, behindert zu sein, und dass jeder alle Möglichkeiten ausschöpfen können soll, um voll inkludiert am gesellschaftlichen Leben teilzuhaben.

Es ist auch normal, manchmal zu verzagen oder sich zu bemitleiden. Ein Leben mit Behinderung ist nun mal kein Spaziergang – trotz aller Unterstützung. Es gibt wie bei jedem anderen Menschen gute und weniger gute Tage. Bei Kindern mit Down-Syndrom etwa. An guten Tagen läuft das Mädchen fröhlich durchs Leben und es gibt nichts, was man verbessern müsste. An schlechten muss man es Tausend Mal daran erinnern, dass es keine gute Idee ist, Marmelade an die Wand zu schmieren. Zu tun, als sei eine Behinderung normal und es gäbe keine Unterschiede, hieße, die beschwerliche Realität zu verkennen. Das bedeutet noch lange nicht, das Leben mit Behinderung abzulehnen oder nicht auch das Schöne im Leben Behinderter zu würdigen. Hierzu las ich neulich ein schönes Motto: *„Versteh dich so normal wie andere, aber respektiere gleichzeitig deine besondere Situation."*

Monika Lierhaus, die ehemalige ARD-Sportreporterin, die in Folge einer lebensrettenden Operation im Koma lag und mühsam das Sprechen und Gehen wiedererlangte, äußerte 2015, aus heutiger Sicht hätte sie auf die Operation verzichten können. Dann wäre ihr viel erspart geblieben. Ein Sturm der Entrüstung entbrannte im

Netz. Angeblich werte sie das Leben von Behinderten ab. Die Botschaft, das Leben mit Behinderung sei nicht lebenswert, könne und dürfe man nicht zulassen. Lierhaus habe die Arbeit von vielen „zunichtegemacht". Aber es war ihre Sichtweise, die man auch respektieren kann. Der wirkliche Feind der Behinderten sind die Barrieren in den Köpfen Nichtbehinderter im realen Leben.

2012 hatte die Weltgesundheitsorganisation geschätzt, dass es auf der Welt 360 Millionen Menschen mit stark ausgeprägter Schwerhörigkeit gibt. Das beträfe jeden Zwanzigsten. Sogar jeder Sechste hat ein eingeschränktes Hörvermögen (The Lancet, 2016, Nr. 387, S. 2351). Die Gebärdensprache begleitet in den Vereinigten Staaten schon lange alle größeren Ereignisse. In Gebärdenchören gelingt es sogar vollständig Ertaubten, ohne dass ihnen ein Laut über die Lippen kommt, mittels Gestik und Mimik ein Musikstück zu einem virtuellen Ereignis zu transformieren. Es handelt sich dabei um eine Art dreidimensionale Kommunikation. Diese Sprachen verfügen über eine eigene Grammatik, in verschiedenen Ländern haben sich nationale Besonderheiten und sogar regionale Dialekte ausgebildet.

In Deutschland ist man noch lange nicht so weit. Hier leben 80.000 Gehörlose und mit den Schwerhörigen zusammen wären mindestens 140.000 Menschen auf die Gebärdensprache angewiesen, wahrscheinlich noch viel mehr. Mit fast 7.000 Fällen liegt die Lärmschwerhörigkeit nach einer Statistik der Deutschen Gesetzlichen Unfallversicherung übrigens auf dem ersten Platz anerkannter Berufskrankheiten. Immerhin: Mittlerweile sind über 90 Prozent der Angebote des Ersten Deutschen Fernsehens mit Untertiteln versehen. Die Quote hat sich von 2012 bis heute mehr als verdoppelt. Für die meisten Gehörlosen ist die Gebärdensprache ihre Muttersprache. Sie sind komplett auf sie angewiesen. Bei der BBC in England beträgt die Quote der Untertitel, der Gebärdensprache sowie der Audiodeskription 100 Prozent.

1,6 Prozent der Menschen über 80 Jahren (1.556/100.000) sind komplett erblindet, noch viel mehr sind sehbehindert. Befindet man sich mit Augenproblemen in einem Seniorenheim, hat man schlechte Karten. Patienten werden nicht ausreichend fachärztlich untersucht, reversible Erkrankungen oft nicht behandelt. Eine Untersuchung zur Prävalenz von Sehbeeinträchtigungen bei Bewohnern im Seniorenheim ergab, dass jeder Fünfte akut von einem Augenarzt behandelt werden müsste (Deutsches Ärzteblatt, 2017, Nr. 113, S. 323–327). Für die 1,2 Millionen blinden oder stark sehbehinderten Deutschen gibt es neuerdings sogenannte Hörfilme. Zu ihrer Produktion gehören zwei Beschreiber, ein Sehender, der sich den Film ansieht und beschreibt, und ein Blinder, der aufgrund der Beschreibung den Text blindengerecht neu formuliert. Im Fernsehen laufen auf eigenem Tonkanal täglich vier bis fünf Hörfilme (Deutsche Hörfilm gGmbH). Der Deutsche Hörfilmpreis 2015 ging an „Landauer – der Präsident". Für Blinde wird ein gutes Drittel des Hauptabendprogramms der ARD gesprochen beschrieben. Die privaten Sendeanstalten hinken hinterher.

Das Rehabilitationswesen hat sich bei uns in Deutschland ab dem 19. Jahrhundert aus der Kurmedizin und den Tuberkulosekliniken entwickelt. Damals haben sich in ganz Europa „schwindsüchtige" Adlige auf der Suche nach linden Lüften im Winter in bestimmte Regionen oder Städte wie Lissabon oder Livorno begeben. Das Reisen selbst (im Volksmund „Dr. Horse" genannt) galt damals als konstitutionsfördernd und nervenstärkend. Der gesamte europäische Kontinent war damals voll von Kurbädern wie Vichy, Bourbon und Baden-Baden. In Deutschland wurde 1885 die erste Tuberkuloseheilstätte geschaffen. 1913 gab es bereits über 84 Heilstätten. In der Zeit der späten industriellen Revolution und als die Menschen noch unter hygienisch katastrophalen Bedingungen arbeiteten, kam es immer wieder zu Krankheiten, deren Folgen durch Kuren gemindert werden sollten. Vor allem die in sozial schlecht gestellten Familien häufig grassierende Tuberkulose konnte nur durch wochenlange Liegekuren in gewisser Weise gebessert werden. Und so entstanden vor allem dort Kurorte, wo man wusste, dass die Luft gut war (Heilklima) oder sich besondere Wasserquellen (Heilquellen) befanden.

Die Kurmedizin, auch Balneologie genannt, stellte jedoch niemals eine angemessene Theorie der Rehabilitation bereit. Sie zielte auf eine Stärkung der Gesundheit durch Reize, bewirkt durch einen Orts- und Milieuwechsel (mit den entsprechenden Reisestrapazen) und durch Heilmittel des Bodens, des Wassers und des Klimas. Bis zum Ende der 80er-Jahre waren die Standards der Rehabilitation in Deutschland nicht definiert. Sie geriet folglich irgendwann in eine Legitimationskrise. 1989 gründete sich deswegen eine Kommission zur „Weiterentwicklung der medizinischen Rehabilitation in der gesetzlichen Rentenversicherung". Ihre Aufgabe war eine problemorientierte Bestandsaufnahme und die Erarbeitung neuer struktureller und konzeptioneller Ideen. Der nächste Einschnitt geschah 1996. Jetzt begannen die Kostenträger auf die gezielte Zuweisung der Patienten und auf die Qualität der erbrachten Leistung zu achten. Ein Umdenken setzte ein.

Weil die zielgerichtete Gewährung von Kuren sich günstig auf die Arbeitsfähigkeit auswirkte, übernahm die Rentenversicherung die Vorreiterrolle in der Stellung der Indikation und der Finanzierung. So entwickelte sich der Leitspruch „Rehabilitation vor Rente". Vater Staat investierte in die Gesundheit seiner Bürger und schuf damit eine wesentliche Voraussetzung für die wirtschaftliche Stärke in unserem Land. Zugleich bedeutete der Erhalt des Arbeitsplatzes für den Einzelnen finanzielle Sicherheit und Lebenszufriedenheit. Der dritte Aspekt: Man vermied frühzeitige Rentenbezüge.

Im Laufe des 20. Jahrhunderts wurden zwar die Arbeitsbedingungen besser und der körperliche Verschleiß nahm ab, doch die Verdichtung der Arbeitsprozesse und der Wettbewerbsdruck nahmen zu, die Menschen wurden älter und die Zivilisationskrankheiten begannen ihre Zähne zu zeigen. Alles das hatte Auswirkungen auf das Rehabilitationswesen. Hinzu kam die Entwicklung der Medizin. Sie traut sich heute immer mehr zu und nimmt kaum noch Rücksicht auf das Alter des jeweiligen Menschen. Durch eine Veränderung in der Finanzierung von Krankenhausleistungen 2003 verkürzte sich die Liegezeit der Patienten, während die Therapie zugleich intensiviert wurde. Pflegende haben somit weniger Zeit, ihre Patienten zu schulen, bei körperbezogenen Pflegemaßnahmen zu begleiten und medizinische Behandlungspflege durchzuführen. Gerade diese Maßnahmen sind in der Versorgung von Menschen mit Behinderungen aber besonders wichtig (Deutsche Medizinische Wochenschrift, 2015, Nr. 140, S. 1605). Anschlussrehabilitationen können das nur teilweise auffangen. Sie schließen sich direkt an den Krankenhausaufenthalt an und werden bei der Finanzierung von Reha-Leistungen bevorzugt. Innerhalb von zwei Wochen (nach Bestrahlung wegen eines Krebsleidens bis zu zehn Wochen) nach Entlassung aus dem Krankenhaus soll sie beginnen. Anschlussrehabilitationen umfassten 2013 ein gutes Drittel aller medizinischen Reha-Leistungen (www.reha-berichte-drv.de).

Heute wird der Leitspruch „Reha vor Rente" durch die Slogans „Reha vor Pflege" und „Prävention vor Reha" erweitert. Zielgruppe des Letzteren sind nach den Rahmenempfehlungen der Nationalen Präventionskonferenz sozialversicherte Personen, *die aktiv im Erwerbsleben stehen"*. Die Rentenversicherung hatte bereits 2009 Konzepte für Erwerbstätige entwickelt, *die eine besonders gesundheitsgefährdende, ihre Erwerbstätigkeit ungünstig beeinflussende Beschäftigung ausüben"*, was körperliche und seelische Faktoren einschließt. Nicht selten waren Arbeits- und Erwerbsunfähigkeit, sogar Pflegebedürftigkeit die Folge. Also war das Ziel, die Arbeitsfähigkeit trotz bestehender Zivilisationskrankheiten oder Krankheitsfolgestörungen zu erhalten und Pflegebedürftigkeit zu vermeiden.

Inzwischen lautet das Credo immer häufiger: *„Gute Arbeit – Gesunde Arbeit"* und *„Gesund in Rente"*. Die verhaltenspräventiven Programme werden in Kooperation mit Betriebs- und Werksärzten von Großbetrieben erprobt und evaluiert. Mit den Themen Bewegung, Ernährung, Stressbewältigung, Resilienz und Suchtprophylaxe werden epidemiologisch bedeutsame Risikofaktoren angesprochen. Der „Initialphase" in einer Rehaklinik oder ambulanten Einrichtung folgt dann eine mehrwöchige, berufsbegleitende „Trainingsphase". Danach sollen die Betroffenen ihre Ziele für drei bis sechs Monate in Eigenregie umsetzen. Besonders im Visier sind Männer mit niedrigem Sozialstatus und wenig gesundheitsförderlichem Verhalten. Jetzt geht es darum, diese Programme in der Fläche einzusetzen. Im neuen § 14 SGB VI, der ab dem 1. Januar 2017 in Kraft getreten ist, wird die medizinische Rehabilitation für Kinder eindeutig der Rentenversicherung zugeordnet. Darin ist ein Auftrag zur Durchführung von Präventionsleistungen enthalten. Er richtet sich auch an alle Versicherten mit ersten gesundheitlichen Beeinträchtigungen, die deren ausgeübte Beschäftigung gefährden. Eine freiwillige berufsbezogene Gesundheitsvorsorge für Versicherte ab dem 45. Lebensjahr könnte somit ein weiteres sinnvolles Präventionsangebot für Angestellte darstellen, deren Beeinträchtigung den Kriterien für eine medizinische Rehabilitation noch nicht entspricht. Diese Leistungen sind ab 2017 Pflichtleistungen der Rentenversicherung.

Man sieht: Die Rehabilitation gehört heute zur Behandlung einer Krankheit mit dazu. Die Zuständigkeiten und die Begrifflichkeiten nehmen jedoch bereits an dieser Stelle im Buch großen Raum ein. Das lässt sich leider nicht ändern. Auch für die Kosten sind verschiedene Träger zuständig, je nach Versicherungsstatus, Arbeitsbiografie oder Lebenslage. Demnach werden sie nicht nur von der Renten-, sondern auch durch die Kranken- oder die Unfallversicherung, die Bundesagentur für Arbeit, Träger der Alterssicherung der Landwirte, der Kriegsopferversorgung, der öffentlichen Jugendhilfe sowie der Sozialhilfe getragen. Nicht selten steht der Kostenträger für das Reha-Verfahren im Einzelfall nicht so schnell fest und muss erst umständlich ermittelt werden. Das wiederum kostet Zeit und verschiebt den Beginn der Reha-Maßnahme nach hinten – ein Problempunkt im gesamten System –, denn in der Regel muss erst der Kostenträger ermittelt werden, bevor die Maßnahme beginnt. Auf die gesetzliche Rentenversicherung entfallen die meisten Aufwendungen. Im Bundesteilhabegesetz, das sich vor allem an Menschen mit Beeinträchtigungen richtet, strebt man jetzt endlich die Versorgung „aus einer Hand" an.

Behinderung und Rehabilitation haben miteinander zu tun. Mit Glück gelingt es durch gute Rehabilitation, eine Behinderung zu beseitigen, etwa nach Sportunfällen. Viel häufiger jedoch folgt der Krankheit trotz Rehabilitation eine dauerhafte Einschränkung oder Beeinträchtigung. Wie Sie schon gesehen haben, verwende ich die beiden Begriffe wechselseitig. Weil der Ausdruck Behinderung an sich etwas anderes darstellt, weil er von außen durch Barrieren auf Menschen mit Einschränkung wirkt, müsste er eigentlich vermieden werden. Zugleich könnte diese semantische Betrachtung zur Verwirrung führen, zumal der Begriff „Behinderung" in Gesetzestexten, Deklarationen und Köpfen fest verankert ist. Verstehen wir die Begriffe Behinderung, Einschränkung oder Beeinträchtigung für den Rest des Textes also als gleichwertig.

Jahr für Jahr werden in Deutschland fast zwei Millionen Anträge auf einen Schwerbehindertenausweis gestellt (Deutsches Ärzteblatt, 2015, S. 12, bei Fragen: „Haus der Selbsthilfe", Bonn, Telefon 0228/33889-304). Es geht auch dabei um Grundrechte. Niemand darf wegen seiner Behinderung benachteiligt werden (Grundgesetz Artikel 3, Absatz 3). Noch vor 20 Jahren kamen weder der Begriff noch das Thema Behinderung im deutschen öffentlichen Leben vor. Da gab es den *ADA* in den USA schon längst. In Deutschland wurden die Betroffenen abgekapselt, Kinder gingen auf Sonderschulen, Jugendliche hatten zu 90 Prozent keinen Abschluss und waren als Erwachsene schließlich Transferempfänger. In Italien gibt es Sonderschulen seit den 50er-Jahren schon nicht mehr. Seitdem steht diese Gesellschaft in einer ganz anderen Verantwortung, hat eine ganz andere Haltung entwickelt, weil Menschen mit und ohne Beeinträchtigung selbstverständlicher miteinander umgehen müssen. Inklusion ist und bleibt daher wie das Thema „Behinderung" eine Sache der Haltung.

Andere Länder und neue Assistenzsysteme

In Deutschland schämt man sich als Eltern zumeist immer noch für sein behindertes Kind. Die Blicke der Mitmenschen sind zu oft mitleidvoll, betroffen, verstohlen, aggressiv. Bis heute ist der gemeinsame Schulbesuch von behinderten und nichtbehinderten Kindern immer noch die Ausnahme. Dabei sollte es seit Inkrafttreten der UN-Behindertenrechtskonvention 2009 längst zum Normalfall geworden sein. Auch besteht im Vergleich zu anderen Ländern eine Misere am behindertengerechten Wohnungsmarkt. Nur wenige Immobilien erfüllen Kriterien der Barrierefreiheit. Auf diese Weise gerät der Alltag für Menschen mit Beeinträchtigungen in Deutschland zur stetigen Herausforderung.

Amerika ist schon längst barrierefrei. Jeder Staatsbürger der USA kennt den *ADA*. Nach ein paar Übergangsfristen nahm die Geschwindigkeit rasant zu, mit der Bahnsteige und Züge, Busse und

Schwimmbäder, Bürogebäude und Restaurants, Schulen und Kirchen, Theater und Universitäten, Hotels und Behörden umgebaut wurden. Auch die berühmten „*curb cuts*", die Abflachungen der Bürgersteige an den Ecken, um Rollstuhlfahrern eine reibungslose Überquerung der Straße zu ermöglichen, wurden zügig in Angriff genommen. Von anderen großen Protestbewegungen angespornt, knüpften Behinderte an die Methoden der Bürgerrechtsbewegung an und setzten Politiker unter Druck. Die Liste der Forderungen war lang und beschränkte sich nicht auf Bürgersteige und physische Bewegungsgrade. Auch Seh- und Hörgeschädigte profitieren von dem gesellschaftlichen Konsens.

In Deutschland ist man von diesen Diskussionen trotz des Teilhabegesetzes noch meilenweit entfernt. Obwohl die allgemeine Infrastruktur hierzulande den amerikanischen in fast allen Belangen überlegen ist, beträgt allein der Rückstand auf die Barrierefreiheit Jahrzehnte. Die neuen Fernbusse auf deutschen Straßen, die der Bahn Konkurrenz machen, sind fast ausnahmslos nicht für Rollstuhlfahrer geeignet. Wer mit dem Kinderwagen verreisen will oder an einen Rollator gebunden ist, weiß ein Lied von den alltäglichen Hindernissen zu singen. Endlose Treppen, nicht funktionierende Fahrstühle und unfreundliches Hilfspersonal spiegeln keine durchgehend kunden-, ja menschenfreundliche Gesellschaft wider. Selbst in die neuesten ICEs passen keine zwei Rollstühle. Um lächerliche 20 Minuten Fahrzeit zu sparen, werden in Stuttgart Milliarden für den Bau eines neuen Bahnhofes ausgegeben. Dafür ist Geld und Leumund vorhanden. Für Behinderte gibt es in diesem Land trotz „*Bundesteilhabegesetz*", trotz „*Bundesbehindertengleichstellungsgesetz*" und trotz eines „*Bundeskompetenzzentrums Barrierefreiheit*" keine vergleichbare schlagkräftige Lobby. Es sind Wortungetüme ohne Wirkung. Während in den USA von Anfang an die Privatwirtschaft in sämtliche Überlegungen einbezogen wurde und nur mit ihr gemeinsam der *ADA* umgesetzt werden konnte, hat man in Deutschland von vornherein versäumt, den privaten Sektor zu berücksichtigen. Die meisten Bestimmungen gelten nur in den Behörden. Erschwerend kommt auch an dieser Stelle das Kompetenzgewirr zwischen Bund, Länder und Kommunen hinzu.

Andere Länder machen uns also vor, wie man als Gesellschaft mit Defiziten oder Einschränkungen umgeht. Japan kann das besonders gut. Dort lebt die am schnellsten alternde Gesellschaft. Das führt schon jetzt zu vielen Behinderungen und enormem Pflegebedarf. Gut, dass die Japaner technikverliebt sind und sich zum Beispiel an „Paro" erfreuen können, einer kleinen weißen Robbe mit großen schwarzen Kulleraugen. Sie bedient das Kindchen-Schema, lässt sich streicheln und gibt gelegentlich auch einen Piepton von sich. „Paro" ist ein Kuschelroboter. Die emotionale Beziehung der alten Leute zu „Paro" erleichtert den Pflegekräften die Kommunikation und beruhigt jene Verwirrten, deren Tag-Nacht-Rhythmus aus dem Ruder gelaufen ist. Mittlerweile sind Tausende von Exemplaren im Einsatz. Im fernen Japan schwindet wie bei uns immer mehr die traditionelle Art der Altersversorgung. Für Altersheime gibt es Wartelisten und auch dort herrscht ein Mangel an Pflegekräften. Über 50 deutsche Altenpflegeeinrichtungen testen die Computerrobbe bereits (seit 2011 vertreibt sie eine Firma in Hannover) und eine Pflegeeinrichtung in Berlin-Pankow hält für ihre dementen Patienten gleich einen realen Streichelzoo parat.

Trotzdem wollen Betagte möglichst eine Heimunterbringung vermeiden. Sie sind nach Angaben des Pflege-Reports 2015 zugleich für alternative Betreuungsformen offen (Umfrage des Wissenschaftlichen Instituts der AOK). Auch im Mehrgenerationenhaushalt können sich viele ihren Lebensabend vorstellen. Mit einem Pflegeheim verbinden viele den konkreten Verlust der bestehenden sozialen Kontakte und der Selbstbestimmung. Thema des Internationalen Tages der Behinderten 2017 war deswegen die Würde jedes einzelnen Menschen und seine persönlichen Bedürfnisse.

Thema des Internationalen Tages der Behinderten im Jahr 2015 waren technische Assistenzsysteme. Bis 2050 wird sich die Zahl älterer Menschen (über 60 Jahre) weltweit von 840 Millionen auf über zwei Milliarden erhöht haben. Viele von ihnen werden auf technische Unterstützung („Ambient Assisted Living", AAL) angewiesen sein. Das Institut für Gerontologie der Universität Vechta hat 2012 ein potenzielles Marktvolumen für Deutschland in Höhe von 87 Milliarden Euro errechnet. Gegenwärtig haben lediglich zwischen 5 und 15 Prozent aller Menschen Zugang zu Hilfsmitteln (The Lancet, 2015, Nr. 386, S. 2229–2230 und Disability and Rehabilitation: Assistive Technology Journal, 2015, Nr. 10, S. 1–4). Einige ältere Menschen mit Beeinträchtigungen werden dann sogar auf mehrere Hilfsmittel angewiesen sein. Die Weltgesundheitsorganisation hat mit ihrer Initiative *GATE* (*„Global Cooperation on Assistive Technology“*) dazu aufgerufen, Beschränkungen zu überwinden und die Inklusion und Partizipation zu erleichtern (www.who.int/phil/imple mentation/assistive_technology/phi_gate/en/). Die Konvention für die Rechte von Personen mit Beeinträchtigungen der Vereinten Nationen *(UNCRPD)* hat bestimmte Hilfsmittel sogar als Menschenrecht definiert. 157 Unterzeichnerstaaten müssen jetzt dafür Sorge tragen, dass qualitativ hochwertige und zugleich erschwingliche Produkte zur Verfügung gestellt werden (www.un.org/disabilities/default.asp?id=61).

Roboter sind für uns zum alltäglichen Begleiter geworden und dringen in immer mehr Lebensbereiche vor. Sie sollen, so die Vorstellung ihrer Anhänger, dem Menschen helfen und zur Verwirklichung einer sicheren und friedlichen Gesellschaft beitragen. Einer von ihnen ist für zehn Millionen Dollar zwölf Jahre lang im amerikanischen National Institute of Advanced Industrial Science and Technology entwickelt worden. Die Roboteranzüge *„Hybrid Assistive Limb“* dienen unbeweglichen Menschen. Sie erkennen über Hautsensoren Impulse, die vom Gehirn ausgesendet werden. Gedanken sind schließlich elektrische Impulse, die man über Computer zu Robotern lenken kann, um über eine *„Gehirn-Computer-Schnittstelle“* Befehle zu generieren. So können Querschnittgelähmte greifen und selbstständig essen lernen. Durch die Kraft der Gedanken einen Rollstuhl zu fahren, grenzt an Science-Fiction und wirft Fragen auf. Einige rechnet man der *„Roboterethik“* zu (Deutsches Ärzteblatt, 2016, Nr. 113 [4], S. C106–108). Nach Schätzungen der International Federation of Robotics erfolgten 2012 weltweit mehr als 450.000 operative Prozeduren mit Medizinrobotern. 2000 waren es gerade einmal 1.000. 2013 sind über 1.300 Medizinroboter zu einem durchschnittlichen Stückpreis von 1,5 Millionen US-Dollar verkauft worden.

Ein Reha-Roboter (Modell „Roreas" der Firma MetraLabs GmbH) unterstützt Schlaganfallpatienten beim Training. „Roreas" holt die Patienten aus dem Zimmer ab, hält sich beim Gehen hinter dem Patienten auf, erläutert ihm den Weg und verweist auf die vorhandenen Sitzmöglichkeiten. Und er erfasst ganz unbestechlich die Gehleistung. Das KI-System namens „Kognit" soll Demenzpatienten begleiten. Der intelligente Roboter lernt seinen Besitzer und dessen soziales Umfeld mit jedem Tag besser kennen. Er merkt sich sogar Gesichter, Namen und Orte und erinnert auf Nachfrage daran, wo Brille oder die Tabletten abgelegt wurden. Dabei kommuniziert das „KI" (für „künstliche Intelligenz")-System mit seinem Besitzer über eine Datenbrille, die Informationen vor dessen Augen in einer virtuellen Realität einblendet und vorliest (Deutsches Ärzteblatt, 2017, Nr. 114 [9], S. C340–344). Nach einer Forsa-Umfrage können sich 83 Prozent aller Deutschen vorstellen, im Alter einen Service-Roboter zu benutzen (Deutsches Ärzteblatt, 2016, Nr. 113 [21], S. C869–870). Eine Erschließung des Europäischen Parlaments 2017 empfiehlt daher EU-weite Definitionen, die die Eigenschaften intelligenter Roboter beschreiben.

Zehn Prozent der Amerikaner laufen bereits heute mit Ersatzteilen in ihrem Körper umher und das Ende der Unterstützung von Lebensfunktionen ist nicht abzusehen. Welchen Einfluss Roboter auf Beziehungen und emotionalen Bindungen haben, erforschen Wissenschaftler vom Exzellenzcluster Kognitive Interaktionstechnologie der Universität Bielefeld. Der in Deutschland entwickelte Roboterkopf „Flobi" dient hier mit seinen Perücken, Hauttönungen, Lippen und einer Lampe, die sein Gesicht erröten lässt, als Modell. Das „Autism Glass Project" greife ich aus der Fülle der mittlerweile existierenden Angebote noch einmal heraus. Hierbei geht es um eine Computerbrille für Autisten, die dabei helfen soll, Emotionen besser einzuschätzen. Man spricht von „smart glasses". Sie orientieren sich an „Google-Glasses" und übersetzen mithilfe einer „Face-Tracking"-Software Gesichtsbewegungen in Emotionen.

Mit der Stuttgarter Seniorenwohnanlage „Parkheim Berg" gibt es sogar eine Versuchsanstalt, in der ein künstlicher Mensch Wasser zapfen, den Becher auf das Tablett stellen und zum Bewohner fahren kann. Auch er hat eine Stimme, nennt sich „Care-O-Bot 3", sieht aus wie eine 1,40 Meter hohe graue Säule mit einem orangenen Arm und kostet eine Viertel Million Euro (siehe iso-Report 1 unter www.iso-institut.de). Das Institut für Sozialforschung und Sozialwirtschaft *(iso)* hat in Form einer internationalen Literaturrecherche die Technologisierung der Pflegearbeit untersucht und veröffentlicht. Wissenschaftler des Fraunhofer Instituts haben ihn mit entwickelt. Noch können diese Roboter nur ein paar Dinge von A nach B transportieren, doch irgendwann werden solche Maschinen flexibel reagieren können, je nach Bedürfnis als Pflege-, Therapie- oder Zuwendungsroboter. „RIBA-II" („Robot for Interactive Body Assistance") zieht bereits jetzt zuverlässig 80 Kilogramm schwere Menschen aus dem Bett und setzt sie in einen Rollstuhl. Er hat ein freundliches Gesicht und man muss sich vor ihm auch nicht schämen. Die größte Messe für Innovationen im Umgang mit Behinderungen „Rehacare" findet in Düsseldorf (www.rehacare.de) statt. Dort kann man sich über Entwicklungen auf dem Laufenden halten.

Auch der Markt für mobile Gesundheitsleistungen boomt. Nach Angaben vom Bundesverband Informationswirtschaft, Telekommunikation und neue Medien hat sich die Zahl der Gesundheits-Applikationen seit 2010 verdreifacht. Dazu gehört zum Beispiel ein an das Mobilfunktelefon anschließbares Gerät, das Texte in Windeseile in die Blindenschrift Braille übersetzt und lesbar macht, sowie eine Maschine, die aus beabsichtigten Augenbewegungen Steuerungsanweisungen für das Öffnen und Schließen bestimmter Gegenstände vorsieht.

Menschenbild, Beeinträchtigung und Teilhabe

Rudolf Virchow sagte einmal: „Medizin ist eine soziale Wissenschaft und Politik ist nichts anderes als Medizin im Großen." Auch die Weltgesundheitsorganisation teilt diese Ansicht. Nach ihrer Definition ist Gesundheit der Zustand vollkommenen körperlichen, geistigen, seelischen und sozialen Wohlbefindens. Aufgabe der Politik sei es demnach, den Menschen genau dazu zu verhelfen. Ein Blick in die

Heilkunde und ihrer Leitideen bestätigt, dass die Medizin schon immer Teil der menschlichen Kulturgeschichte war. Die Höhen und Tiefen, die Krisen und vor allem die ungelösten Probleme der menschlichen Kultur finden wir in der Medizin. Aus diesem Grund teile ich gelegentlich den Ausspruch von Hippokrates: *„Es ist wichtiger zu wissen, welche Person eine Krankheit hat, als zu wissen, welche Krankheit eine Person hat."* Doch in Zeiten molekularbiologischer Testverfahren scheint dieser Aspekt aus dem Blickfeld zu geraten. Immer häufiger scheint der Mensch, die Person, nur mehr Träger seiner pathologischen Zellen zu sein, die man durch mikroskopische Manipulationen ins rechte Lot bringen will, koste es, was es wolle, und sei der Träger, wer er will.

Ich bin mittlerweile davon überzeugt, dass die moderne Medizin an einem Scheideweg steht. Nicht nur, weil sie so, wie wir sie betreiben, bald nicht mehr zu bezahlen sein wird, sondern auch, weil es an einem übergeordneten und zugrunde gelegten Menschenbild mangelt. Mit anderen Worten an einem anthropologischen Konzept. Uns fehlt es an Deutungshoheit und Handlungsanweisungen, die wir benötigen, um in der Zukunft die vielen alten und behinderten Menschen unter Bewahrung ihrer Würde zu versorgen. Die großartige Einseitigkeit der Medizin in den letzten Jahrzehnten mit ihrem Fokus auf die naturwissenschaftlich-technischen Entwicklungen hat fraglos zu unvergleichlichen Erfolgen geführt. Aber wo blieben die psychoanalytischen und verhaltensbiologischen Konzepte? Was nützt es, wenn wir einem Patienten leitliniengerecht zehn verschiedene Medikamente verordnen, der sie aber nicht einnimmt? Es stellt eine Errungenschaft dar, Herzschmerzen zu bessern, indem man verstopfte Blutgefäße erweitert. Wenn der Mensch danach aber weiterraucht? Was für ein Menschenbild haben wir Ärzte? Wo bleibt das Selbstverständnis der Medizin? Man entfernt dem Patienten wegen eines Tumors eine Lunge, aber hinterlässt ihn mit Rollator, Sauerstoffgerät, Schmerzen und Luftnot. Das beeinträchtigt seine Teilhabe erheblich.

Man sollte sich also vielleicht doch noch einmal auf die Suche nach einem integrierenden Konzept begeben, durch das ärztliches Handeln eine bessere Umsetzung erfährt als gegenwärtig. Auf diesem

Weg werden uns erkenntnis- und wissenschaftstheoretische Grundlagen begegnen. Ihnen muss sich die moderne Medizin meines Erachtens stellen. Unter dem Eindruck atemberaubender Erfolge in der Manipulation der Grundlagen des Lebens wandelte sich das Menschenbild, das wir Ärzte haben, zu dem Modell einer zwar sehr komplizierten, im Prinzip aber unbegrenzt manipulierbaren Maschine.

Die Abkehr vom obersten Postulat der Daseinsfürsorge als Prinzip einer vernünftigen Krankenhauspolitik hin zu einer Ökonomisierung von Arbeitsbedingungen und rein wirtschaftlicher Denkweise hat in den letzten Jahren deutlich zugenommen. Mit ihren Erfolgen hat sich die Medizin selbst verändert. Heutzutage werden Tumore bis in die letzten Einzelheiten analysiert und passgenau Medikamente verordnet. Das Risiko ist dann, dass alles das ausgeblendet wird, was über die biologische Verfassung des Menschen hinausgeht. Für das Krankund Wiedergesundwerden, das Kranksein, die Prognose und Therapie bestimmend ist aber immer auch die Person des Kranken. Das bedeutet ihr Verhalten und Befinden, ihre Vorstellungen und Präferenzen in Bezug auf die jeweilige Lebenswelt, ihre Ernährung, ihre Arbeit und Freizeit, ihre Beziehungen zu anderen. Auch zu Ärzten und Therapeuten im Kontext unterschiedlicher Gesundheitssysteme, politischer und finanzieller Bedingungen.

So sage ich, ärztliche Entscheidungen sind nur dann ethisch unproblematisch, sofern funktionstüchtiges und zufriedenes Leben wiederhergestellt werden kann. Leistet die Medizin das? Beinahe immer wird das Risiko bleibender Schäden in Kauf genommen und mit ihnen das Risiko der Zerstörung von Lebensperspektiven, Hoffnungen und menschlichen Bindungen. Die Frage, was solche Verluste bedeuten, ist kein technisches Problem. Es ist ein Problem der individuellen Wirklichkeit, der einzigen, die Menschen, krank oder nicht krank, haben. Heute lässt die moderne Medizin den Arzt in kritischen Situationen alleine, wenn es um die Entscheidung zwischen technisch möglichen und ethisch verantwortbaren Handlungen geht. Eine individuelle Wirklichkeit, in der das, was einem Menschen begegnet, Bedeutung verleiht, aber auch sinnlos sein kann, kennt die moderne Medizin nicht. So schrieb Volker Diehl, ehemaliger Leiter einer internistischen Abteilung an der Universität Köln:

„Ich gehe davon aus, dass bei einem Drittel bis der Hälfte aller Patienten der von mir geleiteten Klinik eine Indikation zur systematischen Mitberücksichtigung psychischer und sozialer Gesichtspunkte in Diagnostik und Therapie besteht." Ohne ihre Berücksichtigung würden die Fortschritte der nur auf den Körper ausgerichteten Medizin vielfach nicht mehr rational zur Anwendung gebracht werden können. Das alles berührt den Bereich der Rehabilitation. Sie muss auffangen, was die Hochleistungsmedizin übrig gelassen hat. Und dann, zeitverzögert, die psychosozialen Belange und die Lebenswirklichkeit des Menschen unter die Lupe nehmen.

Das Wort Rehabilitation stammt übrigens von seinem Ursprung her nicht aus dem Sozial- oder Gesundheitswesen, sondern aus dem Strafrecht. Dort bedeutet es so viel wie die Wiederverleihung verloren gegangener Ehrenrechte an einen Verurteilten nach Verbüßung seiner Strafe oder durch Begnadigung. Dieser alte Bedeutungsanteil haftet noch immer am Wort und hält ein Gefühl wach, Behinderung sei ein sozial deklassierendes Ereignis und der Behinderte müsse sich durch besondere Anpassungsleistungen die Wiederherstellung des sozialen Ansehens verdienen. Der Hinweis auf den mehrdeutigen Gehalt des Wortes „Rehabilitation" lässt bereits erkennen, dass ihre Geschichte mit behinderten Menschen eine mit erheblichen Anstrengungen war, anfänglich private Initiativen in gesellschaftlich anerkannte Sozialarbeit zu überführen. Die gegenwärtigen und leider anhaltenden Parolen in den sozialen Netzwerken gegen Flüchtlinge und Menschen anderer Nationalität zeigen, wie sehr unsere Gesellschaft auch heute noch dazu neigt, bestimmte Menschengruppen zu deklassieren. Zugleich gibt es in der überwiegenden Mehrheit der Bevölkerung Respekt und Hilfsbereitschaft gegenüber den Mitmenschen. Doch der Widerspruch zwischen dem Willen zu solidarischem Leben mit Behinderten oder Menschen einer anderen Kultur und dem gleichzeitigen Bedürfnis, unsere Gesellschaft hierarchisch zu untergliedern, ist offenkundig. Ihm kann man nur durch mutige Zivilcourage begegnen – in Form von Respekt gegenüber Menschen anderer Herkunft oder gegenüber Menschen mit Beeinträchtigungen.

Der sozialpolitische Konflikt zwischen dem Lebensanspruch behinderter Menschen und den Interessen einer vertikal gegliederten

Gesellschaft ist nach meiner Auffassung ein zutiefst politisch-ethischer Konflikt. Politisch, weil er das Grundverständnis unserer Sozialordnung auf den Prüfstein stellt, ethisch, weil dieses Grundverständnis abgestufte Wertschätzungen der Menschen zum Ausdruck bringt. Die zwölfjährige Schreckenszeit im 20. Jahrhundert offenbarte die Schwäche gesellschaftlicher und mitmenschlicher Solidarität. Zur Zeit des Nationalsozialismus sind 200.000 Menschen mit Behinderungen umgebracht worden. In der NS-Gewaltherrschaft wurden nicht nur Andersdenkende systematisch diskriminiert und Millionen Juden ermordet, sondern auch behinderte Menschen gleich welcher Herkunft geringgeschätzt, für medizinische Versuche missbraucht, bestialisch getötet oder sonst wie am Leben gehindert. Verglichen mit diesem verbrecherischen System hat sich der Umgang mit Behinderten in Deutschland allerdings ganz wesentlich verbessert. Doch ein bewusster Umgang mit diesem Thema erscheint angesichts unserer Vergangenheit umso nötiger (siehe dazu www.einfach-teilhaben.de und www.budget.bmas.de).

Wir werden die unterschiedlichen Facetten sogenannter Behinderung noch genauer kennenlernen. Hier nur so viel:

> Behinderungen treten durch gesundheitliche Probleme auf und bringen sich durch körperliche, geistige und seelische Einschränkungen zum Ausdruck. Die Ursachen umspannen das gesamte Feld von angeborenen, bei der Geburt oder im späteren Leben erworbenen Krankheiten über Unfälle oder Kriegseinwirkungen bis hin zu Alterungsprozessen.

Wichtiger Ansprechpartner für Menschen mit Behinderungen bei uns in Deutschland ist das Versorgungsamt. Es entscheidet über die Vergabe von Behindertenausweisen, erteilt allgemeine Informationen zum Schwerbehindertenrecht und über Nachteilsausgleiche.

Der Teilhabebericht der Bundesregierung über die Lebenslage von Menschen mit Beeinträchtigungen lässt erkennen, wie sehr es den staatlichen und nichtstaatlichen Institutionen darum gehen muss, die Teilhabe von Menschen mit Behinderungen sicherzustel-

len. Er nimmt auch die Lebenslagen von Menschen mit gesundheitlichen, geistigen oder seelischen Einschränkungen in den Blick, die
noch nicht im klassischen Sinn behindert sind. Das betrifft, alles in
allem, immerhin etwa jeden vierten Erwachsenen. Man sollte dazu
wissen, dass ein knappes Viertel dieser Personen weitgehend unbe-
hindert am gesellschaftlichen Leben teilnimmt. Zugleich berichten
fast genauso viele von teilweise massiven Teilhabebeschränkungen.
Die meisten von ihnen verfügen nur über einen geringen Bildungs-
stand und besitzen vielfach keinen Berufsabschluss. Auffällig ist,
dass viele Betroffene trotz ihrer Beschränkungen nicht als behindert
gelten und damit von bestehenden Fördermöglichkeiten nicht erreicht werden.

Auf der anderen Seite werden über eine Million Menschen mit
anerkannter Behinderung in Deutschland beschäftigt. Eine Schwerbehinderung bedeutet ja noch lange nicht, nicht mehr arbeiten zu
können, siehe die Tätigkeit von Wolfgang Schäuble als Bundesfi-
nanzminister. Der Bericht der Bundesregierung zeigt aber auch, dass
Menschen mit Beeinträchtigungen häufiger in Teilzeit arbeiten, im
Durchschnitt niedrigere Löhne erhalten, öfter unterhalb ihres Qua-
lifikationsniveaus eingesetzt werden und tendenziell häufiger und
länger von Arbeitslosigkeit betroffen sind. Der Teilhabebericht stellt
eine Weiterentwicklung des Berichts zur Lage der Menschen mit Behinderungen dar und ist Teil des Nationalen Aktionsplans zur Umsetzung des 2008 von über 170 Staaten für über 650 Millionen Menschen mit Behinderungen verabschiedeten *Übereinkommens über
die Rechte von Menschen mit Behinderungen*" (Convention on the
Rights of Persons with Disablities – *„CRPD"*), auch UN-Behindertenrechtskonvention genannt. Mitglieder verpflichten sich, nicht
selbst gegen die Konvention zu verstoßen, Betroffene vor Rechtsbrü-
chen Dritter zu schützen und aktiv dafür zu sorgen, dass Behinderte
ihre Menschenrechte wahrnehmen.

Den Begriff der Inklusion sucht man in den 50 Artikeln übrigens
vergeblich. Sie ist selbstverständliches und allgemeines Prinzip, ein
Teil vom Recht auf Gleichheit. Sie steckt im Recht auf Zugang zur
Justiz, Barrierefreiheit zu Gebäuden, geschultes Personal, Doku-
mente in Brailleschrift oder Leichter Sprache. Inklusion soll auch

Barrieren in den Köpfen abbauen, in den Verkehrsmitteln, im Unterricht, letztlich überall. Inklusion bedeutet unbeschränkter Zugang und unbedingte Zugehörigkeit. Bei Kindern etwa, ob mit oder ohne Lernbeeinträchtigung (in Form von körperlichen oder psychischen Problemen), zu allgemeinen Kindergärten und Schulen. Im zweiten Artikel geht es um das Leben an sich. In manchen Ländern gilt bis heute die Todesstrafe, andere verbieten die Abtreibung oder gestatten sogar die „Tötung auf Verlangen" bei Menschen mit geistigen Beeinträchtigungen.

Im Kinsauer Manifest sprechen sich namhafte Intellektuelle dafür aus, das Leben ungeborener, behinderter und sterbender Menschen ausdrücklich ins Grundgesetz aufzunehmen, denn ihr Grundrecht auf Leben sei nicht (mehr) selbstverständlich und gefährdet (www.hippokrates.ch/wichtige-Texte/kinsauer-maifest-2). Das zeigt sich tatsächlich bei der Debatte um die institutionalisierte Sterbehilfe und der Tatsache, dass es hartnäckige Protagonisten eines „selbstbestimmten eigenverantwortlichen Suizids" geschafft haben, beim Bundesverwaltungsgericht zu erwirken, dass der Staat Personen im Einzelfall bei extremen Zuständen des Leidens nun bei der Selbsttötung unterstützt. Angeblich führe ja keinerlei „schiefe Ebene" von der Tötung auf Verlangen (sie ist von der Beihilfe zum Suizid auch nicht wirklich zu trennen, siehe Andreas S. Lübbe, Tagesspiegel, Nr. 22343, Meinungsseite) zur Mitleidstötung, also der Tötung gegen den Willen des Patienten aufgrund der Einschätzung „barmherziger" Ärzte, bis hin zur Tötung von Menschen also, deren Leben nicht ihnen selbst, sondern der Gesellschaft als „lebensunwert" erscheint. Die Nationalsozialisten wussten sehr wohl, warum und wie sie die massenhafte Ermordung geistig Behinderter psychologisch am besten vorbereiteten: Der Film „Ich klage an" ist ein Beispiel. Er sollte Sympathien für Mitleidstötungen wecken. Als solche deklariert waren auch die Morde Wiener Krankenschwestern an lästigen Alten. Ob das Leben Behinderter, die ihre Wünsche leben zu wollen, nicht äußern können oder wollen, noch lebenswert ist, darüber befindet dann unter Umständen die interessensgeleitete Mitwelt. In einer hedonistischen Gesellschaft hieße dies: Wo Leid nicht beseitigt werden kann, wird eben der Leidende beseitigt. Schon jetzt hat die jeder Schwangeren unaufgefordert angediente vorgeburtliche Diagnostik dazu geführt, dass die Existenz von Menschen mit Beeinträchtigungen als „Unfall" betrachtet wird, den die Eltern zu verantworten haben.

In der Behindertenrechtskonvention ist keine abschließende Definition des Begriffs der Behinderung zu finden, sondern gemäß Artikel 1 gilt: Behindert sind *alle Menschen, die eine langfristige körperliche, seelische, geistige oder Sinnesbeeinträchtigung haben, die sie in Wechselwirkung mit verschiedenen Barrieren am vollen und gleichberechtigten Gebrauch ihrer fundamentalen Rechte hindern.*"

In seinem Vorwort zu der Konvention hat Stephen Hawking eindringlich darauf hingewiesen (und jahrzehntelang exemplifiziert), dass Behinderung kein Hindernis auf dem Weg zum Erfolg sein muss. Der ehemalige Inhaber des renommierten Issac Newton Lehrstuhls für Theoretische Physik in Cambridge leidet fast sein gesamtes Leben an einer langsam fortschreitenden Nervenerkrankung. Wir alle kennen das Bild, mit dem er seinen Hightech-Rollstuhl über die Bühnen der Welt bugsierte. Er gibt zu, dass er von den Segnungen der Medizin und Rehabilitation in einem System mit erstklassiger Versorgung profitiert hat. Aber wo ist das schon so? Der UN-Bericht blickt auf die ganze Welt. An den meisten Orten ist es ganz anders um die Akzeptanz und Versorgung von Menschen mit Beeinträchtigungen bestellt.

Ab dem 1. Januar 2015 gelten neue Vorschriften für den europäischen Bahnverkehr. Zugtüren müssen jetzt eine Mindestbreite haben, Rampen für Rollstühle geeignet und Markierungen für Sehbehinderte zu ertasten sein. Aber technische Maßnahmen zur Verbesserung der Infrastruktur nutzen nur wenig, wenn Lehrkräfte nicht wie selbstverständlich fortgebildet und verhaltensauffällige Kinder nicht noch viel besser gefördert werden. Es muss mehr Integrationshelfer geben und die inklusiven Angebote in Freizeit, Sport, Reisen sowie Ausbildung sollte man noch viel besser nutzen und nutzen können. Leistungsbeurteilungen haben in jedem einzelnen Fall differenziert zu erfolgen. Auch die Einbeziehung von Menschen mit

Einschränkungen in „Hirschhausens Quiz des Menschen", einer Unterhaltungsshow, ist gelebte Inklusion – ein gutes Beispiel. Ansonsten scheitert der Weg zur Inklusion nach wenigen Zentimetern. Am besten man probiert es selbst einmal aus und lässt sich die Augen verbinden oder besorgt sich einen Rollstuhl. Dann bemerkt man die zwei banalen und immer noch steinharten Zentimeter eines abgesenkten Bordsteins.

Die gegenwärtige Debatte um die Inklusion hat viel mit Missverständnissen und Unsicherheiten zu tun. Ihnen folgt ideologieüberfrachtete Heuchelei. Inklusionsbefürworter lassen jene, die alternativlos jede Sonderschuleinrichtung beibehalten wollen, nicht mehr zu Wort kommen. Mittendrin stehen die Betroffenen, Kinder und ihre Eltern. Zwar hat Deutschland jahrzehntelang auf Sonderstrukturen gesetzt wie Sonder-, heute Förderschulen, große Wohneinrichtungen oder Behindertenwerkstätten, die man jetzt großenteils einstellen will, aber versündigt man sich wirklich an einem Kind, wenn es die Förderschule besucht? 2016 gab es allein in Berlin 20.000 Schüler mit sonderpädagogischem Förderbedarf. Rund 12.600 besuchten Regelschulen, knapp 7.800 lernten an den 68 Förderschulen. Bei inklusiven Schwerpunktschulen handelt es sich um Regelschulen, die aufgrund ihrer personellen, räumlichen und sächlichen Ausstattung besser in der Lage sind, Schüler mit sonderpädagogischem Förderbedarf aufzunehmen. Während vielerorts im Zuge der Inklusion Förderschulen abgeschafft werden und damit Sonderpädagogen arbeitslos werden, versäumt man es an vielen Orten in gleichem Zuge, diese erfahrenen Kräfte wenigstens in die Regelschulen zu übernehmen, um die Lehrer dort zu unterstützen.

Mit anderen Worten: Obwohl Fachpersonal vorhanden ist, wird es viel zu selten dort eingesetzt, wo man es dringend benötigt. Zur Misere kommen die von den jeweiligen Länderregierungen ungenügend fort- und weitergebildeten Lehrer im Regelschulsystem hinzu. Das ist unentschuldbar. Leider gibt es noch immer den „Haushaltsvorbehalt". Der muss abgeschafft werden. Durch ihn kann man durch einen Federstrich Schüler mit Beeinträchtigungen mit der Begründung ablehnen, nicht genügend Mittel und nicht die richtige Ausstattung zu haben. In Berlin hat man gute Erfahrungen mit

Schwerpunktschulen gemacht. Sie spezialisieren sich auf bestimmte Behinderungen und sind dennoch Regelschulen für alle. Zugleich gibt es dort in jedem Bezirk Beratungszentren, die „SIBUZ" (schulpsychologische und inklusionspädagogische Beratungs- und Unterstützungszentren).

Letztlich eröffnet eine gelebte Inklusion die große und einmalige Chance für jede Schule, die Lehrmethoden und -prinzipien zu überarbeiten. Ziel muss sein, jeden einzelnen Schüler mit seinen Stärken und Begabungen zu fördern, unabhängig davon, woher er kommt und was er kann, also welche Deutschkenntnisse und kulturellen Hintergründe er mitbringt und welche körperliche oder sonstige Einschränkung er besitzt. Das wäre wahrhaftige Inklusion: gemeinsamer Unterricht von Menschen mit unterschiedlichen Voraussetzungen. Die Erfahrung aus der Hamburger Erich Kästner Schule ist übrigens, dass guter inklusiver Unterricht umso besser gelingt, je unterschiedlicher die Voraussetzungen in der Klasse sind *(„Gute Schule – so geht's!"*, ein Magazin der Robert Bosch Stiftung und der Heidehof Stiftung 2016).

Noch gefährdet Inklusion den Bestand von Förderschulen. Ihre Anzahl ist in den letzten Jahren in der Bundesrepublik immer weiter gesunken. In der Vergangenheit hatte man allen Kindern mit festgestelltem Förderungsbedarf eine Förderschule angeboten. Seit Inkrafttreten des Rechtsanspruchs auf Inklusion 2014 wird den Eltern eine Regelschule angeboten. Möchten sie, dass ihr Kind eine Förderschule besucht, müssen sie das beantragen. Ihre Vorteile (geringere Schülerzahl, Klassenlehrerprinzip, Netzwerk aus Sonder- und Sozialpädagogen etc.) gerieten in Vergessenheit. Vielleicht kann man sich in den Kommunen mit einem vernünftigen Kompromiss arrangieren. Förderschulen schließen eine gelingende Inklusion nicht aus. Unterzieht man sich aber wirklich *„unausgegorenen Experimenten"*, wenn man sich für inklusive Bildung entscheidet? Was fehlt, ist der gesunde Menschenverstand. Dazu gehört die Erkenntnis, dass wir es sind, die eine Welt und einen Alltag gestalten und als normal definieren.

Aber was ist heute schon normal? Sollen enge Parkplätze vor dem Supermarkt normal sein? Die erschweren bereits Nichtbehinderten das Einparken. Ist wirklich hinzunehmen, dass Aufzüge und Roll-treppen vielerorts Mangelware sind und der Sprachduktus von Behördenschreiben inklusive bestimmter Verfahrensabläufe selbst für Otto Normalbürger kompliziert sind? Reinhard Mey mit seinem Lied „Ein Antrag auf Erteilung eines Antragformulars" lässt grüßen. Wir benötigen in vielen Bereichen unserer Gesellschaft ein neues Leitbild. Dazu sind wir alle aufgerufen, uns zur Inklusion zu bekennen und an ihrer Umsetzung zu arbeiten. Bildungsabschlüsse von Förderschulen müssen endlich Anerkennung finden und Inklusion darf nicht gegen das bestehende System betrieben werden.

Ich nenne das die „Integration der Inklusion".

Wie gesagt: Ziel muss sein, Menschen nach Möglichkeiten zu fördern und sie teilhaben zu lassen. Das Individuum muss in den Mittelpunkt. Für den lernbehinderten Sebastian mag die Förderschule deswegen besser sein, weil sein auto- und fremdaggressives Verhalten andere Kinder vom Unterricht abhalten würde. Auch sie haben ein Recht auf Bildung. Warum aber soll die doppelt beinamputierte Bianca nicht ihr Abitur machen können? Bevor Inklusion mit der Brechstange betrieben wird, sollten in einer Art Masterplan die finanziellen und personellen Rahmenbedingungen von Land zu Land und Kommune zu Kommune festgelegt und die Voraussetzungen nach einem Zeitplan bestimmt werden. Wo befindet sich ein solcher Masterplan?

Mit dem Slogan „Es ist normal, verschieden zu sein" oder „Vielfalt macht stark", aber auch „Jedes Kind ist besonders" und „Alle sind behindert" versuchen die Verfechter der Inklusion über den aus der UN-Konvention zitierten Begriff der Inklusion hinaus mit selten intelligenten, manchmal inspirierenden, häufiger aber auch fragwürdigen Argumenten schwer beeinträchtigte Menschen überall einzuschließen, etwa in normale Schulklassen. Das kann nicht immer funktionieren. Zugleich darf dieses Argument nicht dazu führen in dem Bestreben nachzulassen, behinderte Menschen wie selbstverständlich an gesellschaftlichen Aktivitäten (inklusive aller denkbaren Bildungsangebote) teilhaben zu lassen, wenn sie die Voraussetzungen erfüllen. Es hat mich bestürzt gemacht, in einer Fernsehtalkshow zu sehen, wie schwer man sich damit tut zu bekennen, dass Schüler mit schweren geistigen Behinderungen, die bestenfalls einen Hauptschulabschluss erreichen können, nun mal nicht in ein Gymnasium gehören. Es wäre ein Hohn, minderbegabten gesunden Schülern das Gymnasium (oder eine Universität) zu verwehren, weil sie nicht die Leistungen erbringen können, aber zugleich ein Kind mit (schweren) geistigen Behinderungen aufzunehmen, um der Inklusion gerecht zu werden. Niemand hat sich das zu sagen getraut.

Es bedarf bei der Inklusion ungleich größerer Anstrengungen als bei der Kinderbetreuung, die man in den letzten Jahren ausbauen wollte. Dort hatte man bereits den Fehler gemacht, neben dem Ausbau der Infrastruktur nicht auch für eine qualitativ (und quantitativ) bessere personelle Ausstattung zu sorgen. Es wurde gebaut, nicht verbessert. Zum Inklusionsplan gehört es zu ergründen, welche Strukturen für welche Kinder wie und wann zur Verfügung stehen sollten, wie viele und auf welche Weise qualifizierte Lehrer überhaupt zur Verfügung stehen könnten und wie viele Inklusionshelfer man realistisch für Menschen mit Behinderungen einsetzen müsste. Inklusion ist ein vielschichtiger Prozess, der sich an das seit Jahrzehnten aufgebaute System behutsam anschließen sollte.

In einem aufrührenden Artikel in der Frankfurter Allgemeinen Sonntagszeitig (Nr. 34, 2014) hat die Asperger-Autistin Denise Linke ihre Sicht als Betroffene dargestellt. Sie nimmt Stellung gegen die allgemeine Sichtweise, es drohe eine gefährliche Gleichmacherei, würde man lern- oder sonst wie behinderte Kinder zusammen mit den sogenannten normalen Kindern unterrichten. Denn Kinder seien nun mal nicht gleich. Sie gibt zu, dass Kinder mit Beeinträchtigungen den Unterricht aufhalten können, doch sie plädiert dafür, die Schulen erst mal barrierefrei zu gestalten, die Klassen kleiner zu machen und die Lehrer besser zu schulen. Es würde zwar mehr kosten, doch sie hinterfragt, ob es denn billiger sei, wenn man Menschen, die eigentlich in der Lage wären, einen Beruf zu erlernen und auszuüben, stattdessen in Förderschulen schickt und dafür sorgt, dass der Staat die finanzielle Unterstützung übernimmt. Sicher, dazu könnte man gewiss noch viel mehr anfügen, doch Denise Linke nimmt auch das Klischee des Besonderen wahr, das vorherrsche, weil sie als Autistin das Abitur geschafft habe, und es ihr deswegen bei den Talkmastern Lanz oder Jauch Lob einbrächte, obwohl es für sie nichts Besonderes sei. Öffentliche Anerkennung dafür, dass man sich alleine die Zähne putzen oder als Autistin sein eigenes Gefühl erkennen kann, könne man sich schenken.

Nachdem die Autorin ihr *„altehrwürdiges Gymnasium"* enttäuscht verlassen hatte, beschreibt sie ihre positiven Erfahrungen auf einer integrierten Gesamtschule und bricht eine Lanze für die Inklusion. Es ist ein lesenswerter Artikel, der Hoffnung macht und zugleich ein Bild auf teilweise verkrustete Strukturen in deutschen Schulen wirft, in denen es häufig mehr darum geht, Pläne zu befolgen und Wissen zu vermitteln, als darum, Schülern auch andere Kompetenzen zu vermitteln oder ihrem Glück auf die Sprünge zu helfen. Es gibt unzählige berührende Geschichten, die zeigen, was aus einem werden kann, wenn man nur die richtigen Menschen an seiner Seite hat und Bedingungen vorfindet, die das Potenzial, das in jedem steckt, fördert. Noch ein Beispiel? Max Kröber, ebenfalls Autist, hat es im Tischtennisteam in zwei Jahren zum Nationalspieler geschafft – und für sich die Welt neu erschlossen (Tagesspiegel, Nr. 22979, 24. Dezember 2016).

2014 hat Denise Linke die erste Zeitschrift von Autisten für Autisten und ADHSler (Personen mit Aufmerksamkeitsdefizit- und Hyperaktivitäts-Syndrom) herausgebracht und jenen eine Stimme gegeben, denen man bislang nicht zutraute, eine zu haben. Ihr Name ist *„Nummer"*, weil sich Autisten angeblich nur für Zahlen interessieren. Für mich war das Fazit dieses Artikels: Menschen sind niemals gleich, aber sie sollen (und wollen) als gleichwertig behandelt werden. Denise Linke schrieb, sie hatte seinerzeit begabte Sportler, Musiker und Mathematiker in ihrem Jahrgang. Sie hätte in diesen Schulfächern Vergleichbares nicht leisten können, doch das habe sie nicht schlechter gemacht, und die, die gut waren, nicht besser. Auch ihre guten Noten in Deutsch und Englisch hätten niemanden heruntergezogen. In den USA habe ich eine vergleichbare Einstellung kennengelernt. Man erkennt dort die Leistungen der anderen eher an und ist nicht etwa neidisch auf sie, wie ich es hier häufig erlebe. Dafür hilft man den anderen eher mit seinem Wissen, statt es für sich zu behalten. Inklusion wegzuschieben, so Frau Linke, sei darwinistisch und in einer modernen Gesellschaft habe solches Denken keinen Platz.

Unsere gegenwärtige Zeit gebietet es bekanntlich, viel zu konsumieren, schnell zu leben und virtuelle Freundschaften im Netz aufzubauen. Rücksichtnahme auf langsame Menschen, ja selbst die Fähigkeit, andere ausreden zu lassen, geht uns verloren. Ich bin nicht gegen den Schulunterricht bis zur zwölften Klasse. Doch wie will man die jungen Menschen zukunftsfähig machen und zugleich Sozialkompetenzen aufbauen und Behinderte inkludieren, wenn man keine Abstriche vom Lehrplan macht bzw. ihn verkürzt? Ich bin nicht gegen die Bologna-Reform in den Hochschulen mit ihren Bachelor- und Masterprogrammen, doch wie will man Studenten mit Beeinträchtigungen aufnehmen, wenn alles nur und ausschließlich unter Zeitdruck geschieht und lediglich auf Effizienz hin ausgelegt ist und die sozialen Tugenden sowie die Mitmenschlichkeit dabei unter den Tisch fallen?

Die Pisa-Kriterien der *OECD* (Organisation für wirtschaftliche Zusammenarbeit und Entwicklung in Europa) sind vielen Bildungspolitikern wichtig, nachdem sie vor ein paar Jahren ein kümmerliches Bild über das Bildungsland Deutschland abgegeben haben. Auch sie orientieren sich hauptsächlich an Kriterien des wirtschaftlichen Wettbewerbs. Kein Wunder, denn der *OECD* geht es per Satzung genau darum. Darum, im Leben glücklich zu sein oder soziale Kompetenzen zu erwerben, geht es nicht. Schon gar nicht sind geschichtliches und kulturelles Wissen (und erst recht keine Fähigkeiten darin) gefragt. Schnelligkeit geht vor Langsamkeit, Quantität vor Qualität und Faktenwissen vor Genussfähigkeit. Macht hat Vorrang vor dem Miteinander, Stress sticht Muße und Geld die Zeit. Bei seinen Bemühungen um eine gelingende Inklusion muss man in den weiterführenden Schulen und bei der Berufsausbildung ansetzen. Kindertagesstätten und Grundschulen sind da schon weiter. Dort schafft man es ohnehin besser, Menschen verschiedener Herkunft und Talente gemeinsam zu fördern.

Unter Inklusion versteht man im Gegensatz zur Integration den Zugang zu gesellschaftlichen Teilbereichen, im Bereich der Pädagogik auch die Wertschätzung und Anerkennung von Unterschiedlichkeit. Menschen mit Behinderungen werden in bestehende Strukturen eingeschlossen. Bei der Integration werden vorher getrennte Gruppen zusammengeführt, doch sie bleiben in einer größeren Gruppe nebeneinander bestehen.

Inklusion betrifft nicht nur den Einschluss Behinderter in unsere Gesellschaft, sondern auch den von Ausländern, Asylbewerbern oder anderen gesellschaftlichen Gruppen. Dort bevorzugt man zu Unrecht weiterhin den Begriff der Integration. Das befördert Missverständnisse. Die Integration von Ausländern ist in vielen Städten bekanntlich gescheitert (Beispiel Neukölln). Sogar im weltoffenen Sport stehen Personen ausländischer Herkunft häufig vor verschlossenen Toren. Zum Beispiel werden Spielerpässe vom Deutschen Fußball-Bund an Flüchtlinge nicht oder nur nach einem komplizierten und langwierigen Verfahren ausgestellt (Frankfurter Allgemeine Sonntagzeitung, Nr. 42, 2014). Dabei sind Spieler mit Migrationshintergrund nicht nur für die deutsche Fußballnationalmannschaft unverzichtbar geworden.

Auch zu der gesundheitlichen Versorgung der 16 Millionen Menschen in Deutschland mit Migrationshintergrund liegen unrühmliche Daten vor (Deutsche Medizinische Wochenschrift, 2014, Nr. 139, S. 1895–1897). Ihr Gesundheitszustand ist insgesamt schlechter und die körperlich häufig belastenden Arbeitsbedingungen führen beispielsweise bei türkischen Mitbürgern häufiger zu Arbeitsunfällen als bei Deutschen (77.000 in Deutschland im Jahr 2016 auf der Basis von über 430.000 insgesamt, nach Angaben der Deutschen Gesetzlichen Unfallversicherung). Das Risiko für bestimmte Berufskrankheiten ist bei Migranten ebenfalls deutlich erhöht. Auch bei der Erwerbsminderungsquote werden die Unterschiede zwischen deutschen und ausländischen Staatsangehörigen mit zunehmendem Alter größer. Eine adäquate rehabilitative Versorgung sollte für Menschen mit Migrationshintergrund demnach eine besonders wichtige Rolle spielen. Doch gerade sie werden durch die medizinische Rehabilitation schlecht erreicht. Durchlaufen sie doch eine, fallen die Ergebnisse bei Migranten ungünstiger aus. Das Risiko für eine Erwerbsminderungsrente ist bei Migranten besonders hoch. Menschen mit Migrationshintergrund sind aber Teil der Bevölkerung. Ihnen eine qualitativ hochwertige Gesundheitsversorgung anzubieten, ist eine rechtliche, ethische und soziale Herausforderung. Barrieren müssen abgebaut werden. Sie umfassen den Zugang zu Reha-Leistungen. Auch nicht geschlechtergetrennte Angebote, unzureichende kulturspezifische Symptombeschreibungen, bestimmte andere subjektive Krankheitsvorstellungen, fehlende Informationen über die Angebote wie auch eine mangelnde Orientierung der Rehabilitation an die jeweilige Lebenswelt führen zu Missverständnissen.

Ein schönes Beispiel für eine gelingende Akzeptanz von Menschen mit Einschränkungen findet sich auf der Ferieninsel Teneriffa. Dort können sich Beeinträchtigte mit speziellen Amphibien-Rollstühlen auf manchen Strandabschnitten ins Meer schieben lassen. Niederflur-Busse oder Shuttle-Fahrzeuge bringen Urlauber mit Handicap zu barrierefreien Zielen und Mitglieder des Behindertenvereins Sinpromi beraten Anbieter und öffentliche Einrichtungen bei den Umbaumaßnahmen alter Gebäude. Leuchtturm der Vereinsarbeit, die sich ab 1957 entwickelte, nachdem Jugendliche mit Multipler Sklerose die Insel für sich entdeckt und ein skandinavisches Fernsehteam über die Truppe berichtet hatte, ist das Museum für Mensch und Natur. Es ist in einem alten Zivilkrankenhaus in der Calle Fuente Morales von Santa Cruz untergebracht und ist das erste komplett barrierefreie staatliche Museum Spaniens. Es verfügt über Audio-Guides für Sehgeschädigte, genügend Platz und extra niedrig angebrachte Vitrinen für Rollstuhlfahrer. Mit spezieller Software für Taubstumme bespielte iPods helfen das Museum zu erleben. Die Leitsysteme sind taktil und Millionen Jahre alte Ammoniten liegen nicht hinter Glas, sondern auf Ständern, die man betasten darf.

Vielleicht ist das die größte Hürde zur Inklusion: die vielen Ungewissheiten und Unwägbarkeiten, die erst unterwegs auftauchen und eine ohnehin vorhandene Angst vor dem Neuen und Unbekannten verstärken. Letztlich sind in unserer Gesellschaft aber schon ganz andere Hürden überwunden worden. Ich plädiere also für mehr Ehrlichkeit und dafür, Unterschiede, die bestehen, zu würdigen. Man sollte die Inklusion von Schülern möglichst unverkrampft fördern, wenn der Abstand zu den anderen nicht zu groß ist. Das wäre gelebte Inklusion. Ein körperlich behindertes Kind kann dem Schulunterricht folgen? Warum denn nicht? Bei einem geistig Behinderten kann Inklusion funktionieren, muss aber nicht. Bei einem Taubstummen kann es in der Schule niemals funktionieren.

Dass man als Taubstummer heute allerdings einen „normalen" Beruf erlernen kann, zeigt das Beispiel von Kevin Dziewulski. Der Herforder hat 2015 seine Ausbildung zum Elektroniker begonnen, nachdem er zuvor die Rheinisch-Westfälische Realschule in Dortmund besucht hatte, die Schüler mit Hörschädigungen betreut. Jetzt läuft die Inklusion im Arbeitsalltag ganz selbstverständlich. Zuerst wollte Herr Dziewulski eine Regelschule während seiner Berufsausbildung besuchen. Das gestaltete sich schwierig. Er musste sowohl von der Tafel abschreiben als auch auf seinen Dolmetscher hören. Deshalb besucht der Herforder eine Berufsschule für Gehörlose in Essen.

Seit etwa zehn Jahren gibt es den Begriff der Taubblindheit. Blind und taub zu sein, kommt vergleichsweise selten vor. In Deutschland gibt es 6.000 so Beeinträchtigte. Dass man sich auch mit dieser komplexen Sinnesbehinderung arrangieren kann, zeigt das Beispiel von Katrin Dinges. Ihr Schicksal wurde 2016 im Berliner Tagesspiegel beschrieben. Ihre Kommunikation erfolgt über die Handinnenflächen. Die hochintelligente Frau, deren Erbkrankheit sich erst nach ein paar Lebensjahren voll bemerkbar gemacht hatte, kann heute E-Mails lesen und schreiben und sie studiert sogar – unfassbar, wenn man darüber nachdenkt – Literatur und Ethnologie. Apropos Taubheit. Im „Der Schamane" von Noah Gordon (dem Autor des „Medicus") wird in berührender Weise beschrieben, wie es dem gehörlosen, aber maximal motivierten Robert Jefferson Cole gelingt, gegen alle Widerstände Medizin zu studieren und den Beruf des Arztes zu ergreifen. Für dieses Buch werbe ich gerne. Es ist ein Stimulans und zugleich eine Warnung an alle, wie man sich in bestimmten Situationen nicht verhalten darf.

Die weitaus meisten Menschen mit einer Behinderung in Deutschland sind erwachsen und befinden sich in ihrem letzten Lebensviertel. Die Rehabilitation nimmt bei ihnen einen wichtigen Stellenwert bei der Reintegration in die Gesellschaft ein (Deutsches Ärzteblatt, 2012, Nr. 109 [42], S. 702–708). In meiner Rehaklinik sind alle Patienten behindert, viele schwerbehindert. Seit 22 Jahren sehe ich jährlich 2.500 Patienten. Ihnen gerecht zu werden ist neben der Palliativmedizin meine Mission. So möchte ich Ihnen auf den nächsten Seiten auch einen Eindruck in die Vielfältigkeit dieser Aufgabe geben und versuchen, Sie dafür zu gewinnen, ob im Geiste oder moralisch, indem Sie Unterstützung geben, oder vielleicht, weil Sie sich entscheiden, auf diesem Feld zu arbeiten, ehrenamtlich oder hauptberuflich. Inklusion und Rehabilitation benötigen die besten Kräfte.

Was Rehabilitation und Inklusion für mich bedeuten

Obwohl Patienten heute in Deutschland oft von ihren Krankheiten geheilt werden können und auch ganz allgemein medizinisch gut versorgt sind, leiden viele von ihnen an den Folgen chronischer Erkrankung, den Nachwirkungen der Therapie und manchmal sogar an den Komplikationen diagnostischer Maßnahmen. Zwar kümmern sich heutzutage „Case Manager" um das „Entlassungsmanagement", doch um Fragen nach der weiteren Erwerbsfähigkeit, besonderen beruflichen Problemlagen oder verbliebenen funktionellen Störungen mit Auswirkung auf die Teilhabe kompetent nachgehen zu können, sind sie zumeist nicht ausgebildet worden. Das liegt eher im Kompetenzbereich von Sozialarbeitern, die das in ihrem mehrjährigen Studium gelernt haben. Sie werden, um Kosten zu reduzieren, immer häufiger durch Case Manager ersetzt, in der Regel Pflegekräfte mit mehrwöchigen Zusatzausbildungen. Dann kommt es schon mal vor, dass Patienten mit Therapiefolgestörungen oder Teilhabeproblemen keiner Rehabilitation zugeführt werden. Was sind die Aufgaben der Rehabilitation?

Nehmen wir Michael Schumacher. Ein durchtrainierter Mann fährt mit seinem Sohn die Skipiste hinunter und verunglückt so schwer, dass er wochenlang um sein Leben kämpft. Nach seiner Entlassung im Juni 2014 durchläuft er viele Monate lang ein intensives Rehabilitationsprogramm. Welche Ziele hatte man sich gesetzt? Der Unfall und die folgenden Operationen haben bei Michael Schumacher im Körper Spuren hinterlassen. Diese Folgestörungen sollten (natürlich) so weit wie möglich gemindert werden: die Lähmung, die Sprach- und Schluckstörungen, das eingeschränkte Denken und vermutlich manches andere mehr. Das Ziel? Möglichst bald möglichst viele Fähigkeiten zurückzuerlangen, damit der Patient in seiner gewohnten Umgebung so selbstständig leben kann wie möglich. Manchmal will man durch ein Reha-Verfahren eine dauerhafte Behinderung vermeiden.

Anders die Situation bei Ian Burkhart. Der 24-Jährige ist beim Baden von einer Welle erfasst und gegen eine Sandbank geworfen worden. Seit diesem Moment ist der geistig vollkommen intakte junge Mann ab dem sechsten Halswirbel gelähmt. Durch eine nichtinvasive Greifneuroprothese, die aus einem Handschuh besteht, in den Elektroden eingearbeitet wurden und ihm erlauben, einen Schlüsselgriff auszuführen, sind plötzlich Greifbewegungen möglich geworden. So kann er wieder selbstständig essen und trinken. Zuvor hatte man ihm einen kleinen Spezialträger mit 96 millimeterfeinen Elektroden ins Gehirn implantiert. Diese nehmen aus einem bestimmten Areal Impulse auf, die normalerweise über das Rückenmark in die Arm- und Handmuskulatur geleitet werden. Das Gehirn steuert die aus dem Motorcortex abgeleiteten Gedanken auf die körpereigene Hand. Durch die Kraft seiner Gedanken soll es sogar möglich sein, mit einem Roboterarm klassische Musikstücke zu dirigieren.

Die moderne Rehabilitation kann weite Wege gehen, wenn man die Möglichkeiten zur Verfügung gestellt bekommt und sie ergreift. Das ist faszinierend und gefährlich zugleich, denn immer raffiniertere und in die menschliche Biologie eingreifende Mittel und Techniken lösen das bisher gültige Dogma unserer Beschränktheit auf: Hirndoping und Genetic Engineering, Nanoroboter und die Hybridisierung von Mensch und Maschine, so lauten ja nicht selten die Kernbegriffe der Lebenswissenschaften im 21. Jahrhundert. Im Extremfall schafft man sich Schnittstellen zwischen dem menschlichen

Bewusstsein in digitale Speicher. Das Resultat wäre dann ein Wesen neuer Qualität, eine Mensch und Maschine miteinander verschmelzende posthumane Existenz: ein „Cyborg", ein postevolutionäres, sich selbst steuerndes Mischwesen aus Organismus und Maschine, dessen „Leben" unter Umständen nicht mehr an biologische Grenzen gebunden wäre.

Wie bin ich zur Rehabilitation gekommen? Vor gut 22 Jahren rümpften einige meiner Weggefährten die Nase und meinten, ich sei doch viel besser in der „Akutmedizin" aufgehoben. Das medizinische Fachgebiet der Rehabilitation genoss nicht den besten Ruf. Ich konnte damals dieser Haltung nur so begegnen, dass mir als Krebsarzt nicht nur daran gelegen sein konnte, das Leben meiner Patienten zu retten oder zu verlängern, sondern dass es mir auch um ihre Lebensqualität ging. Das mittlere Erkrankungsalter mit Krebs liegt bei Männern etwas über 68, bei Frauen etwas über 67 Jahre, das Sterbealter bei Männern mit einem Tumorleiden bei gut 72, Frauen mit gut 74 Jahren. Man hat es als Onkologe also mit Älteren zu tun und zumeist mit Menschen, die auch an verschiedenen anderen Krankheiten leiden und die den größten Teil ihres Lebens hinter sich haben, bei denen es also auch und erst recht auf die Lebensqualität ankommt. Von ihrem Krebs Geheilte und Nichtheilbare in der Rehabilitations- und Palliativmedizin versorgen zu können, gehörte schon recht früh zu meiner beruflichen Mission, zu meinem professionellen Auftrag.

Der Sinn einer onkologischen Rehabilitation bemisst sich zum Beispiel am Erfolg beim einzelnen Patienten sowohl im Hier und Jetzt als auch mit Blick auf seine Zukunft (Support Care Cancer, 2016, Nr. 24, S. 4761–4767). Immer häufiger nehmen Wissenschaftler heute die langfristigen Auswirkungen der Krebstherapie unter die Lupe und wollen wissen, wie langfristig Überlebende zurechtkommen (Support Care Cancer, 2015, Nr. 23, S. 3033–3041). Das betrifft junge wie alte Menschen. Jedes Jahr erkranken in Deutschland von insgesamt 500.000 Betroffenen 15.000 Menschen im Alter von 15 bis 39 Jahren an Krebs (dazu kommen 2.000 Kinder und Jugendliche, von denen insgesamt bislang 20.000 ihre Krankheit fünf oder mehr Jahre überlebt haben). Vier von fünf dieser jungen Krebspatienten kann man heilen. Bei vielen ehemaligen Patienten treten noch Jahrzehnte nach der eigentlichen Erkrankung körperliche Spätfolgen auf. Meistens sind es Behandlungsfolgen, mitunter ist es eine erneute bösartige Krankheit infolge der Bestrahlung oder Chemotherapie. Auch Probleme in der Beziehung und mit der Familienplanung, das Hadern mit dem eigenen Körperbild, aber auch finanzielle Nachteile und Probleme am Arbeitsplatz spielen hier hinein. Jetzt hat die Deutsche Gesellschaft für Hämatologie und Onkologie eine Stiftung gegründet, um Betroffenen frühzeitig Ratschläge zu erteilen (www.junges-krebsportal.de). Insgesamt schätzt man für Deutschland die Zahl der Langzeitüberlebenden nach Krebs auf 3,2–3,5 Millionen, von denen mehr als jeder Zweite unter gesundheitlichen Folgestörungen leidet und in seiner Teilhabe beeinträchtigt ist (www.rki.de).

Was kann eine Rehabilitation nach durchgeführter Krebsbehandlung bewirken? In meinen Einführungsvorträgen, die ich für die Patienten zu Beginn ihrer Rehabilitation halte, umschreibe ich vier Bereiche:

➤ Zum einen geht es um die optimale Behandlung der vom Patienten individuell wahrgenommenen und auf seine Weise zum Ausdruck gebrachten Missempfindungen (Symptome) wie etwa Schmerz, Luftnot, Appetitlosigkeit oder Störungen des Geschmackssinnes.

➤ Es geht zum anderen um die Verbesserung von Körperfunktionen wie das Schlucken, das Sprechen, die allgemeine Muskelkraft oder die Kontinenz.

➤ Hinzu kommt die Unterstützung der Hirnleistung (also der Konzentrations-, Denk- und Merkfähigkeit). Sie kann nach Bestrahlung des Gehirns, nach einer Chemotherapie oder einer Narkose beeinträchtigt sein.

➤ Schließlich geht es um die Behandlung der psychosozialen Folgen.

Die meisten Patienten sind erst vor wenigen Tagen oder Wochen operiert, bestrahlt oder einer medikamentösen Behandlung unterzogen worden und haben von ihrer Diagnose „Krebs" erfahren. Alles hinterlässt Spuren und ihr Ausmaß und ihre Verteilung variieren von Mensch zu Mensch. Zumeist sind die Störungen durch die Therapie viel schwerwiegender, als sie es durch die Krebserkrankung jemals waren. Manchmal bleiben die Folgen der Therapie über Wochen bis Monate bestehen, gelegentlich erstrecken sie sich über Jahre und Jahrzehnte, wie wir gesehen haben. Ist der Kehlkopf eines Menschen entfernt worden, muss er damit lebenslang zurechtkommen.

> Ziel jeder Rehabilitation ist es, die Folgen von Krankheit und Behandlung erträglich zu machen oder zu beseitigen – und wenn möglich eine dauerhafte Behinderung zu vermeiden und eine Rückkehr auf den Arbeitsplatz zu ermöglichen.

Allein bei der Behandlung von Schmerzen könnte man schnell verzagen. Viele Patienten nehmen ihre Tabletten gegen Schmerzen nicht ein, weil sie unangenehme Wirkungen befürchten oder andere Vorbehalte haben. Hinter der Einnahmetreue von Arzneimitteln verbirgt sich ihre Persönlichkeit, ihre Herkunft, ihr Charakter, die kulturelle und religiöse Bindung, Intelligenz und vieles andere. Mit der Verordnung von Schmerzmitteln ist es aufseiten des Arztes also nicht getan. Er muss zugleich für die Einnahmetreue sorgen. Das meinte ich weiter oben mit dem neuen Menschenbild, das wir Ärzte entwickeln müssen, oder mit der neuen Medizintheorie, der es bedarf. Denn was nützt eine mit viel Aufwand entwickelte Medizin, wenn sie beim Patienten nicht ankommt? Manche Patienten halten zum Beispiel lieber Schmerzen aus, als dass sie etwas gegen sie unternehmen. Sie wollen die Kontrolle behalten und akzeptieren lieber den Schmerz, und damit verbunden die Schlaflosigkeit und den Stress. Schmerzen auszuhalten kostet aber nicht nur Kraft und ist per se unangenehm. Länger andauernde und nicht gelinderte Schmerzen können sich verselbstständigen und zum chronischen Schmerzsyndrom werden. Man spricht von einem Schmerzgedächtnis. Aus diesem Grund weise ich gleich zu Beginn des Aufenthaltes in meiner Rehaklinik darauf hin, wie wichtig es ist, seine Arzneimittel einzunehmen, über Vorbehalte zu sprechen und sich zu melden, wenn im Zusammenhang mit der Einnahme eines neuen Präparates irgendwelche Auffälligkeiten bestehen. Vom Lesen eines Beipackzettels rate ich eher ab. Auch auf sogenannte „Hintergrundsymptome" weise ich hin. Sie werden beim ersten Arztgespräch oft vergessen. Das sind die weniger wichtigen Symptome, die quasi im Hintergrund vorliegen, die einem jedoch die Lebensqualität ebenfalls verhageln können. Geruchs- und Geschmackstörungen gehören dazu, Tagesmüdigkeit, die Mundtrockenheit. Also sollen sich die Patienten Notizen machen und beim nächsten Arzttermin vorbringen. Die genauen Ursachen für diese Störungen sind im Einzelfall komplex und das Spektrum vielfältig (Support Care Cancer, 2008, Nr. 16, S. 275–283 und ONKOLOGIE heute, 2012, Nr. 3, S. 34–35).

Nach einer Lungenoperation merken Patienten, dass ihnen das Gehen und Treppensteigen schwerfallen und ihnen bei geringer Anstrengung bereits die Luft ausgeht. In den meisten Fällen gelangt zwar genügend Sauerstoff durch die Luftwege ins Blut, doch zugleich verändert sich die Herzleistung (Herz schlägt schneller, manchmal unregelmäßig) und die Patienten leiden infolge von Blutverlust während der Operation unter Blutarmut. Das führt zu verringerter Sauerstoffversorgung der Organe und damit zu Müdigkeit, Kraftlosigkeit, aber auch dem Gefühl von Luftnot. Die Gabe von Sauerstoff ist in den meisten Fällen nicht hilfreich. Vielmehr helfen Atemübungen und regelmäßiges Herz-Kreislauf-Training.

Neben Beeinträchtigungen bestimmter Körperfunktionen leiden viele Patienten unter den Folgen ungewollten Gewichtsverlusts. Infolge Muskelabbaus kommt es zu Kraftlosigkeit und körperlicher Schwäche. Ziel ist es, durch hochkalorische Nahrung den Aufbau von Muskulatur zu fördern und die Menschen mit ihren optisch/kosmetischen Veränderungen und dem veränderten „Bodyimage" auch psychologisch zu begleiten (Support Care Cancer, 2008, Nr. 16, S. 981–986 und Psychooncology, 2000, Nr. 9 [3], S. 183–192). Auch das Fatigue-Syndrom begleitet viele Krebspatienten während oder nach einer Bestrahlung und Chemotherapie. Darunter versteht man eine abnorme Tagesmüdigkeit (nach ausreichender Nachtruhe) in Kombination mit dem Gefühl schwerer Beine. Die meisten nehmen es hin und hoffen, dass es bald wieder verschwindet. Was sie nicht wissen, ist, dass es behandelbare Ursachen geben kann und man etwas dagegen in der Hand hat. Während wir im Falle von Konzentrations-, Denk- und Merkfähigkeitsstörungen (etwa infolge einer Kopfbestrahlung, einer Narkoseunverträglichkeit oder einer Chemotherapie) ein spezielles Hirnleistungs-Trainingsprogramm anbieten, müssen wir bei Patienten mit seelischen Belastungen durch Gespräche zunächst etwas ausführlicher die Ursachen herauszufinden versuchen. Oft belastet die Unwissenheit über den eigenen Zustand und es bestehen viele Fragen und Sorgen um die Zukunft. Vier von fünf Krebspatienten werden auch im 21. Jahrhundert noch immer nicht so über ihre Erkrankung, die möglichen Therapieangebote und die Heilungsprognose aufgeklärt, wie sie es sich wünschen. Das belastet und führt zu Unsicherheiten. Sie äußern sich in Schlafstörungen, Stimmungsschwankungen und unter Umständen in überzogenen Ansprüchen an den „Gesundheitsapparat".

Aus diesem Grund lege ich Wert darauf, dass Patienten im Laufe ihres stationären Aufenthaltes Informationsangebote zu ihrer Krankheit, ihrem Stadium, den Behandlungsmöglichkeiten und der Nachsorge erhalten, aber auch zu modernen und alternativen sowie komplementären Therapieverfahren, Patientenrechten und anderen Punkten. Inhalte aus diesen Vorträgen habe ich hier ins Buch eingestreut. Auch durch Visiten, schriftliche Unterlagen und ärztliche Gespräche in der Sprechstunde können sich Patienten Informationen besorgen und dadurch Unsicherheiten beseitigen. Unabhängig davon erhalten Patienten wie in den meisten Rehakliniken dieser Art Angebote von Psychoonkologen, also Psychologen, die sich besonders gut mit den psychischen Folgen von Krebserkrankungen und -behandlungen auskennen.

Die Kombination von wenig Wissen über sich, seinen Körper und den vielen Möglichkeiten in der Medizin ist potenziell gefährlich. Die Schere jedenfalls zwischen dem, was medizinisch sinnvoll ist (und worüber der Patient natürlich mitbestimmen sollte), und dem, was möglich ist (was man tun könnte), klafft immer weiter auseinander. Weil kein Mensch gerne schlechte Botschaften übermittelt und weil schwierige Gespräche der Erfahrung bedürfen und Zeit kosten, findet ein Austausch zwischen Arzt und Patient selten zu seiner Zufriedenheit statt. Man belässt Patienten häufig mit ihrer Prognose im Ungewissen, obwohl sie ein Recht haben zu erfahren, wo sie stehen. Man geht eher selten auf Behandlungsalternativen ein, weil man unter Umständen befürchtet, den Patienten zu verlieren, und riskiert keine Zukunftsaussagen, weil man Angst hat danebenzuliegen.

Ich sage aus meiner Erfahrung an dieser Stelle: Auch wenn die Prognose einer Erkrankung ungünstig sein mag, lebt es sich für die meisten Betroffenen mit der Wahrheit besser als mit einer falschen Hoffnung.

Weitere psychische Beeinträchtigungen erklären sich aus der Krankheit Krebs. Krebs hat in besonderer Weise mit Emotionen zu tun und die Ängste von Menschen sind oft mächtiger als der Verstand. Heute gelingt es die Hälfte aller Tumorpatienten zu heilen. Doch das schützt nicht vor Tränen der Verzweiflung. Wir Menschen sind keine reinen Verstandeswesen. Wenn auch noch der Trost fehlt, den jeder von uns in belastenden Situationen benötigt, dann ist man seelisch ganz unten. Und wer hat heute schon das Glück, sich in einer gut funktionierenden Familie aufgehoben zu fühlen?

Jeder zweite Erwachsene in Deutschland lebt alleine und teilt seine vier Wände mit niemandem. Dann fehlen die Trostspender. Doch auch wenn man zusammenlebt, kann man emotional weit voneinander entfernt sein. Wer sehnt sich nicht nach aufmunternden Worten oder danach in den Arm genommen zu werden? Geteiltes Leid ist halbes Leid.

Ein Reha-Verfahren dient des Weiteren dazu, die häusliche Versorgung auf den Prüfstein zu stellen und zu klären, inwieweit Hilfsmittel oder sonstige Maßnahmen für die Zeit danach arrangiert werden müssen. Eine Studie der Universität Bielefeld mit 400 Krankenhäusern hat in den letzten Jahren herausgearbeitet, dass es immer noch zu viele Probleme mit der Hilfsmittelversorgung im Übergang aus dem Krankenhaus in die häusliche Pflegesituation gibt (Modellprojekt Familiale Pflege, Projektleitung Katharina Gröning, 2014 und 2017, www.uni-bielefeld.de, siehe auch www.destatis.de/DE/Publikationen/Thematisch/Gesundheit/Pflege/PflegeDeutschlandergebnis-se5224001139004.pdf). Liebe durch einen Mitmenschen kann man bekanntlich nicht verordnen. Und doch gelingt es unserer Sozialarbeiterin immer wieder, Menschen zusammenzuführen, die lange nichts voneinander gehört haben, und hier und da sogar zerrüttete Familienverhältnisse zu kitten.

Wie lange bleiben die Patienten in einer Schwerpunktklinik für Anschlussrehabilitation? Ich bin der Meinung, man sollte das zielgenau an die Bedürfnisse des jeweiligen Patienten anpassen. Die Regelaufenthaltsdauer beträgt 21 Tage (eine Vorgabe der Kostenträger). Bis in die 90er-Jahre hinein lag sie bei sechs Wochen. Das ist heute nur noch bei Suchtpatienten so. Dass Michael Schumacher einer noch längeren Rehabilitation bedarf, erscheint Ihnen vermutlich einleuchtend.

Die Frage ist ja auch immer, wer was bezahlen soll. Damit berühren wir einen weiteren Punkt, der es der Rehabilitation in Deutschland erschwert, sich noch besser durchzusetzen. Denn die Kostenträger sind in vielen Fällen nicht, wie zu vermuten, die Krankenkassen, sondern die Rentenversicherungsträger – aus den besprochenen, eher historischen Gründen. Ein paar Daten und Fakten: 2016 wurden von der Rentenversicherung mehr als eine Million Leistungen zu einer medizinischen Rehabilitation erbracht (1,7 Millionen Anträge zu 66 Prozent bewilligt). Davon entfielen gut 30.000 auf Kinder und Jugendliche. Insgesamt werden etwa sechs Milliarden Euro jährlich für die medizinische Rehabilitation sowie Leistungen zur Teilhabe am Arbeitsleben (berufliche Rehabilitation) aufgewendet. Mehr als 55.000 Rehabilitanden erhielten durch die stufenweise Wiedereingliederung Unterstützung bei der Rückkehr in ihren Beruf. Im Verlauf von zwei Jahren nach ihrer Rehabilitation sind 85 Prozent der Rehabilitanden wieder erwerbsfähig.

Leistungen zur Teilhabe sind neben Hilfen zur Erhaltung oder Erlangung eines Arbeitsplatzes berufsvorbereitende Leistungen, einschließlich der wegen Behinderung eventuell notwendigen Grundausbildung sowie die berufliche Bildung, Anpassung, spezifische Qualifizierung und Umschulung, aber auch die Bezuschussung bei der Aufnahme einer selbstständigen Tätigkeit, Eingliederungszuschüsse an Arbeitgeber und Leistungen in einer anerkannten Werkstatt für Menschen mit Beeinträchtigungen.

Im Falle eines Unfalls (oder gewalttätigen Übergriffs) tritt die Unfallversicherung ein (BGW Mitteilungen 2016; 1). Auch sie ist Teil der deutschen Sozialversicherung und wurde 1884 von Otto von Bismarck geschaffen. Die Arbeitgeber übernahmen schon damals die Beiträge für die Versicherung, dafür entfielen die Haftpflichtansprüche der Beschäftigten gegenüber den Unternehmen. Entschädigt wird der verletzungsbedingte Einkommensverlust.

1963 führte man den Begriff „Minderung der Erwerbsfähigkeit" (MdE) ein. Es ging darum festzustellen, welcher prozentuale Teil des allgemeinen Arbeitsmarktes dem Unfallverletzten durch seine Gesundheitsbeeinträchtigung nicht mehr zur Verfügung steht. Eine MdE in Höhe von 80 Prozent bedeutet für einen Oberschenkelamputierten, dass ihm 80 Prozent des Arbeitsmarktes verschlossen sind. Mit der Verabschiedung des Schwerbehindertengesetzes 1974 wurden sogenannte „Anhaltspunkte" als Maßstab für die Feststellung jeder Behinderung eingeführt – unabhängig von der Ursache. 1986 ersetzte den Begriff MdE das Konzept „Grad der Behinderung" (GdB) im Schwerbehindertenrecht und 2007 der „Grad der Schädigungsfolgen" (GdS) im Entschädigungsrecht.

In der Versorgungsmedizin-Verordnung steht, dass GdB und GdS „die Auswirkungen von Funktionsbeeinträchtigungen in allen Lebensbereichen und nicht nur die Einschränkung im allgemeinen Erwerbsleben" abbilden sollen.

GbB und *GdS* werden damit nach den Lebensbereichen Kommunikation, Mobilität, Selbstversorgung, häusliches Leben, Hilfe für andere, Bildung, Arbeit, Beschäftigung, wirtschaftliche Sicherheit, gemeinschaftliches, soziales und staatsbürgerliches Leben, Informationsaustausch und Einbindung in soziale Beziehungen beurteilt. *GbB* und *GdS* sind also ein Maß für die Auswirkungen einer Beeinträchtigung.

Getragen wird die gesetzliche Unfallversicherung von neun nach Branchen aufgeteilten gewerblichen Berufsgenossenschaften und 20 regional gegliederten Unfallkassen. Sie kümmern sich um 3,9 Millionen Unternehmen und Einrichtungen in Deutschland. Gemeinsam versichern sie Kinder in Tagesstätten, Schüler, Studenten und Auszubildende (17 Millionen) und andere Gruppen abhängig Beschäftigter gegen die Folgen von Arbeits- und Wegeunfällen sowie Berufskrankheiten (12.350 Verdachtsfälle auf eine meldepflichtige Berufskrankheit 2016, über die Hälfte die Haut, jeder fünfte Fall die Wirbelsäule betreffend, siehe hierzu: www.bgw-online.de/jahresbericht). Anders als bei der Kranken- oder Rentenversicherung zahlen wie zu Bismarcks Zeiten noch immer lediglich die Arbeitgeber oder der Staat ein. Erstes Ziel der Unfallversicherung ist die Vermeidung von Unfällen oder Berufskrankheiten. Dazu beraten und beaufsichtigen ihre Präventionsdienste die Betriebe im Arbeitsschutz. Im Falle eines Unfalls oder einer Erkrankung unterstützen sie durch alle *„geeigneten Maßnahmen"* die Genesung und Rückkehr an den Arbeitsplatz und zahlen bei Behinderungen unter Umständen auch eine lebenslange Rente.

Bei der Unterstützung zur Rückkehr an den Arbeitsplatz spielen die Reha-Manager eine wichtige Rolle. Sie helfen dem Patienten konkret und koordinieren alle Schritte der Rehabilitation. Sie kennen spezialisierte Ärzte und Reha-Einrichtungen und arbeiten mit beruflichen Bildungseinrichtungen zusammen. Das ist vor allem dann besonders wichtig, wenn absehbar ist, dass die Arbeitsunfähigkeit länger (über 12 Wochen) dauern kann. Der durchschnittliche AOK-versicherte Arbeitnehmer ist im Jahr 16 Tage krank (bei Pflegekräften sind es über 23 Tage). Menschen mit Depressionen fehlten 2016 35 Tage, Krebspatienten im Durchschnitt 32 Tage.

Bei Schwerstverletzten greift ein neues Wortungetüm: das *Schwerstverletzungsartenverfahren (SAV)*. Auch bei einem Arbeits- und Wegeunfall werden die Kosten für eine medizinische Rehabilitation durch die Unfallversicherung übernommen, wenn notwendig auch bei Umbauten in der Wohnung oder am Arbeitsplatz. In besonderen Fällen wird die Umschulung bezahlt oder die Suche nach einer geeigneteren Tätigkeit. In Deutschland gab es 2016 900.000 Arbeits- und 200.000 Wegeunfälle. Über die Website der Deutschen Gesetzlichen Unfallversicherung www.dguv.de finden Sie weitere nützliche Informationen zu diesem Thema.

In der langen Zeit vor der deutschen Wiedervereinigung und kurz danach waren die Hauptmerkmale einer „Kur" mit den Möglichkeiten einer modernen Anschlussrehabilitation von heute nicht zu vergleichen. Damals sollte die Seele baumeln und die allgemeine Gesundheit gestärkt werden. Oder es ging um chronische Infektionen und Gelenkleiden, die man in den Sanatorien für sich reklamierte, denn die Akutmedizin hatte dazu nicht viel anzubieten. In diesen „morgens Fango-, abends Tango-Zeiten" erstellten vor allem die Rentenversicherungen und nur wenige Krankenkassen und Berufsgenossenschaften im boomenden Nachkriegsdeutschland weit über tausend Rehabilitationskliniken, Kurhäuser und Sanatorien. Kosten spielten kaum eine Rolle. Es war den Sozialversicherungsträgern, den Gewerkschaften und auch den Arbeitgebern die Sache wert und kaum jemand nahm daran Anstoß. Es war eine Zeit, in der sich der Wohlstand eines Sozialstaates nicht zuletzt im Kurwesen zum Ausdruck brachte, eine Zeit, die es so nie wieder geben wird, eine Zeit, die ich nie erlebt habe (Physikalische Medizin, Rehabilitationsmedizin, Kurortmedizin, 2007, Nr. 17, S. 50–52).

Stattdessen habe ich 1996 mit dem Cecilien-Stift in Bad Lippspringe ein gut bestelltes Haus übernommen, das auf eine 90-jährige Geschichte zurückblickte und unter meinen Vorgängern ganz andere Zeiten überstanden hatte (Der Kinderarzt, 1980, Nr. 11, S. 1595–1601). Zeiten, die Kriege überdauerten, in denen die Mitarbeiter zusammen mit denen des Auguste-Viktoria-Stifts Kinder, Jugendliche und Erwachsene mit Erkrankungen der Atemwege, voran der Tuberkulose, wochenlang versorgten. Das Auskurieren über einen solch langen Zeitraum klammerte bei Kindern die Schulpflicht nicht aus. So gehörte neben den Liegehallen und einer Kapelle auch die Cecilien-Schule zum Stift. Alles zusammen wurde 1907 durch Ihre Hoheit, Kronprinzessin Cecilie, feierlich eingeweiht. In den 90 Jahren gab es vor mir nur vier Vorgänger. Einer von ihnen, Ernst von Leyden, war der Enkel des berühmten Krebsarztes August von Leyden, dem Nestor und Direktor der weltbekannten Krebsbarracken der Charité vor bald 100 Jahren *(„Erinnerungsort Krebsbarracke".* Veröffentlichung der Deutschen Gesellschaft für Hämatologie und Onkologie, 2014 sowie Deutsches Ärzteblatt, 2015, Nr. 112 [29–30], S. A1284–1286).

Meinen direkten Vorgänger Mladen Debelic habe ich noch persönlich kennengelernt, einen leisen, liebenswürdigen, gutmütigen, heiteren und bescheidenen Mann. Er redete mir zu und wollte mich unbedingt als seinen Nachfolger gewinnen, wohl auch weil er wusste, dass das Leben in der universitären Medizin erbarmungslos hart sein kann. Ich wollte Verantwortung übernehmen und eine dem Menschen zugewandte Medizin praktizieren. Eine Medizin, die es einem gestattete, den Menschen hinter der Krankheit kennenzulernen, den man wenige Tage zuvor als reparierte Maschine aus dem Krankenhaus entlassen hatte. Denn selten waren zu diesem Zeitpunkt bereits alle körperlichen und seelischen Wunden verheilt. Mit Beginn des neuen Jahrtausends spielte die Anzahl der belegten Betten in einem Krankenhaus plötzlich ohnehin keine Rolle mehr. Jetzt ging es nur noch um die Zahl der Fälle und Krankenhäuser standen mehr denn je miteinander im Wettbewerb. Niemand käme auf den Gedanken von der Berufsfeuerwehr oder dem Polizeiapparat eine günstige Kosten-Nutzen-Rechnung zu fordern. Die Akutmedizin jedoch begann sich dem ökonomischen Diktat immer weiter zu unterwerfen. Patienten wurden zu Fällen und man erhob den Fall durch einen neu erschaffenen Beruf, den (Case) Manager, zum abrechnungsrelevanten Maß der Dinge. Zugleich eröffnete dieses Vorgehen für gut aufgestellte Rehakliniken eine Chance. Wenn diese sich auf die frisch operierten oder aufwendig behandelten Patienten spezialisierten, konnte es auch für sie eine dauerhafte Daseinsberechtigung geben.

So weit war man 1996, als ich die Leitung der Cecilien-Klinik übernahm, allerdings noch nicht. Die Anzahl der Patienten war mit 70 im Schnitt halb so hoch wie heute und die Patienten verbrachten vier Wochen dort und nicht wie heute drei. Sie waren auch bei Weitem nicht so krank wie heute. Ich nutzte das Jahr 1996 dazu, die Bedürfnisse der Patienten genau zu erfassen und mein neues Umfeld, also vor allem die zuweisenden Kliniken, kennenzulernen. Dann kam der große Einschnitt. Innerhalb eines Jahres wurden bundesweit sämtliche Rehakliniken um die 20 Prozent weniger stark belegt. Vielen stand plötzlich das Wasser bis zum Hals, wenn die Betreiber keine Rücklagen gebildet oder die Chefärzte nicht vorausgedacht hatten. Das Budget für Reha-Leistungen wurde von zentraler Stelle in Berlin gedeckelt. Als Erstes brachen die Zweit- oder Drittmaßnahmen weg. Bis dahin war es Sitte, nach einer Anschluss-Rehabilitation zur „Festigung" eine zweite oder sogar dritte Kur wegen derselben Erkrankung zu durchlaufen. Kein Wunder, wenn Akutmediziner die Nase rümpften, weil sie das Geld fehlverteilt sahen. Noch immer ist es möglich, eine Reha zu wiederholen. Das gilt für einen Krankheitsfall jedoch frühestens nach vier Jahren und nur bei medizinischer Notwendigkeit. In Einzelfällen kann es häufiger sein. Ganz aufgehört hat die Fehlverteilung von Patienten noch immer nicht und Patienten erhalten eine Reha genehmigt, ohne dass sie aus medizinischer Sicht einer bedürfen.

Als ich meinen Dienst antrat, empfing mich die wohlwollende Geschäftsführung eines Unternehmens, das seinen Namen bald von „Kuranstalten und Forschungsinstitute Bad Lippspringe" in „Medizinisches Zentrum für Gesundheit, MZG-Westfalen" umbenannte und damit einen Modernisierungsschub auch verbal zum Ausdruck brachte. Mich erwarteten die Bewohner eines kleinen westfälischen Kurortes (der Einzige in Nordrhein-Westfalen, dessen Quellen ihn zum Heilbad machte und der zugleich ein „Heilklimatischer Kurort" war) voller Hoffnung, die Belegung einer ihrer großen Kliniken zu sichern und für den Erhalt von Arbeitsplätzen zu sorgen. Und es fanden sich Mitarbeiter, die gespannt waren auf das, was nun kommen würde, zugleich bereit, mit mir den Weg in die Zukunft zu gehen. Mir begegneten allerdings auch Zweifler. Einige „Experten" strebten an, in erster Linie doch lieber den Ort zu vermarkten und anstatt moderner Rehabilitation doch lieber weiterhin eine Kur- und Bädermedizin zu betreiben.

Erst viel später lernte ich die lange bestehenden und offenbar in Stein gemeißelten Unterschiede in den Prädikaten und Bezeichnungen kennen, mit denen sich die gut 350 Heilbäder und Kurorte Deutschlands schmücken. Von ihnen sind über 240 als Mitglieder im Deutschen Heilbäderverband organisiert.

Es gibt sieben Kategorien (Heilbad, Kneipp- und Schroth-Heilbad, Kneipp- und Schroth-Kurort, heilklimatischer und Luftkurort), über deren Anerkennung je nach Bundesland mal die Innen- und mal die Wirtschafts- oder auch die Gesundheitsminister nach bestimmten Standards und Gütekriterien entscheiden. Das Zentrum eines Seebades etwa darf nicht weiter als zwei Kilometer vom Strand entfernt sein. Zu „richtigen" Kurorten gehörten schon immer Kurparks (Bad Lippspringe hat drei davon), manchmal ein Kurwald, Kurcafés und Kurhotels, Kurkonzerte und Kurgäste.

Und was hatte sich zu anderen Zeiten nicht für eine Bäderkultur breitgemacht! Bad Nauheim an der Wetterau zum Beispiel war in der Belle Époque ein Kurbad von Weltruf. Die größte geschlossene Jugendstilanlage Europas begrüßte im 19. Jahrhundert alles, was Rang und Namen hatte. Baden-Baden verband das Bäderwesen mit einer Casinokultur und am Tegernsee lag im 20. Jahrhundert bald ein Fünfsternehotel neben dem anderen und jedes mit einer Kur- und Bäderabteilung unter medizinischer Aufsicht. Immer wieder traten auch Pioniere der Rehabilitation und Inklusion hervor. Als Beispiel sei hier Guido von Donnersmarck genannt. 1916 stiftete er 100 Morgen Land in Berlin-Frohnau und mehrere Millionen Mark, um „den verwundeten Kriegern" eine Kur- und Heilanstalt zur Verfügung zu stellen. Heute sitzt sein Enkel Guidotto Graf Henckel Fürst von Donnersmarck dem Kuratorium einer Stiftung vor, die sich um Menschen mit Schädel-Hirn-Trauma kümmert oder sich dem Betrieb des ersten barrierefreien Cafés in Berlin („bliss 14") oder des größten deutschen Behinderten-Hotels in Rheinsberg widmet.

Der neue junge Chefarzt drohte also das gemütliche Kurstadt-Bild mit älteren Herren in weißen Anzügen, weißen Schuhen und der dazu passenden Gemahlin, die durch die Bad Lippspringer Anlagen flanierten, zu zerstören. Als sich dann die ersten kehlkopflosen Patienten mit ihrem Loch im Hals am Rollator durch den Kaiser-Karls-Park quälten und die ersten Lungenpatienten mit einem Sauerstoffgerät das Kurcafé betraten, befürchteten manche, das Schicksal des Kurortes sei zum Niedergang verurteilt. Heute, 22 Jahre und 50.000 Patienten später, kann man sagen, dass die Spezialisierung auf schwerbehinderte Patienten einer der Garanten für das Überleben des Konzerns und von Hunderten von Arbeitsplätzen war. Meine 75 Mitarbeiter haben die Entwicklung von der ruhigen Gangart hin zur medizinischen Ausrichtung klaglos mitgetragen. Sie hatten erkannt, dass sie dem früheren Image Paroli bieten mussten, und wollten nicht in Geiselhaft für die Versäumnisse anderer genommen werden. So stellten wir uns damals dem teilweise miserablen Image der Rehabilitation entgegen.

Selbst heute glauben manche Ärzte immer noch, in einer Rehaklinik würden sich Patienten lediglich erholen und wohltuende Wellness-Angebote zulasten der Kostenträger erhalten. Um dem entgegenzuwirken, besuchte ich 1996 alle möglichen Chefärzte der umliegenden Akutkrankenhäuser, stellte unser Programm und mich selbst vor und versuchte sie davon zu überzeugen, dass es für die von ihnen versorgten Patienten von Vorteil sei, wenn sie mein Team beauftragten, sich um ihre Patienten danach zu kümmern. Der eine Kollege nahm mich mit offenen Armen auf, der andere dachte, ein junger Kurarzt würde ihm sonst was verkaufen und ließ mich erst gar nicht zu sich.

Wieder andere blieben skeptisch, denn sie konnten sich nicht vorstellen, wozu die moderne Rehabilitation imstande war. Ein Gynäkologe gab vor, er sei *„so glücklich"* mich zu sehen, und versprach mir nach meinem Standardvortrag zukünftig alle möglichen Patientinnen zu mir zu schicken. Ich sah keine einzige. Die gemachten Erfahrungen spiegelten das Spektrum menschlicher Regungen wider, von aufrichtiger Zuwendung bis hin zur Scheinheiligkeit und Heuchelei.

Meine Mitarbeiter bildeten sich fort: Die Pflegekräfte widmeten sich wieder mehr nicht verheilten oder infizierten Wunden, Infusionen über Portnadeln, neu zugelassenen Arzneimitteln und der Pflege künstlicher Ausgänge. Die Physiotherapeuten lernten Biofeedback-Training bei Patienten mit Harninkontinenz, die Ergotherapeuten wurden zu Experten für Gefühlsstörungen an den Extremitäten nach einer Chemotherapie. Sporttherapeuten bekamen es mit Kranken zu tun, denen man trotz schlechter Herzfunktion einen Lungenflügel entfernt hatte. Insofern war die sogenannte Krise 1996 für meine Mitarbeiter und mich geradezu ideal. Auch die Einführung der Fallpauschalen kam uns gelegen. Das Profil der Klinik entwickelte sich immer weiter. Manchmal hielt das Tempo der genehmigten Investitionen nicht ganz mit der technischen Entwicklung Schritt. Woran wir nie gespart haben, waren die Kompetenz, Freundlichkeit und Zuwendung der Mitarbeiter. Sie sind die Garanten für einen gelingenden Aufenthalt. Wenn Menschen krank und bedürftig sind, sind die weitaus meisten genau darüber besonders froh.

Nach kurzer Zeit meiner Tätigkeit verlagerten wir den Standort des Cecilien-Stifts nach über 90 Jahren von der Cecilien-Allee in die Lindenstraße und benannten sie um in Cecilien-Klinik. Nun hieß sie nach dem, was sie war: eine Klinik. Dort belegen wir inzwischen vier ganze Stationen und zwei halbe, haben Platz für 177 Personen und einen Versorgungsvertrag mit der *ARGE* („Arbeitsgemeinschaft für Krebsbekämpfung" mit Sitz in Bochum), einem Zusammenschluss der Rentenversicherung und Krankenkassen.

Ähnlich wie es für Krankenhäuser Unterteilungen je nach Grund-, Regel- und Maximalversorgung oder universitärem Standard gibt, existieren in der Rehabilitationsbranche Sanatorien, Kur- und Fach- bis hin zu Schwerpunktkliniken. Ärztliche Überwachung, Versorgungsstandard, Ansprüche und der Grad der jeweiligen Spezialisierung unterscheiden sich erheblich. Von den über 1.000 Rehabilitationseinrichtungen in Deutschland sind etwa 100 auf Krebspatienten ausgerichtet. Jede Einzelne hat sich auf bestimmte Folgestörungen und Indikationen spezialisiert. Für Lungenkrebs- und Kopf-Hals-Tumorerkrankungen ist die Cecilien-Klinik die größte Einrichtung ihrer Art in Deutschland. Darüber hinaus versorgen wir Patienten aus der gynäkologischen und urologischen Onkologie sowie Patienten mit Blutkrebs und Lymphdrüsenkrebserkrankungen. Andere Schwerpunktkliniken haben sich auf Patienten nach Behandlung von Gehirntumoren spezialisiert, wieder andere auf die Folgen nach Dickdarmkrebsbehandlung (ergänzende Informationen dazu in: Deutsches Ärzteblatt, 2014, Heft 18, S. A790–791).

PRINZIPIEN DER REHABILITATION, AUFGABEN DER INKLUSION

Herausforderungen bei Patienten mit Sprech- und Schluckproblemen

Holger Petersen[1] kann nicht mehr sprechen

Um zu verstehen, wie wir Reha-Mediziner arbeiten, möchte ich Ihnen jetzt zwei Patienten vorstellen. Holger Petersen hatte Kehlkopfkrebs. Dabei können der Kehlkopf selbst, die Stimmlippen und/oder der Kehldeckel betroffen sein. Weltweit werden jährlich mehr als 100.000 neue Fälle gemeldet, in Deutschland sind es ein paar Tausend. An sich ist die Prognose gut, weil der Kehlkopf bereits auf kleinste Veränderungen empfindlich reagiert und diese wahrgenommen werden. Als ich mir die Geschichte von Holger Petersen anhörte, wurde ich allerdings an den vorletzten Kaiser in Deutschland, Friedrich III., erinnert, den 99-Tage-Kaiser. Seine Krankheit wurde zu spät entdeckt und falsch behandelt. Selbst der weltweit bekannte Rudolf Virchow aus Berlin konnte die Diagnose nicht zweifelsfrei stellen. Irgendwann war es für den Kaiser zu spät. Sein Tumor war am Tag seiner Inauguration am 9. März 1888 bereits so weit fortgeschritten, dass er schon gar nicht mehr sprechen konnte. Seine nur dreimonatige Regentschaft endete im Jahr der Thronbesteigung und mit Inthronisation seines Sohnes Wilhelm II. So wurde 1888 für Deutschland zum Dreikaiserjahr. Friedrich III. wird übrigens der heute volkstümliche Spruch zugeschrieben *„Lerne leiden, ohne zu klagen."*

Holger Petersen hat seine Krankheit vermutlich überlebt, doch seinen Ärzten war nichts anderes übriggeblieben, als ihm seinen

---

1 Sämtliche Namen sind erfunden, sämtliche Fälle und Personen anonymisiert.

Kehlkopf komplett zu entfernen. Das machte ihn sprechunfähig und zum „Halsatmer". Weil man den Kehldeckel entfernt, der beim Schlucken die Luftröhre verschließt, benötigt man nun einen anderen Schutz. Deswegen trennt man die Luftwege von der Speiseröhre. Die Luftröhre (Trachea) endet dann mit einer Öffnung am Hals (Tracheostoma) und der Patient muss lernen, durch sie zu atmen, sich abzusaugen (in den Luftwegen können sich Schleim und Borken bilden), zu riechen und zu schwimmen. Durch eine kombinierte Radiochemotherapie bleibt der Kehlkopf zwar erhalten, doch das Schluckvermögen ist vorübergehend eingeschränkt und viele Patienten nehmen erst mal erheblich an Gewicht ab. Beide Prozeduren haben ihre Vor- und Nachteile. Insgesamt hat die Zahl der kompletten Kehlkopfentfernungen (Laryngektomie) in den vergangenen 20 Jahren deutlich abgenommen. Gegenwärtig leben in Deutschland über 20.000 Menschen ohne Kehlkopf (Deutsche Medizinische Wochenschrift, 2005, Nr. 130 [24], S. 484). Auch das Pressen funktioniert bei Patienten ohne Kehlkopf nicht mehr richtig, da man die Luft nicht mehr anhalten kann. Das führt zu Problemen beim Niesen oder wenn die Ohren „verstopft" sind. Heiße Speisen kann man nicht mehr schlürfen und das Naseschnäuzen wird zum Kunststück. Man muss lernen, mit Apparaten umzugehen und sich an Anweisungen zu halten. Nicht alle Patienten können das. Auch Herr Petersen hatte seine Schwierigkeiten. Hier stößt die Medizin an die „Grenze der Person".

Eine weitere Folge der Operation ist, dass die Luft nicht mehr über die Nasenmuscheln angewärmt, angefeuchtet und von Partikeln gereinigt werden kann. Um Abhilfe zu schaffen, hat man den HME („Heat and Moisture Exchanger") erfunden. Das ist ein Wärme- und Flüssigkeitsaustauscher aus Kunststoff (wir nennen ihn „feuchte Nase"), den man auf sein Loch im Hals platziert. Trotz dieser Vorrichtung müssen tracheotomierte Patienten bei Kälte, Trockenheit und Smog vermehrt husten. Das Risiko für eine Lungenentzündung ist erhöht, sodass diesen Patienten die jährliche Grippe- und eine einmalige Pneumokokken-Schutzimpfung empfohlen wird. Bei manchen Patienten wird bei der Operation der 12. Hirnnerv durchtrennt. Eine Armhebeschwäche ist die Folge. Auch die müssen wir versuchen in der Reha zu verbessern (Support Care Cancer, 2013, Nr. 21, S. 1475–1479).

Apropos: Immer mehr Patienten (Anstieg von 1.000 im Jahr 2005 auf über 25.000 im Jahr 2017) werden nach Behandlung auf einer Intensivstation mit einem Tracheostoma in die ambulante Versorgung entlassen. Sie besitzen zwar noch ihren Kehlkopf, doch sie müssen teilweise darüber beatmet werden, sind oft multimorbide und ihre Behandlung ist sehr aufwendig. In vielen Fällen könnte man das Tracheostoma zurücknehmen. Dazu müssten sie aber ambulant von der Beatmung entwöhnt werden, was unter den gegebenen Rahmenbedingungen kaum funktioniert.

Plötzliche Sprachlosigkeit bringt das Leben jedes Menschen durcheinander. Zuerst blieb Herrn Petersen nicht viel anderes übrig, als alles aufzuschreiben, was er seiner Umwelt mitteilen wollte. In vielen Fällen besuchen Logopäden oder Vertreter vom Verband der Kehlkopfoperierten die Patienten vor der Operation, um sie auf die schwierige Zeit danach vorzubereiten. Herr Petersen wusste leider nicht, was auf ihn zukam. Durch seinen Hilfsmittelversorger hatte er allerdings ein sogenanntes Erstausstattungsset mit Kanülen, Lätzchen und einem Absauggerät erhalten. Damit konnte er wenigstens den Schleim absaugen. In der Cecilien-Klinik verordneten wir unser Therapiemodul „nach Kehlkopfentfernung“. Das beinhaltete – neben der beinahe täglichen logopädischen Behandlung – mehrmals in der Woche Einzel-Krankengymnastik für das betroffene Schultergelenk, Schulter-Arm-Gymnastik in der Gruppe, Ergometer-Training zur Leistungssteigerung, Inhalationen zweimal täglich mit Kochsalz für die Pflege der Schleimhäute sowie ein psychologisches Einzelgespräch, autogenes Training und Atemschule. Ein Termin bei unserer Sozialarbeiterin gehörte dazu, denn kehlkopflose Patienten müssen erfahrungsgemäß hinsichtlich ihres Berufs, bei der Antragstellung für Hilfsmittel und ihren Schwerbehindertenausweis sowie weiterer Sozialleistungen unterstützt werden. Holger Petersen stand noch mitten im Beruf und wollte wieder arbeiten. Er musste dabei mittelschwere Lasten heben, aber nicht besonders viel sprechen.

Zur Lungenfunktion bei kehlkopflosen Patienten haben wir uns 2014 auf einem Workshop in Potsdam Gedanken gemacht. Dort trafen sich Experten mit Vertretern des Bundesverbandes der Kehlkopfoperierten und tauschten Erfahrungen sowie Empfehlungen aus und entwickelten Möglichkeiten der Lungenfunktionsprüfung. Dazu gibt es seit 2016 ein Informationsblatt für Betroffene und Ärzte, anzufordern über den Bundesverband oder das „Haus der Selbsthilfe" (siehe oben).

Tumore im HNO- und Mund-Kiefer-Bereich haben unterschiedlichen Einfluss auf die sprachliche Kommunikation. Ist ein Patient im Bereich der Mundhöhle erkrankt, kommt es zu Sprechstörungen. Die Aussprache ist betroffen. Erkrankungen im Kehlkopf führen zu Stimmstörungen oder hinterlassen den Patienten unter Umständen ohne Sprechvermögen. Störungen der Sprache haben ihre Ursache in hirnorganischen Erkrankungen, wie nach einem Schlaganfall. Je nach Schädigung zeigen sich also Störungen der Lautbildung in Abhängigkeit von den unterschiedlichen Artikulationszonen (Lippen, Zunge, harter Gaumen, Velum, Rachenhinterwand). Befinden sich Tumore oder Defekte im Bereich der Zunge, ist die Sprechstörung zum Beispiel stärker ausgeprägt als im Bereich der Lippe.

Begleiten Lebenspartner den Patienten in die Reha, zeigen sich die Folgen gestörter Kommunikation. Gab der Mann immer die Kommandos und war die Familienstruktur darauf angelegt, konnte Sprachlosigkeit nun zum Problem werden. Puterrot im Gesicht angeschwollen und wild gestikulierend stehen die sprechunfähigen Männer dann manchmal neben ihrer überforderten Frau. Nicht selten gibt es offen ausgetragenen Streit und es spielen sich Dramen ab. Aber Not macht auch erfinderisch: Die Höflichkeit gebietet es, an die Tür des Patientenzimmers zu klopfen, bevor man es betritt. Manche Sprachlose haben sich dann angewöhnt, mit einem Gegenstand gegen einen anderen zu schlagen, um Eintritt zu gewähren.

Den Kehlkopf kann man in die Supraglottis (Bereich Nahrungstransport), die Glottis (Bereich Stimmbildung) und die Subglottis (Bereich Atemregulation) unterteilen. Was in den Lehrbüchern nicht steht, ist, wie beim Sprechen das Zusammenspiel der Bereiche die Einzigartigkeit einer Person zum Ausdruck bringt. Jeder Mensch hat bekanntlich seine eigene Atemtechnik, seine eigenen Sprechgewohnheiten, sein bevorzugtes Vokabular und seinen ihm eigenen

Klang, seine ihm eigene Lautstärke und Mimik. Deswegen musste sich die Frau von Herrn Petersen erst daran gewöhnen, einen wichtigen Teil ihres Mannes, seine Stimme, nie wieder hören zu können. Es ist aber auch die Wehrlosigkeit, die man manchmal in unserem Haus spüren kann. Sie tritt zutage, wenn der eine ohne Kehlkopf dem anderen mit Kehlkopf nur noch zuhören und sich nicht mehr äußern kann. Das kann der Sprechende dann für sich ausnutzen.

Die natürlichste Form für das Sprechen ohne Kehlkopf gelingt mittels einer zwischen Luft- und Speiseröhre eingesetzten Stimmprothese. Hierbei handelt es sich um ein Ventil, durch das die von außen durch die Halsöffnung eingesogene Luft in die Speiseröhre geleitet wird, um dort und in den Halsweichteilen Resonanzschwingungen zu verursachen, die eine Lautbildung ermöglichen. Das Loch im Hals wird zum Sprechen kurzzeitig verschlossen, indem man es mit dem Finger abdichtet oder durch eine auf die Haut oder in die Halsöffnung eingesetzte Kanüle. Die so einbehaltene Luft muss sich bei der Ausatmung den Weg durch die Stimmprothese in die Speiseröhre suchen. Durch die Schwingungen von Luft und Weichteilen gelingt es, Töne und Worte und später auch ganze Sätze flüssig zu formulieren. Je nach Talent und (körperlicher und seelischer) Kraft kann das bereits recht schnell nach der Operation gelingen. Mitunter dauert es Wochen. Diese Technik den Patienten beizubringen und sie zu motivieren, ist eine unserer Kernaufgaben. Könner unter den Kehlkopflosen sprechen, ohne ihre Finger verwenden zu müssen, mit einer Stimmprothese und haben zugleich den HME-Aufsatz auf ihrer Halsöffnung.

Herrn Petersen hatte man aber gar keine Stimmprothese eingesetzt. Er lernte bei uns die Ruktus- oder Ösophagus-Sprache. Bei dieser Technik wird am Ende der Einatmung (durch die Halsöffnung) Luft aus der Mundhöhle durch die Speiseröhre in Richtung Magen geschluckt, die dann kontrolliert durch den Mund wieder herausgeführt wird. Bei diesem Prozess werden Laute gebildet. Vielen Patienten bereitet das zunächst Schwierigkeiten. Die „Ruktustechnik" ist ein Vorgang, den man sein Leben lang zu vermeiden versuchte. Jetzt aber soll man quasi kontrolliert aufstoßen und das ist vielen unangenehm. Aus diesem Grund wird von den Logopäden

Einfühlungsvermögen und Respekt verlangt. In den Arbeitsräumen der Logopäden sollte absolute Ruhe herrschen und auch der Raum selbst muss behaglich und großzügig sein, damit sich die Patienten entspannen können. Ohne Gelassenheit gelingt hier gar nichts. Herr Petersen unternahm während seines Aufenthaltes unzählige Versuche, wieder ganze Sätze zu bilden. Es kostete ihn viel Anstrengung. Am Ende konnte er seinen Beruf wieder ausüben.

Viele Patienten sind erstaunlich talentiert. Andere tun sich schwer. Dann muss die Flüstersprache reichen oder die elektronische Sprechhilfe. Das sogenannte *„Servoxgerät"* ist ein Apparat von der Größe einer Taschenlampe, den der Patient über einen Knopf aktiviert, während er drauflos spricht, als besäße er noch seinen Kehlkopf. Durch modulierte Bewegungen von Mund und Halsmuskeln entstehen Töne, die man zwar hören und einordnen kann, doch die durch die Verstärkung des Gerätes künstlich klingen und in der Umgebung als fremdartig wahrgenommen werden.

Bestimmte Tätigkeiten können von Patienten ohne Kehlkopf nicht mehr ausgeführt werden. Schadstoffe in der Luft spielen jetzt eine noch größere Rolle, eine hohe Sprechbelastung ist eher hinderlich, auch wenn ich schon einige Lehrer behandelt habe, die mit guter Ersatzstimme ihren Beruf wieder ausüben konnten. Die Chemie- und Lebensmittelindustrie ist ein eher ungünstiger Bereich, weil die Patienten ja nicht mehr riechen können. Auch beim Tragen schwerer Gegenstände können Probleme auftreten.

Apropos Riechen. Wir haben in unserer Klinik einen Riechtrainer entwickelt, eine umgebaute 50-ml-Spritze mit einem Kolben, der mit einem Schlauch verbunden ist, durch den man Luft ansaugt. Mit ihm können die kehlkopflosen Patienten bei geschlossenem Mund durch das sogenannte „höfliche Gähnen" ihre Riechrezeptoren in der Nasenschleimhaut trainieren. Das kann man sich in einem YouTube-Video (Stichworte: Riechtrainer, Cecilien-Klinik, Bad Lippspringe) ansehen.

In Deutschland sind rund dreieinhalb Millionen Menschen in 70.000 bis 100.000 Selbsthilfegruppen engagiert. Zu ihnen gehören 60 Bundesverbände, die sich der Bedürfnisse chronisch kranker und behinderter Menschen annehmen und sich in der Bundesarbeitsgemeinschaft „*Hilfe für Behinderte*" mit Sitz in Düsseldorf zusammengeschlossen haben (www.bagh.de). Die „Nationale Kontakt- und Informationsstelle zur Anregung und Unterstützung von Selbsthilfegruppen" (*NAKOS*) mit Sitz in Berlin informiert und unterstützt Selbsthilfegruppen (www.nakos.de). Bekannt sind die Anonymen Alkoholiker, die Gruppen der Deutschen Rheuma-Liga, die Deutsche Morbus Crohn/Colitis ulcerosa Vereinigung und der Allergiker- und Asthmatikerbund. Ein Beispiel für die Wichtigkeit von Interessenvertretungen behinderter und chronisch kranker Menschen ist das Recht auf Beteiligung in den Gremien des Gemeinsamen Bundesausschusses *(GBA)* der Ärzte und Krankenkassen und in den Leitlinienkommissionen. Dort werden die Standards medizinischer Leistungen verankert, dort wird entschieden, welche Leistungen von den Kassen bezahlt werden müssen. Mit dem „*SHILD-Projekt*" zeigt sich der Stellenwert der Selbsthilfeforschung. Das Bundesministerium für Gesundheit fördert ein nationales Projekt zur Selbsthilfe mit dem Titel „*Gesundheitsbezogene Selbsthilfe in Deutschland – Entwicklungen, Wirkungen, Perspektiven*" (SHILD). Strukturen und Bedarfe sind unter www.uke.de/shild/ einzusehen.

Der Bundesverband der Kehlkopfoperierten ist einer von mehreren Selbsthilfeorganisationen, die sich für den Bereich bösartiger Erkrankungen gebildet haben. Ihm gehören mehr als 6.000 Mitglieder an, die sich ehrenamtlich aktiv engagieren. Er ist in 15 Landesverbände (Niedersachsen und Bremen haben sich zusammengeschlossen) und in mehr als 130 Bezirks- und Ortsvereine und Sektionen untergliedert.

Mittlerweile haben sich im „Haus der Selbsthilfe" in der Thomas-Mann-Straße 40 in 53111 Bonn, mit Förderung durch die Deutsche Krebshilfe, neun Verbände unter einem Dach zusammengefunden (neben dem Verband der Kehlkopfoperierten der Arbeitskreis der Pankreatektomierten e. V., die BRCA-Netzwerk-Hilfe bei familiärem Brust- und Eierstockkrebs e. V., der Bundesverband Prostatakrebs e. V., der Bundesverband Schilddrüsenkrebs – Ohne Schilddrüse leben e. V., die Deutsche ILCO e. V. – Selbsthilfe bei Darmkrebs und

---

Stoma, die Deutsche Leukämie- und Lymphom-Hilfe e. V., die Frauenselbsthilfe nach Krebs Bundesverband e. V., der Selbsthilfe-Bund Blasenkrebs e. V.).

Die Organisationen sind in ihrer Arbeit ausschließlich Krebskranken verpflichtet und fördern sich gegenseitig. Sie sind der europaweit erste pharma-unabhängige Spitzenverband und treten gemeinsam für Erhalt und Verbesserung der Qualität der medizinischen und psychosozialen Versorgung ein. Sie erarbeiten gemeinsame gesundheitspolitische und soziale Positionen, die sie in der Öffentlichkeit vertreten. Darüber hinaus bringen sie die Sicht der Patienten in fachmedizinische Diskussionen ein, bekämpfen Defizite in allen Versorgungsbereichen und verbessern die Patientenkompetenz. Der Verband trägt offiziell den Namen *„Haus der Krebs-Selbsthilfe – Bundesverband"* (www.hksh-bonn.de).

Zu den Prinzipien von Selbsthilfeorganisationen gehört die eigene oder indirekte (von nahestehenden Personen) Betroffenheit, die freiwillige und ehrenamtliche Mitarbeit sowie grundsätzliche Offenheit, Neutralität und Unabhängigkeit. Den Bundesverband der Kehlkopfoperierten e. V. gibt es seit über 40 Jahren. Zu seinen wichtigsten Aufgaben zählt es, die sprachliche, medizinische, gesundheitliche und berufliche Rehabilitation von Betroffenen zu fördern. Darüber hinaus sollen der Erfahrungsaustausch der Mitglieder untereinander unterstützt, gleichartige Bestrebungen koordiniert und gemeinsame Aktivitäten durchgeführt werden. Der Verband klärt die gesetzgebenden Organe und die Behörden über die Probleme der Betroffenen auf und drängt auf Maßnahmen zur Verbesserung. Als Mensch mit einer Beeinträchtigung ist man häufig auf den Gebrauch von Hilfsmitteln angewiesen. Hilfsmittel bei kehlkopfoperierten Patienten sind Trachealkanülen, Klebepflaster oder Stimmprothesen. Als gesetzlich Versicherter hat man darauf einen Anspruch.

Grundlage auf die Gewährung von Hilfsmitteln ist der im Sozialgesetzbuch V im § 33 verbriefte Anspruch auf *„Versorgung mit Hörhil-*

> fen, Körperersatzstücken, orthopädischen und anderen Hilfsmitteln, die im Einzelfall erforderlich sind, um den Erfolg der Krankenbehandlung zu sichern, einer drohenden Behinderung vorzubeugen oder eine Behinderung auszugleichen, soweit die Hilfsmittel nicht als allgemeine Gebrauchsgegenstände des täglichen Lebens anzusehen sind."

Patienten, die nach einer Behandlung pflegebedürftig werden, haben das Recht auf Leistungen aus der Pflegeversicherung. Gegenwärtig sind das 2,7 Millionen Menschen. Ihre Zahl wird bis 2050 auf deutlich über drei Millionen ansteigen. Dann wird übrigens auch jeder dritte Deutsche über 60 Jahre alt sein; heute gehört ein Viertel in diese Altersgruppe.

> Pflegebedürftigkeit liegt nach Definition des Sozialgesetzbuches XI vor, wenn man wegen einer körperlichen, geistigen oder seelischen Krankheit oder Behinderung für die gewöhnlichen und regelmäßig wiederkehrenden Verrichtungen im Ablauf des täglichen Lebens auf Dauer (für mehr als sechs Monate) in *erheblichem oder höherem Maße"* der Hilfe bedarf.

„Verrichtungen" im Sinne des § 14 SGB XI sind Körperpflege, Ernährung, Aufstehen, Gehen, An- und Auskleiden, Verlassen der Wohnung sowie die hauswirtschaftliche Versorgung. Kann man diese Tätigkeiten nicht mehr eigenständig ausführen, ist Hilfe erforderlich. Bei besonderer Pflegebedürftigkeit kann ein Antrag auf Leistungen aus der Pflegeversicherung gestellt werden. Zu diesem Zweck begutachtet der Medizinische Dienst der Krankenkasse den Patienten und stuft ihn unter Umständen in einen Pflegegrad ein.
Bei der Einteilung in einen der fünf Pflegegrade ab 2017 werden im erforderlichen Begutachtungsverfahren die abgefragten Kriterien (in sechs Modulen) mit über 77 Unterfragen gegenüber früher mehr als verdoppelt. Neben der Mobilität (10 Prozent), den kognitiven und kommunikativen Fähigkeiten (15 Prozent), der Selbstversorgung (40 Prozent), der Bewältigung von und dem Umgang mit

krankheits- oder therapiebedingten Anforderungen und Belastungen (20 Prozent) wird die Gestaltung des Alltagslebens und der Sozialkontakte mit 15 Prozent bewertet. Psychische Probleme werden extra erfasst. Das gilt auch für die Frage, ob ein Patient seine Medikamente selbstständig einnehmen oder die Folgen von Krankheit und Behandlung bewältigen kann. Insgesamt werden 100 Punkte verteilt.

In den Pflegegrad 1 (bis 27 Punkte) sollen jene Patienten eingestuft werden, die nur wenig Hilfe benötigen, aber zum Beispiel eine altersgerechte Sanitäranlage oder Hilfen zur allgemeinen Betreuung brauchen. Damit wuchs 2017 der Kreis der Leistungsbezieher um etwa 500.000. Menschen mit einer körperlichen Einschränkung wurden von der alten Pflegestufe in den nächsthöheren Pflegegrad übergeleitet. Patienten mit seelisch-geistigen Beeinträchtigungen erhalten sogleich mindestens Grad 2 (27–47,5 Punkte). In den Pflegeheimen zahlen alle Pflegebedürftigen der Grade 2 bis 5 (ab 90 Punkte) von 2017 an den gleichen pflegebedingten Eigenanteil. Er liegt im Bundesdurchschnitt bei um die 600 Euro. Dazu kommen die Eigenanteile für Unterkunft und Verpflegung sowie anteilige Investitionskosten der Einrichtung. Die je nach Heim anfallenden variablen Kosten für Unterkunft und Verpflegung werden auch in Zukunft auf die Bewohner umgelegt. Die Kassenzuschüsse für die vollstationäre Pflege in einem Alten- oder Pflegeheim betragen 125 Euro bei Pflegegrad 1, 770 Euro bei einem Pflegegrad 2, 1.262 Euro bei einem Grad 3 (47,5–69 Punkte), 1.775 Euro bei Grad 4 (70–90 Punkte) und 2.005 Euro bei Grad 5.

Auf www.bkk-pflegefinder.de kann man unter „Pflegeberatung" den nächsten Stützpunkt suchen, über www.pflegeberatung.de oder unter Telefon 0800/1018800 erreicht man *compass*, die kostenlose Pflegeberatung der privaten Krankenversicherungen. Für Angehörige von Demenzkranken hat das Familienministerium auf www.wegweiser-demenz.de zahlreiche Informationen zusammengestellt.

Seit 2014 wurden in verschiedene Stufen die Regeln für die häusliche und stationäre Pflege verändert. Die Pflegestärkungsgesetze (PSG) I–III gelten zusammengenommen als „größte Pflegereform aller Zeiten". Das PSG I trat 2015 in Kraft und sollte den politischen Grundsatz „ambulant vor stationär" über einige Neuerungen stärken. Die größten Veränderungen bringt das seit 2016 in Kraft getretene PSG II. Der Beitrag zur Pflegeversicherung stieg und die Hilfen der Pflegeversicherung weiteten sich auch auf Menschen aus, die an seelischen oder geistigen Erkrankungen leiden, wie etwa an Demenz. Von 2017 an werden für die Umsetzung des Gesetzes jährlich 5 Milliarden Euro zusätzlich zur Verfügung gestellt. Ab jetzt wird nur noch nach dem „Neuen Begutachtungs-Assessment" geprüft und eingruppiert. Im Bereich der häuslichen Pflege gibt es ein höheres Pflegegeld, mehr Geld für Pflegehilfsmittel, höhere Zuschüsse für Umbauten und weniger Antragsformulare. Im Bereich häuslicher Pflege mit Unterstützung steht für die Tages- und Nachtpflege ebenfalls mehr Geld zur Verfügung, die Kurzzeitpflege kann auf bis zu acht Wochen ausgeweitet werden und betreute Wohngruppen werden finanziell gefördert. Auch pflegende Angehörige profitieren vom Pflegestärkungsgesetz. Das betrifft die Auszeit für bis zu zehn Tage und die Erstattung von Lohnersatzleistungen (Pflegeunterstützungsgeld) oder die Möglichkeit, seine Arbeitszeit für bis zu zwei Jahren zu reduzieren (Familienpflegezeit). Pflegende Angehörige sind nun auch rentenversichert. Pflegekräften soll zukünftig mehr Zeit für ihre Pflege bleiben, sie werden von überflüssigen Dokumentationen befreit. Hinzu kommen zusätzliche Betreuungskräfte, die den Alltag in der Pflege erleichtern sollen.

Mit dem PSG III soll den Kommunen in Zukunft mehr Einfluss auf die örtlichen Betreuungsstrukturen eingeräumt werden, etwa federführend die Beratung von Pflegebedürftigen vorzunehmen und Menschen mit Behinderungen sowie pflegende Angehörigen zu unterstützen und, so die Hoffnung, mehr Pflegestützpunkte einzurichten. Außerdem soll der neue Begriff der Pflegebedürftigkeit in alle Rechtsbereiche Eingang finden. Ab 2020 will der Gesetzgeber einheitliche Orientierungswerte hinsichtlich der Personalschlüssel in den stationären Einrichtungen vorgeben. Bis dahin wird ein durchschnittliches Heim mit rund 80 Bewohnern ab 2017 6,8 Prozent mehr Pflegepersonal einstellen können (zwei Vollzeitstellen), sofern man es findet. Alle Bundesländer haben jetzt schon Pflegestützpunkte eingerichtet, die Ratsuchenden vor Ort Auskunft und Beratung bieten.

Es wird allerdings dennoch befürchtet, dass Menschen mit Einschränkungen, die zusätzlich auch auf Pflege angewiesen sind, die notwendigen Teilhabeleistungen über die Eingliederungshilfe nicht mehr, oder nicht mehr vollständig erhalten. Teilnahme am kulturellen und gesellschaftlichen Leben gehört nämlich nicht zum Aufgabengebiet der Pflege. Auch darf es nicht dazu kommen, dass notwendige Assistenz- oder Eingliederungshilfen nicht mehr geprüft werden. Der behindertenpolitische Nachrichtendienst *„kobinet"* bezieht hierzu Stellung (www.kobinet-nachrichten.org).

2014 waren in Deutschland 2,6 Millionen Menschen im Sinne des elften Sozialgesetzbuchs pflegebedürftig. Man schätzt, dass es 2030 dreieinhalb Millionen sein werden. Zwei von drei werden dann zu Hause versorgt oder mit anderen Worten: über eine Million in einer stationären Einrichtung. Bei den über 13.000 Pflegediensten und in den über 13.000 Pflegeheimen in Deutschland sind heute rund 950.000 Personen beschäftigt. Hinzu kommen die über 300.000 pflegenden Mitarbeiter, die in Krankenhäusern arbeiten. Mehr als 85 Prozent von ihnen sind Frauen und gut zwei von dreien teilzeitbeschäftigt. Die Versorgung alter Menschen wird absehbar zu einer immer größer werdenden Kernaufgabe der Gesellschaft. Die *„Pflegestärkungsgesetze"* weisen in die richtige Richtung. Dank einer Erhöhung des Pflegebeitrags um 0,3 Prozentpunkte wurde endlich auch an Menschen mit eingeschränkter Alltagskompetenz gedacht und an Menschen, die unter einer Demenz leiden. Trotzdem gibt es noch eine Menge zu tun. Nicht vergessen werden dürfen die Gesundheitsförderung, Prävention und Rehabilitation älterer Menschen. Besonders relevant erscheinen dabei die Mobilität mit körperlicher Aktivität und Sturzvermeidung, adäquate Ernährung sowie der Erhalt von psychischer Gesundheit, sozialer Integration und Funktionsfähigkeit (Deutsche Medizinische Wochenschrift, 2011, Nr. 136, S. 2199–2204).

Trotz Einführung der Pflegegrade und der anderen positiven Aspekte des Pflegestärkungs- und Bundesteilhabegesetzes entbindet das unsere Gesellschaft nicht davon, sich für die Zukunft andere Antworten zu suchen, wie Pflege organisiert wird und der Beruf als solcher attraktiv gemacht wird. So hat das Wissenschaftliche Institut der Techniker Krankenkasse 2014 herausgefunden, dass die Bereitschaft zur Pflege von Angehörigen insgesamt sinkt. Der soziale Kitt, der Familien zusammenhält, zerbröckelt immer weiter. Der familiäre Zusammenhalt spielt umso weniger eine Rolle, je jünger die Befragten sind. Deswegen wird ein sektorenübergreifendes Hilfs- und Betreuungsnetzwerk vorgeschlagen, wodurch die informellen Leistungen der Angehörigen in professionelle Netzwerke überführt und in Angebote integriert werden, die es schon jetzt gibt.

Noch ein paar zusätzliche Informationen an dieser Stelle: Ist eine Erkrankung durch schädliche Einwirkungen während der beruflichen Tätigkeit entstanden oder wird dies vermutet, kann man als Betroffener versuchen, sich die Erkrankung als Berufskrankheit anerkennen zu lassen. Zuständig hierfür ist die Berufsgenossenschaft, die bei Anerkennung eine Rente oder ein Verletztengeld zahlt. Welche Berufskrankheiten es gibt und die dazugehörigen amtlichen Merkblätter sowie weitere Informationen finden Sie bei der Bundesanstalt für Arbeitsschutz und Arbeitsmedizin *(BAuA)* unter www.baua.de.

In jedem Fall sollte man als Patient mit chronischen Einschränkungen erwägen, einen Antrag auf Behinderung oder Schwerbehinderung zu stellen. Gegenüber dem Finanzamt können dann außergewöhnliche Belastungen begründet werden. Je nach Grad der Behinderung sind das zwischen 310 und 1420 Euro. Stehe ich im Berufsleben, erhalte ich als Schwerbehinderter Zusatzurlaub und einen Anspruch auf Umgestaltung des Arbeitsplatzes. Eine Kehlkopfoperation zieht manchmal eine Gehbehinderung nach sich, die sich durch Kurzatmigkeit bei veränderter Lungenfunktion erklärt. Durch das Merkzeichen „G" erhält man eine Ermäßigung bei der KFZ-Steuer oder Vergünstigungen bei Fahrten mit öffentlichen Verkehrsmitteln. Nach Ablauf von fünf Jahren wird der *GdB* von Amts wegen überprüft. Bei einem Verlust des Kehlkopfes und bei „guter Ersatzstimme" und ohne Begleiterscheinungen hält man einen *GdB* von 70 für angemessen (Anlage zu § 2 der Versorgungsmedizinverordnung). Ab einem *GbB* von 50 gilt man als schwerbehindert (www.behinderung.org).

Bis heute fühle ich mich den Vertretern des Verbandes der Kehlkopfoperierten verbunden. Es gibt auf allen Ebenen engagierte Mitstreiter und etablierte Strukturen. Die Mission ist immer dieselbe: die Patienten vor dem eingreifenden Schritt der Operation zu informieren, ihnen Mut zuzusprechen und sie danach zu unterstützen. Vertreter des Bezirksverbandes kommen alle zwei Wochen zu uns in die Klinik, besuchen die neu angereisten Patienten und treffen sich zu einem Austausch. Auch beim Treffen in Potsdam sahen sich viele alte Bekannte wieder und es ist mir eine Freude, das alles nun schon so lange verfolgen und miterleben zu dürfen. Doch das Glück der Zusammenkunft war nicht ungetrübt. Wie in so vielen Bereichen gibt es auch hier Nachwuchsprobleme. Zu wenige engagieren sich heute für solche Belange. Man muss als Ehrenamtlicher die Bereitschaft zeigen, aus der Alltagsroutine heraus Besuche im Krankenhaus, der Rehaklinik oder zu Hause beim Patienten zu machen, und sich regelmäßig mit anderen Verbandsträgern treffen, um sich fort- und weiterzubilden oder Organisatorisches zu regeln.

Edgar Müller kann nicht mehr schlucken

Auch unseren zweiten Patienten hatte es schlimm getroffen. Edgar Müller hatte nur noch eine halbe Zunge, als er uns aufsuchte. Herr Müller stammte aus einfachen Verhältnissen. Von seiner Frau war er geschieden, zu den beiden Kindern, beide über 40, hatte er keinen Kontakt mehr und sein letzter Job lag mindestens drei Jahre zurück. Herr Müller lebte von Hartz IV und war etwas über 60 Jahre alt. Irgendwann hatte er bei sich festgestellt, dass er Schwierigkeiten beim Kauen hatte. Eine Stelle an der Zunge störte ihn. Nach ein paar Wochen ging er zum Arzt. Der verordnete ihm Antibiotika. Als die Stelle noch immer nicht verschwand, schickte der Hausarzt Edgar Müller zu einem Hals-Nasen-Ohren-Spezialisten. Der fand die Stelle angeblich erst gar nicht und meinte, wenn das erste Antibiotikum nicht geholfen habe, dann müsste es das zweite. So vergingen weitere Wochen. Am Befund indes tat sich nichts. Die Stelle wurde sogar größer. Der HNO-Arzt verschrieb eine Mundspüllösung und so verging die Zeit. Dann hatte Herr Müller keine Lust mehr auf Ärzte. Wenn die ihm alle nicht helfen konnten, dann musste er wohl selbst damit zurechtkommen. Also gingen noch mehr Wochen ins Land.

Ein halbes Jahr war nun bereits vergangen, bevor sich Herr Müller erneut ein Herz fasste und seinen HNO-Arzt noch einmal aufsuchte. Dann ging alles sehr schnell. In einer Klinik diagnostizierte man ein Mundhöhlenkarzinom. Bis dahin hatte er von seinen 80 Kilogramm Körpergewicht bereits zwölf verloren. In der Computertomographie zeigte sich ein Befall der Lymphknoten. Man entschied sich nach einer Operation, bei der er den einen Teil seiner Zunge einbüßte, für eine Radiochemotherapie. Weitere Monate der Belastung folgten, in denen Edgar Müller noch mehr Gewicht verlor. Irgendwann unterschritt er die 60-Kilo-Marke. Erst vor der Bestrahlung, nicht vor der Operation, erhielt er eine PEG (*„perkutane endoskopische Gastrostomie"*, ein Zugang im Magen, durch den man sich ernährt). Diese Verzögerung allein kostete ihn fünf Kilogramm. Operation und Bestrahlung schwächten ihn sehr und die Schmerzen waren so stark, dass er auf nichts mehr Appetit hatte. Noch nicht mal ein Hungergefühl befiel ihn und so sträubte er sich gegen die Sondennahrung durch die PEG. Mit einem Gewicht von 55 Kilogramm stellte sich Edgar Müller schließlich bei uns vor. Auch wenn wir ihn in seinen guten Tagen nicht gekannt hatten, war er nur noch ein Schatten seiner selbst.

Der Befund lautete: „Zungengrundkarzinom, Stadium T3 N2 M0 R1 G3". Die Nomenklatura der TNM-Klassifikation und alles andere Wissenswerte zur Erkrankung lässt sich für Interessierte in den blauen Informationsbroschüren der Deutschen Krebshilfe für jede Krebsart gesondert erfahren. Vom Prinzip her unterteilt man Größe und Lage des Tumors je nach Ausmaß in vier Gradierungen (T für Tumor, von 1–4), die Anzahl und Lage der mit Krebszellen befallenen Lymphknoten ebenfalls in vier Grade (N für Nodus = Knoten, von 0–3) sowie die Frage nach Fernabsiedlungen (M für Metastasen = 1, 0 = keine Metastasen).

Die Krankheit von Herrn Müller war bei Stellung der Diagnose demnach recht weit fortgeschritten, hatte aber noch nicht gestreut. Am Resektionsrand waren mikroskopisch Tumorzellen nachweisbar – deswegen R1. R0 bedeutet, dass es gelang, den Tumor im Gesunden zu entfernen; R2, man konnte den Tumor eindeutig nicht im Gesunden resezieren. Beim „Grading" geht es um die Nähe des Krebsgewebes zum gesunden Gewebe, aus dem es hervorgegangen ist. Je weniger gut man es vom gesunden Gewebe unterscheiden kann, desto höher die Zahl. Auch hier gibt es vier Stufen. Bei jedem Buchstaben lässt sich also sagen: je kleiner die Zahl, desto besser die Prognose.

Auch ansonsten war Herr Müller nicht gesund. Sein Herz war krank und er litt an chronischer Entzündung der Luftwege. Hinter ihm lagen bereits ein Herzinfarkt und eine Ballonerweiterung sowie eine Schrittmacherimplantation. Bis ein Jahr vor der Diagnose hatte der Patient geraucht.

Wir sahen also einen Patienten in einem deutlich reduzierten Allgemein- und Ernährungszustand, mit starken Zeichen der Entzündung im Mund-Hals-Bereich, einem mäßig ausgeprägten Lymphödem des Halses, fortgeschrittenem Muskelabbau in den Armen und Beinen, blasser Hautfarbe, herabgesetztem Flüssigkeitstonus in der Haut sowie ausgeprägter Mundtrockenheit. Die PEG-Einstichstelle war leicht entzündet und eitrig belegt.

Die von Herrn Müller wahrgenommenen und uns mitgeteilten Missempfindungen (Symptome) waren: brennende Schmerzen im Bereich des Mundes sowie ein dumpfes Schmerzgefühl außen am Hals, Spannungsgefühl dort, ausgeprägte Mundtrockenheit, Störungen des Geschmack- und Geruchssinns, Appetitlosigkeit mit leichter Übelkeit, große Tagesmüdigkeit, herabgesetzte Körperkraft, Schlafstörungen und Luftnot bei geringen Belastungen. Seine funktionalen Defizite waren: ausgeprägte Schluckstörungen (der gesunde Mensch schluckt unbewusst etwa tausend Mal am Tag und nutzt dazu etwa 50 unterschiedliche Muskeln sowie sechs Hirnnerven), mittelgradige Armhebeschwäche links, reduzierte Gehstrecke, Kraftlosigkeit von Armen sowie Beinen und erkennbare Tagesmüdigkeit durch beinahe ununterbrochenes Gähnen.

Daraus folgte, dass Edgar Müller selbst bei der Verrichtung einfacher Aktivitäten des täglichen Lebens bereits deutlich behindert war. Alles, was der Patient unternahm, erforderte besondere Anstrengungen und ging mit halber Geschwindigkeit von sich. Wegen seiner Schluckstörung in Kombination mit der Mundtrockenheit war er zur normalen Nahrungsaufnahme unfähig und bis auf Weiteres auf die Ernährung über seine PEG angewiesen. Die Behandlungsziele waren eindeutig: Linderung der Schmerzen und Schluckstörungen sowie Verringerung von Mundtrockenheit und Geschmackstörungen. Dabei spielt die Mundhygiene eine große Rolle. Sie unterliegt bei älteren Menschen gerade einer Neubewertung. Weil die Menschen immer länger leben und durch bessere Zahnpflege ihre eigenen Zähne eher erhalten als früher, kommt es im hohen Lebensalter oder nach Krankheiten wie bei Herrn Müller besonders auf optimale Zahnhygiene und Mundpflege an. Doch leider lässt die Feinmotorik älterer und kranker Menschen nach und viele können ihre Zahnbürste nicht mehr gut in der Hand halten. Auch der Besuch beim Zahnarzt leidet unter der zunehmenden Gebrechlichkeit. Hinzu kommt die lästige Mundtrockenheit aufgrund geringerer Trinkmenge und der vielen Medikamente. Speichel ist ein natürlicher Schutzfaktor für die Zähne. Geht er verloren, bleibt das Essen länger an den Zähnen haften. Das begünstigt Karies und Zahnfleischentzündungen. Alte Zähne sind besonders betroffen, denn hier liegen Zahnhälse und Wurzeln oft frei. Nicht immer löst das Schmerzen aus. So nehmen die Patienten das Problem nicht wahr und Keime gelangen aus der Mundhöhle in die Lunge.

Auch die Verbreitung der Zahnfleischentzündung (Parodontitis) hat in Deutschland deutlich zugenommen und die eingeleiteten Therapien verfehlen ihre Wirkung. Mehr als die Hälfte aller Erwachsenen mittleren Alters in Deutschland, also mindestens fünf Millionen Menschen, sind betroffen. Bei den Senioren sind es zwei von drei (noch einmal fünf Millionen). Dabei geht nur jeder zweite Erwachsene regelmäßig zur Vorsorge, wie Autoren des Reports der Barmer Ersatzkasse herausfanden. Ein Drittel der Behandelten verliert innerhalb von vier Jahren Zähne (Mundgesundheitsstudie

2017). Kontrollen würden zu selten eingehalten und Behandlungen nicht angegangen.

In der Zahnmedizin zählte bislang eher die Erfahrung als wissenschaftlicher Beleg. Erst in jüngster Zeit haben Untersuchungen durch die Cochrane Collaboration (ein internationales Netzwerk von Wissenschaftlern, www.chochrane.de) nachgewiesen, dass zur guten Mundhygiene Zahnpasta mit Fluorid, Silikate oder Schlemmkreide und Schaumbildner gegen Zahnbelag gehören. Einiges spräche für die „Fege-Technik", bei der weiche Borsten schräg zum Zahnfleisch angesetzt werden (laut Stefan Zimmer, Universität Witten-Herdecke, Leiter der Abteilung für Zahnerhaltung und Präventive Zahnmedizin). Die kompliziertere Rütteltechnik nach Charles Bass sei für viele nicht lange genug zuverlässig umzusetzen. Die Putzzeit sollte drei Minuten nicht unterschreiten. Der Nutzen von Zahnseide ist im Gegensatz zur professionellen Zahnreinigung nicht gesichert.

Bei Edgar Müller musste dringend der Appetit angeregt werden. Durch angemessen hohe Kalorienzufuhr und unter Berücksichtigung der Eiweißzufuhr sollten das Körpergewicht erhöht und durch gezieltes Krafttraining die Muskelmasse vermehrt werden. Dadurch steigerte man seine allgemeine körperliche Leistungsfähigkeit und wirkte zugleich der Müdigkeit am Tage entgegen. Auch die Hilfe beim Umgang mit erforderlichen Hilfsmitteln zu Hause stand auf dem Programm sowie der Erwerb von Kenntnissen und Fähigkeiten zur selbstständigen Versorgung. Herr Müller erhielt einen auf seine Bedürfnisse abgestimmten Ernährungsplan. Danach ließ er täglich drei Beutel mit *„High Energy"*-Sondenkost jeweils über zwei Stunden über seine PEG einlaufen. Das sollte er möglichst morgens von 7 bis 9 Uhr, mittags von 12 bis 14 und abends von 18 bis 20 Uhr tun. In der Zwischenzeit erfolgten die Anwendungen. Ein Milliliter einer solchen Kost enthält anderthalb Kilokalorien, die normale nur eine. Somit erhielt Herr Müller 2.250 Kcal am Tag und konnte langsam zunehmen.

Des Weiteren stand das Schlucktraining im Vordergrund. Die Schwierigkeit bestand darin, dass sein Hals nach der Bestrahlung noch so angeschwollen war, dass man mit der logopädischen Therapie noch gar nicht beginnen konnte. Lymphdrainagen, eine verringerte Trinkmenge und das Hochstellen des Kopfendes beim Schlafen sorgten dafür, dass die Strukturen innen und außen abschwollen. Gelingt das nicht schnell genug, ist die Gabe von Dexamethason (ein Cortison-Präparat) für ein paar Tage ratsam. Dadurch schwellen die Ödeme rascher ab und das Schlucktraining wird erleichtert. Am Anfang waren wir nicht sicher, ob Herr Müller sich nicht doch verschlucken würde. Deswegen führte die zuständige Logopädin in Gegenwart des HNO-Arztes einen Schluckversuch mit Götterspeise durch. Sie sahen sich den Vorgang anschließend über einen Videofilm gemeinsam an. Herr Müller war in gewisser Weise privilegiert, denn laut Heil- und Hilfsmittelreport 2013, der aktuellsten Auswertung zum Zeitpunkt der Verfassung des Textes, bekamen nicht einmal ein Viertel aller Patienten mit der Diagnose Dysphagie (Schluckstörung) eine logopädische Behandlung verordnet. Dazu kommt eine hohe Dunkelziffer an Patienten, bei denen die Schluckstörung übersehen wird. Das Tagesprogramm von Herrn Müller war also gut ausgefüllt.

Wie hatte er das alles psychisch verkraftet? Wir hatten den Eindruck, dass Herr Müller es im Wesentlichen mit sich selbst ausmachte. Er hatte niemanden an seiner Seite und wirkte in sich gekehrt, zugleich aber ansprechbar und emotional zugewandt. Er war ein einfach strukturierter Mann und hatte nach allem, was wir erfahren konnten, im Leben sicher viele negativen Erfahrungen gemacht, nicht nur mit Ärzten. Sonderlich viel Zeit, sich mit der Biografie eines Rehabilitationspatienten zu beschäftigen, hat man bei der Vielzahl der Menschen nicht und doch gelingt es viel besser als in der Akutklinik, wo der Durchsatz mit Patienten noch viel höher ist. Vor allem die Therapeuten lernen die Patienten gut kennen, weil sie teilweise mehrere Stunden mit ihnen verbringen. Aus diesem Grund ist es wichtig, sich in den Teambesprechungen über den Patienten auszutauschen.

Der genaue Blick hinter die Kulissen eines Menschen macht die Rehabilitationsmedizin besonders interessant. Durch die vergleichsweise kurze Verweildauer im Krankenhaus steigen in den Rehakliniken allerdings auch der Aufwand für Pflege, Wundversorgung sowie die Ausgaben für Arzneimittel (Deutsches Ärzteblatt, 2007, Nr. 104 [14], S. A923–926). Herr Müller erschien motiviert und nahm die empfohlenen Anwendungen regelmäßig wahr. In der zweiten Woche kam der Durchbruch. Durch Opioide wurden die Schmerzen gut eingestellt, das Feuchtigkeitsgel für die Mundschleimhäute verrichtete seinen Dienst, Beweglichkeit und Kraft der Zunge besserten sich. Für die Übungen der Zungenkraft verwenden wir seit Neuestem ein Gerät, das die von der Zunge gegen den Gaumen erbrachte Kraft misst und sie den Patienten optisch zum Ausdruck bringt. Ampelfarben zeigen im Sinne eines Bio-Feedback-Verfahrens, welche Fortschritte sie machen. Das motiviert noch einmal zusätzlich. Endlich gelang es, den ersten Teelöffel Götterspeise herunterzuschlucken. Darauf konnte man aufbauen. Götterspeise ist entweder rot oder grün. Sie besteht zu fast 100 Prozent aus Wasser und ist ungefährlich, wenn sich Patienten verschlucken sollten. Würde Milch in die Lunge gelangen, käme es zu einer Lungenentzündung. Herrn Müller entließen wir nach vier Wochen in deutlich gebessertem Zustand und zwei Kilogramm schwerer nach Hause.

Das war ein mehr als zufriedenstellendes Ergebnis, wenn man bedenkt, in welchem Zustand wir ihn bei uns aufgenommen hatten. Zwei Kilo Gewichtszunahme klingen nach wenig, doch sie machen für den Patienten einen großen Unterschied aus. Eine Trendwende zu erreichen, ist auch psychologisch wichtig. Die ersten wenigen Kilogramm an zugenommener Muskelmasse bringen dem Patienten besonders viel an Lebensqualität. Man muss mit der Zunahme von Muskelmasse geduldig sein. Logopädische und physiotherapeutische Erfolge bei gleichzeitiger Gewichtszunahme begründen die Verlängerung des Aufenthaltes um eine auf vier Wochen. Die Kosten dafür werden von allen Kostenträgern übernommen.

Immer wieder entdecken wir während des Reha-Aufenthaltes Tumorrückfälle, auch Rezidive genannt. Das stellt uns vor Herausforderungen. Wie teilt man einem Patienten seinen Verdacht mit, der sich als geheilt betrachtete? Welche Zusatzuntersuchungen veranlasst man wann und wo, und welche Auswirkungen haben diese auf den Rehabilitationsverlauf? Durch die Eingangsuntersuchungen erheben wir bei jedem Patienten den Status quo. Wir müssen wissen, welche Strukturdefekte und Funktionsbeeinträchtigungen im Einzelnen vorliegen und was wir dem Patienten an Behandlungen zumuten können. Erhebt man einen verdächtigen Befund, ist eine Probeentnahme zumeist erforderlich, um Gewissheit über die Bösartigkeit zu erlangen. Für die Besprechung des Ergebnisses beraumen wir einen separaten Termin an, berufen uns auf die zuvor geäußerten Beschwerden, bevor wir dem Patienten unseren Verdacht ruhig und nicht ohne Mitgefühl mitteilen. Ob der Aufenthalt abgebrochen werden sollte, wenn der Patient gerade gute Fortschritte beim Schlucken macht, ist jeweils Ermessenssache und hängt unter anderem von der Prognose ab. Die Frage ist, ob eine unmittelbar in die Wege geleitete Behandlung für den Patienten langfristig deutlich bessere Ergebnisse bringt. Es sind Einzelfallentscheidungen, die wir gewissenhaft und einvernehmlich zu treffen versuchen.

Sicht der Gesellschaft auf Menschen mit „Behinderung"

Herr Müller und Herr Petersen sind von ihrem Tumorleiden befreit worden. Mit etwas Glück werden sie trotz der verbleibenden Einschränkungen ihre normale Lebenserwartung erreichen können. Auch Menschen, die mit einer Einschränkung zur Welt kommen, erreichen heute oft ein normales Lebensalter oder Unfallopfer, die früher ihr Leben verloren hätten. Das rückt die gesundheitliche Versorgung von Menschen mit geistigen und körperlichen Beeinträchtigungen zunehmend ins Blickfeld. Sie sind *„die größte Minderheit der Welt"*. Ihre Zahl übersteigt bereits die Bevölkerungszahl Chinas. In den USA lebt jeder Fünfte mit Beeinträchtigungen, in Europa sind es gut 15 Prozent.

Auch die Zahl Schwerbeeinträchtigter ist in den letzten Jahren gestiegen und betrifft in Deutschland etwa jeden elften Bundesbürger. Davon werden 83 Prozent durch Erkrankungen und zwei Prozent durch eine Berufskrankheit oder einen Unfall verursacht. Gut vier Prozent liegen von Geburt an vor. Hier entfallen zwei Drittel auf körperliche Schäden. Die höchste Quote von Menschen mit Einschränkungen wird für die über 80-Jährigen mit 34 Prozent angegeben (Statistisches Bundesamt, www.destatis.de).

Weltweit kalkuliert man den Anteil der Menschen über 15 Jahre mit Beeinträchtigungen auf 16 bis 19 Prozent. Von diesen haben zwischen zwei und vier Prozent deutliche Probleme und gelten als schwerbehindert (WHO, World Report on Disability, www.who.int/disabilities/world_report/2011).

Obwohl also die Anzahl von Menschen mit Beeinträchtigungen überall sehr hoch ist, ist deren Image noch immer verbesserungswürdig. Gerade kürzlich haben zum Beispiel die öffentlich-rechtlichen Sender in diesem Land damit gedroht, ihre Berichterstattung über die olympischen Sportarten zu reduzieren, insbesondere die der Paralympics. Zu dieser Entscheidung passt, dass der umstrittene IOC-Präsident Thomas Bach der Eröffnungs- wie auch der Abschlussfeier der Paralympics 2016 fernblieb. So etwas gab es noch nie! Das ist eine Weise, Anstrengungen wie die von Niko Kappel, der mit seiner Achrondroplasie bei 1,40 Meter Körpergröße in Rio im Kugelstoßen Deutschen Rekord stieß und damit Gold gewann, zu ignorieren. Dank seiner Stuttgarter Trainingsgruppe, in der Inklusion gelebte Wirklichkeit ist, und seiner optimistischen Art alle mitzureißen, erreichte er wie unzählige andere im Behindertensport seine Erfolge (Frankfurter Allgemeine Sonntagszeitung Nr. 51, 2017). Als Gast etlicher Talkshows ist seine Lebensgeschichte und Lebensgrundhaltung bereits recht bekannt geworden.

IOC („*International Olympic Committee*") und IPC („*International Paralympics Committee*", www.paralympic.org) müssten viel enger zusammenarbeiten, um die Werte des Sports zu leben und Reformen gemeinsam umzusetzen.

Der Deutsche Behindertensportverband (*DBS*, www.dbs-ev.de) zeigt sich wegen des möglichen mangelnden öffentlichen Interesses besorgt: „*Wir wollen unbedingt verhindern, dass unsere Athletinnen und Athleten Opfer eines Milliarden-Deals werden und ihnen die öffentliche Aufmerksamkeit, die sie sich täglich erarbeiten und verdienen, ausgerechnet bei ihrem sportlichen Highlight alle zwei beziehungsweise alle vier Jahre entzogen oder verringert wird*", so ihr Präsident Friedhelm Beucher.

Der DBS ist der Dachverband für Sport von Menschen mit Behinderung und Nationales Paralympisches Komitee (*NPC*, www.dbsnpc.de) für Deutschland. Er wurde 1951 gegründet und hat über 600.000 Mitglieder. 24.000 lizensierte Fachübungsleiter arbeiten in 6.000 Vereinen. Fast die Hälfte der im DBS organisierten Sportler ist über 60 Jahre alt.

Immerhin ist es ein Fortschritt, Menschen mit schwerer Behinderung vonseiten des Staates überhaupt anzuerkennen. Diese Sichtweise gab es nicht immer. Wie kam es dazu? 1946 gab die Weltgesundheitsorganisation die Richtung vor. Fortan war Gesundheit nicht mehr allein das Fehlen von Krankheit und Behinderung, sondern ein Zustand vollkommenen körperlichen, geistig-seelischen und sozialen Wohlbefindens (*„a state of complete physical, mental and social well-being"*). Die Überlegung war, die Position der Patienten zu stärken, indem der medizinischen Diagnose von Krankheiten durch die Ärzte das subjektive Erleben der Patienten gegenübergestellt wurde. Kein Arzt fühlte sich früher für das komplette Wohlbefinden seiner Patienten verantwortlich. Stattdessen erwartete man von ihm bestimmte Leiden zu lindern, Leben zu retten und Krankheiten zu beseitigen. Doch das Leid der Menschen nahm mit dem Fortschritt der Medizin keineswegs ab. Zivilisationserscheinungen wie Kreuz- und Rückenschmerzen, innere Unruhe, Reizbarkeit und Grübelei, Müdigkeit, Mattigkeit, Druck- und Völlegefühl und vieles andere sind geblieben oder sogar hinzugekommen. In dem Maße, in dem wir auf unser Wohlbefinden achten, steigen offenbar Störungen der Befindlichkeit.

So schätzt die Deutsche Rheumaliga die Zahl der an Rückenschmerzen Leidenden auf über 35 Millionen, die Deutsche Gesellschaft für Schlafforschung und Schlafmedizin meint 20 Millionen Bundesbürger hätten pathologische Schlafstörungen, die Deutsche Hochdruckliga hält die Anzahl der zu behandelnden Hypertoniker mit 16 Millionen für eher untertrieben, die Gastro-Liga schätzt die Reizdarm-Patienten auf zehn Millionen und das Kompetenzzentrum für Depression meint, es gäbe mindestens vier, eher acht Millionen Depressive. Hinzu kommen 27 Millionen Allergiker. Die Gesamtzahl einer bereits im Spiegel 2003 veröffentlichten Liste aufgezählter Prävalenzraten für 81 Millionen Deutsche addierte sich schon damals auf über 230 Millionen. Der Psychiater Klaus Dörner spricht von der *„Gesundheitsfalle"*, der man sich aussetzt, wenn man wegen jeder Befindlichkeitsstörung zum Arzt rennt, aber irgendwie keine wirkliche Krankheit diagnostiziert bekommt. Ärzte, die nach Ansicht des Philosophen Peter Sloterdijk *„die Definitionsmacht über die Gemüter, über das Vorliegen oder das Nichtvorliegen von Krankheiten"* besitzen und *„die Macht des Befundes haben, ein Publikum in Klienten umzuwandeln"*, sollten einen breiten Diskussions- und Reflexionsprozess anstoßen, mit dem Ziel einer Rückbesinnung auf die wesentlichen Aufgaben und deren Umsetzung unter den veränderten Lebensbedingungen in der heutigen Gesellschaft. Wir sollten der Verbreitung von Illusionen über die Erreichung paradiesischer Lebensbedingungen einen Riegel vorschieben und öffentlich feststellen, dass ein Leben in permanentem Wohlbefinden nicht nur nicht möglich, sondern auch wenig erstrebenswert ist. Es ist schon erstaunlich, mit welcher Erwartungshaltung manche Patienten heute einen Arzt aufsuchen und sofortige und uneingeschränkte Zuwendung fordern (Michael de Ridder, Tagesspiegel, Nr. 22963, 2016).

Es hat wohl auch mit unserer Besessenheit zu tun, unsere Energie für Wachstum und eigenes Fortkommen aufzubringen, und es gehört zu unserer Verlogenheit, diejenigen zu bestrafen, die diese Lebensphilosophie nicht teilen. Bei dem französischen Philosophen Michel Foucault kann man erfahren, wie sich unser Sinn fürs Profitable schon damals mit dem Gespür für Außenseiter verbunden hat (*„Psychologie und Geisteskrankheit"*, Suhrkamp Verlag, 1968). Derjenige, der draußen stand, musste schon immer weg, damit der Weg frei war für die anderen. Im elisabethanischen England entstanden *„workhouses"* und in Frankreich die *„Hopitaux Généreaux"* als Verwahrungsanstalten, wohinein die Außenseiter, Ruhestörer und die geistig Beeinträchtigten einfach weggesperrt wurden. Erschreckenderweise konnte es damals jeden Abweichler treffen wie Behinderte, Alte, chronisch Kranke, alleinerziehende Mütter, Syphilitiker, Verrückte und Diebe. Was sie alle vereinte, war ihre Arbeitsschwäche. Noch bis 1954 findet sich der Begriff des Krüppels in deutschen Gesetzen und noch heute vermisst man neben barrierefreien Anlagen allerorten vor allem eine herzliche öffentliche Einstellung, sich Menschen mit Einschränkungen wie selbstverständlich zu öffnen. Der weltbekannte und durch den Konsum von Contergan während der Schwangerschaft seiner Mutter körperlich eingeschränkte Sänger Thomas Quasthoff offenbarte, dass ein Pfarrer seinem Vater sogar noch in den 60er-Jahren die Frage gestellt hatte: *Stimmt es, dass du einen Krüppel zum Sohn hast?*", worauf dieser entgegnete, er habe keinen Krüppel zum Sohn, sondern einen körperbehinderten Sohn (Tagesspiegel, Nr. 22248, 2014). Was für eine Frage durch einen Kirchenrepräsentanten in einem Land, in dem gut 20 Jahre zuvor Behinderte vergiftet, vergast und gequält wurden!

Wir würden zu gerne glauben, von alledem sei nichts mehr spürbar und auch der Antisemitismus oder die Fremdenfeindlichkeit allgemein gehörten der Vergangenheit an – mitnichten. Noch heute schämt man sich in den Dörfern Deutschlands seines Kindes mit Down-Syndrom und Rechtsradikalismus sowie Populismus blühen ungebremst. Es ist noch gar nicht lange her, da gehörte Gewalt zum Alltag katholischer Behindertenheime. Das Leben damals, so eine vom Caritasverband 2016 veröffentlichte Studie über das Schicksal von 30.000 bis 50.000 beeinträchtigten Kindern und Jugendlichen in katholischen Heimen zwischen 1949–1975, sei von Isolation, Unterordnung und Gewalt geprägt gewesen. Nonnen hatten Gürtel in der Hand, die sie zum Prügeln benutzten, bis ihnen die Luft ausging. Minderjährige wurden ans Bett gefesselt und bekamen das Essen entzogen, wurden eingeschlossen und teilweise sexuell missbraucht. Die Diagnosen *Schwachsinn*" oder *Idiotie*" wurden bei Verhaltensauffälligen vorschnell gestellt und jeder Vierte wusste gar nicht, warum er im Heim gelandet war. Die Empfehlung zur Unterbringung kam meist vom örtlichen Pfarrer. Endlich gibt es nun einen Entschädigungsfonds für behinderte Heimkinder. Es ist kaum zu glauben, aber er kam sechs Jahre zu spät. Der 2010 eingerichtete Fonds betraf nämlich zunächst lediglich Nichtbehinderte. Diskriminierung und Ausgrenzung überleben bis in die heutige Zeit.

Es wird bei uns zu leicht ungemütlich, wenn man die Dinge beim Namen nennt. Doch es sind nichts anderes als die Bilder in unserem

Kopf, die uns den makellosen Körper und den aufgeklärten Geist suggerieren. Sie erzählen davon, dass der „Behinderte" ein Problem hat, abnormal ist. Kein Wunder, dass eine deutlich zu große Erleichterung eintrat, als sich vor ein paar Jahren die im Sprechen und Denken beeinträchtigte und bereits erwähnte Sportreporterin nach langer Rehabilitation wieder fast fehlerfrei öffentlich präsentierte – wobei sie in einer Fernsehshow vorgeführt wurde und sie unbeholfen, aber mit voller Lebenslust ihrem Liebsten vor laufender Kamera einen Heiratsantrag gemacht hatte. Den ergriffenen Zuschauern fiel es schwer, ihre Tränen zurückzuhalten. Das Demütigende war hier, wie so oft, die Überführung der Behinderten in ein Opferdasein. Dadurch verfestigen wir ihre Unterlegenheit. Das „Krüppelchen" aber lebt ausschließlich in unserem Kopf und es will unsere Nettigkeit aus Rührung nicht geschenkt.

Wörter tragen keine feste Bedeutung in sich; sie nehmen stets die Bedeutung der Sache an, für die sie verwendet werden. So verändern sich Tenor und Inhalt. Nicht anders bei den harmlosen Euphemismen unserer Tage. Die Bezeichnung „I-Kind" für eines, das trotz seiner Defizite in den normalen Unterricht integriert ist, wird an Schulen längst gleichbedeutend mit „behindert" gebraucht. Weit davon entfernt das Kind etwa sprachlich zu integrieren, wird es gleich noch einmal ausgegrenzt: durch die im verschleiernden Ausdruck mitschwingende Vermutung, eine brutale Wahrheit dürfe nicht ausgesprochen werden. Das ist meiner Meinung nach nichts anderes als Heuchelei.

Mit der Forderung über den Menschen mit Beeinträchtigung zu sprechen, als sei er dem Nichtbeeinträchtigten gleichgestellt, über den Homosexuellen, als hätte er die gleichen gesellschaftlich akzeptierten Rechte, über den Sohn des Arbeiters, als habe er den Sohn des Akademikers überflügelt, befinden wir uns in der Gefahr anzunehmen, dass die Benennung und Akzeptanz der Unterschiedlichkeit ein Affront gegen die von allen Seiten proklamierte Gleichheit sei.

Doch Gleichheit ist nichts anderes als ein Ideal – und damit irreal. Schicksal dagegen, Herkunft, Beeinträchtigung, Geschlecht und sexuelle Präferenz sind Produzenten von Ungleichheit. Ihnen Wirksamkeit zuzugestehen, hieße für viele, vor diesen Verhältnissen zu kapitulieren. Deswegen dürfen wir Gleichheit nicht als etwas behandeln, das mühsam errungen werden muss. Das würde die Ungleichheit ja nur bestätigen. Vielmehr geht es um Chancengleichheit, also die Schaffung von Möglichkeiten, aus jedem das Beste zu machen. Vergleiche zu anderen sind hinderlich und verführen leicht.

Die Heuchelei besteht auch darin, Gleichheit als etwas bereits Verfestigtes zu behandeln oder als etwas, das mit dem simplen Trick der Sprachmacht oder per Gesetzestrick jederzeit hergestellt werden kann. Das ist das Grundübel der Heuchelei, dass sie in Wahrheit die Waffen vor den Verhältnissen streckt und so tut, als habe sie das Tugendideal schon gewonnen. Thomas Quasthoff wies in seinem Tagesspiegel-Interview übrigens auch auf ein paar lächerliche Klischees hin, mit denen beeinträchtigte Menschen immer noch zurechtkommen müssen, etwa ein besonders Beeinträchtigter müsse leiden oder traurig sein, schwierig oder gar verbittert. Zugleich stelle ich fest, dass über Menschen mit Einschränkungen in den Medien neuerdings fast nur noch positiv berichtet wird.

> „Behinderte" sind ganz normale Menschen – mit ihren Stärken und Schwächen, Vorzügen und Fehlern.

Menschen mit Fluchterfahrung haben übrigens besonders häufig einen Bedarf an tertiärpräventiver Versorgung und benötigen daher einen besseren Zugang zu unseren Versorgungsstrukturen. Dass sie zunächst von Reha-Leistungen ausgeschlossen sind, birgt die Gefahr der Chronifizierung von Erkrankungen und behindert die Integration (Deutsches Ärzteblatt, 2017, Nr. 114 [5], S. C193–194).

> Informationen und Kontakte für Geflüchtete mit Behinderung sind: Deutschkurse für Hörlose (www.unerhoert-berlin.de oder

Tel. 030/51067080), für Blinde (www.sfz-sehzentrum.de oder
Tel. 030/32667590), für Behinderte
(www.evangelisches-johannesstift.de oder Tel. 030/33609438).
Beratung: Mina – Leben in Vielfalt e. V. (www.mina-berlin.eu oder
Tel. 030/25796959), Fachstelle für behinderte Flüchtlinge
(www.bzsl.de oder Tel. 030/44054424) und Berliner Netzwerk für
besonders schutzbedürftige Flüchtlinge
(www.migrationsdienste.org oder Tel. 030/30390657).

Eine Beziehung auf Augenhöhe mit beeinträchtigten Menschen erscheint für viele von uns noch immer schwierig. Vor diesem Hintergrund mag der Slogan *„Es ist normal, anders zu sein"* eine Hilfestellung sein, auch wenn ich ihn nicht mag; denn was nicht normal ist, also regelhaft und häufig vorkommt, das ist nun mal die Ausnahme. Man kann sich aber darum bemühen, die Ausnahme wie selbstverständlich zu akzeptieren, man kann jedoch nicht die Ausnahme zur Regel oder zur Normalität erklären. Diese semantischen Unterschiede sollten letztlich zweitrangig sein. Doch wenn das Nicht-Normale plötzlich im Schulunterricht als normal deklariert wird, können Heranwachsende das eine nicht mehr vom anderen unterscheiden und später differenziert bewerten. Wie sollen Kinder eine normale Sexualität lernen, wenn ihnen Sonderformen als vollkommen normal dargelegt werden? Vor allem kommt es auf den gegenseitigen Respekt der Menschen untereinander an – ganz und gar unabhängig davon, wer sie sind, woher sie kommen und was sie vollbringen. Körperlich oder geistig beeinträchtigte Menschen besitzen genauso vielfältige Charaktereigenschaften wie Nichtbehinderte. Es gibt Menschenfreunde und Miesmacher, „Stinkstiefel" wie Angepasste, Gefällige wie Optimisten. Vielleicht sind die Eigenschaften beim ein oder anderen mit Beeinträchtigung etwas ausgeprägter, um in dieser Welt des ständigen Wettbewerbs besser durchzukommen; aber auch das ist bei Nichtbeeinträchtigten letztlich nicht viel anders. Unter „Behinderten" gibt es wie bei „Nichtbehinderten" die Leisen und die Verschwiegenen wie auch die Polterer, die Falschen und die Fiesen, nicht zuletzt die Kümmerer um andere. Es sind also beileibe nicht nur die besonderen Begabungen derjenigen mit Einschränkung, wodurch Schulklassen bereichert werden, sondern die alltäglichen Eigenschaften, die jedes Kind mitbringt, das in eine neue Schulklasse, in eine neue Kindergartengruppe oder in einen neuen Sportverein kommt. Dann können Freundschaften entstehen, müssen aber nicht.

Eltern von Kindern mit Einschränkung haben das Recht, ihr Kind in eine Grundschule zu schicken, nicht die Pflicht. Es wird auch weiterhin Förderschulen geben (müssen) – nur, dass diese dann immer weniger werden und damit schlechter erreichbar werden, wenn immer mehr von ihnen abgeschafft werden. Wie so oft in unserer Gesellschaft verkommt eine begrüßenswerte Neuerung schnell zu einer Art Heilslehre, in der die Welt in Schwarz und Weiß unterteilt wird. Es ist eine Herausforderung, Andersartigkeit zu benennen und doch zu versuchen, sie als gegeben hinzunehmen und das Beste daraus zu machen. Menschen mit Beeinträchtigungen in die Gesellschaft so hineinzubringen, dass ihre Einschränkung als selbstverständlicher Auftrag verstanden wird, ohne falsches Mitgefühl. Alles zu tun, um miteinander zu schaffen, was möglich ist, anstatt mit der Brechstange alles schaffen zu wollen, auch das, was nicht möglich ist.

Menschen sind verschieden. Der Sport zeigt es. Es gibt Schnell-Läufer und Langsam-Läufer. Soll man den Langsamen gute Noten geben, um ihnen nicht wehzutun? Sie gegeneinander laufen zu lassen, wird allgemein akzeptiert, obwohl doch gerade im Sport deutlich wird, wie unterschiedlich Mutter Natur uns Menschen ausgestattet hat. Da wird der faule Schnell-Läufer, dem seine Schnelligkeit in die Wiege gelegt wurde, auch heute noch, im Jahr 2017, besser bewertet als der fleißig trainierende Langsam-Läufer. Eine grausame Gepflogenheit. Und warum soll ein in seiner geistigen Leistung eingeschränktes Kind nicht schneller laufen können als ein nicht eingeschränktes? Soll man sie doch gegeneinander laufen lassen. Warum kann ein körperlich gehandicaptes Kind kein Abitur machen können? Überlegenswert erscheinen mir Daten zu den Folgen der Abschaffung von Förderschulen. Ein Versuch an Hamburger Schulen hat vor 20 Jahren ergeben, dass die Leistungen aller Kinder, nicht nur der inkludierten, bei konsequenter Inklusion schlechter wurden. Die Forschungsergebnisse zur Inklusion sind leider alles andere als eindeutig. Die Entscheidung zur Inklusion und die Art und Weise ihrer Umsetzung bleibt ein einziger großer Feldversuch.

In meiner jetzigen Heimatstadt jedenfalls haben Lehrer und Eltern aller Paderborner Gymnasien (und nicht nur dort) der Inklusion in der geplanten Form eine Absage erteilt. Abgesehen von grundsätzlichen Problemen und Widersprüchen bei ihrer Einführung in das dreigliedrige Schulsystem lägen weder die personellen noch die räumlichen Voraussetzungen vor. Die Inklusion sei pädagogisch nicht zu verantworten. Der Lernerfolg der Kinder, die am Gymnasium das Abitur anstrebten, wäre gefährdet ebenso wie der Erfolg für diejenigen mit sonderpädagogischem Unterstützungsbedarf. In einem Positionspapier heißt es für Inklusionsschüler, es sei fraglich, ob das *System Gymnasium das richtige ist*". Zeitgleich hat der Verband für Sonderpädagogik mit seinen 2.000 Mitgliedern in einem Brandbrief massive Kritik an der Umsetzung des gemeinsamen Unterrichts von behinderten und nichtbehinderten Schülern in Nordrhein-Westfalen geübt (www.verband-sonderpädagogik.de).

Insgesamt ist der Inklusionsanteil seit dem Schuljahr 2008/2009 von 18 auf 31 Prozent im Jahr 2013/2014 gestiegen (Bertelsmann-Stiftung). Das liegt vor allem an der höheren Zahl von Kindern, bei denen ein sonderpädagogischer Förderbedarf diagnostiziert wird. Der Anteil der gesondert unterrichteten Schüler, die Exklusionsquote, hat sich kaum verringert und liegt weiterhin bei unter fünf Prozent. Je höher die Bildungsstufe, desto geringer sind die Chancen auf Inklusion (Stellungnahme Kultusministerkonferenz 2015). Inklusion findet also hauptsächlich in Kitas, Grund-, Haupt- und Gesamtschulen statt. Damit ist Deutschland (bei erheblichen Unterschieden unter den Bundesländern) von einem inklusiven Bildungssystem weit entfernt (Bertelsmann-Stiftung).

Man kann die Inklusion durchaus als eine weitere Inszenierung im deutschen Bildungstheater bezeichnen. Ohne Probe, ohne Testlauf wurde es auf die Bühnen unserer Kindergärten und Schulen geholt. Lehrer besaßen keine Erfahrung, die Räumlichkeiten waren nicht entsprechend ausgestattet und vieles war nicht vorbereitet. Mehr als vier von fünf Lehrern hatten keine Ausbildung im Fach Inklusion, kaum die Hälfte verfügte über sonderpädagogische Erfahrungen. Viele gaben an, sie hätten nur wenige Wochen Zeit gehabt, sich auf inklusives Lernen vorzubereiten, praktisch alle sprachen sich für eine Doppelbesetzung aus Lehrern und Sonderpädagogen in gemeinsamen Lerngruppen aus.

Über 70 Prozent aller Schüler mit besonderem Förderungsbedarf besuchen in Bremen eine Regelschule. Unabhängig davon, ob gesund oder behindert, begabt oder entwicklungsverzögert, ruhig oder verhaltensauffällig. Das schafft kein anderes Land und ist kaum zu übertreffen. Und doch gibt es mitunter das Gefühl der Nichtbehinderten durch die Inklusion zurückzufallen, weil man eben doch nicht immer gut zusammen lernen könne. Wenn Wunsch auf Wirklichkeit trifft, folgen nicht selten Enttäuschung, Mobbing, Überforderung, Verzweiflung.

Andererseits haben viele Lehrer Lust, Zeit mit ihren Schülern zu verbringen, die über den Unterricht hinausgeht. Auch viele Kinder freuen sich und sind die Ersten, wenn es beispielsweise darum geht, zwei Flüchtlingskinder mit bei sich in der Klasse aufzunehmen. Auch das Studentenwerk hat sich des Themas angenommen. 185.000 Studierende, acht Prozent von allen, haben eine Beeinträchtigung oder chronische Erkrankung. In 60 Prozent der Fälle wirkt sich diese stark oder sehr stark auf das Studium aus. Nur jeder Vierte nutzt jedoch ein entsprechendes Hilfsangebot der Hochschule. Jeder Zweite will nicht, dass seine Beeinträchtigung bekannt wird, viele beantragen deswegen keinen Nachteilsausgleich. 94 Prozent der Studenten sieht man ihre Einschränkung oder chronische Krankheit auf den ersten Blick nicht an. Viele fühlen sich an einer deutschen Universität alleingelassen.

> Das Handbuch „*Studium und Behinderung*" erhält man unter www.studentenwerke.de/handbuch-studium-behinderung.

Die Weltgesundheitsorganisation hat 2001 auch dazu etwas Entscheidendes bemerkt.

> Behinderung sei nicht die Eigenschaft eines einzelnen Menschen, sondern das *„Ergebnis einer negativen Wechselwirkung zwischen einer Person mit einem Gesundheitsproblem und ihren Kontextfaktoren."*

Kontextfaktoren sind Umweltfaktoren und personenbezogene Faktoren, die sich auf die Gesundheit positiv (Förderfaktoren) oder negativ (Barrieren) auswirken können. Wir sollten uns also von unseren eigenen Projektionen verabschieden, die darüber entscheiden, was behindert und was nicht, was als glückliches Leben gilt und was nicht.

> Deshalb: Niemand ist behindert, man wird behindert.

In Berlin sitzen zum Beispiel 60.000 Menschen im Rollstuhl. Mehr als 150.000 nutzen einen Rollator, eine überaus nützliche Erfindung für Gehbehinderte. Hierzu ein paar Anmerkungen: Seit dem Altertum gab es zur Unterstützung des Gangbildes lediglich den Gehstock, bis die wegen ihrer Polioerkrankung gelähmte Schwedin Aina Wifalk 1978 die fahrbare Gehhilfe erfand und über den schwedischen Entwicklungsfonds durch eine Firma den ersten Prototyp eines Rollators anfertigen ließ: mit Metallstangen, vier Vollgummireifen, von denen die beiden vorderen beweglich gelagert sind, mit in der Höhe verstellbaren Handgriffen, einer Feststellbremse, einem harten, schmalen Sitz zum Ausruhen und einem am Gestell eingehängten, abnehmbaren Korb sowie, für die Nutzung zu Hause, einem kleinen Tablett. Heute ist der Rollator anerkanntes Hilfsmittel der gesetzlichen Krankenkassen und es gibt ihn von 80 Herstellern weltweit und in über 200 Variationen mit diversem Zubehör. Jeder, der ihn benötigt und verschrieben bekommt, erhält ihn.

Zurück zu Berlin und seinen Tücken: Jeder, der in seiner Mobilität beeinträchtigt ist, betrachtet seine Stadt mit anderen Augen. Wo ist die nächste Rolltreppe, wie erreiche ich den Aufzug? Man quält sich hierzulande mit seiner Gehhilfe in die Busse und verdammt diejenigen, die Hilfsmittel für Behinderte mutwillig zerstören oder sich einen Spaß daraus machen, sie absichtlich lahmzulegen. Oder ist enttäuscht von den Ankündigungen, die Verkehrspolitiker gerne machen, etwa als sie den Ringbahnsteig Ostkreuz in Berlin eröffneten, aber schmählich versagten, als es um vernünftige Übergänge und Aufzüge ging. Noch immer mühen sich Radfahrer, Mütter mit Kinderwagen und alte Leute die Treppen rauf und runter – und nicht nur an diesem Bahnhof. Jeder zehnte Berliner ist auf Barrierefreiheit angewiesen. Die heutigen Mobilitätsdienste, die Gehbehinderten etwa helfen, ihren Arzt zu erreichen, sind ein guter Anfang. Doch sie müssen ausgebaut werden.

> 2030 werden 270.000 Berliner über 80 Jahre alt sein.

Selbst wenn man beim Arzt angekommen ist, erwarten einen dort unter Umständen Barrieren. Der 2011 vorgestellte „Nationale Aktionsplan" über die Rechte von Menschen mit Behinderung bezieht auch niedergelassene Ärzte und Psychotherapeuten ein (http://daebl.de/ZL23). Wichtig sei, dass es nicht nur um die Beseitigung von sichtbaren Barrieren geht, sondern auch um Verhaltensregeln, wie das bewusst deutliche Sprechen, schrittweises, langsames Erklären von Untersuchungsbefunden und das Verdeutlichen von Zusammenhängen mittels Bildern. Experten der Kassenärztlichen Vereinigung empfehlen Kollegen einen *„bewussten Rundgang durch die Praxis"* (u. U. mit einem behinderten Patienten und externen Therapeuten), um die Orientierung für Blinde und stark seh- und hörgeschädigte Menschen zu vereinfachen. Barrierefreiheit ist aber nicht nur mechanisch zu verstehen. Die Untersuchungsbedingungen für im Gehen beeinträchtigte und auf einen Rollstuhl angewiesene Frauen sind in gynäkologischen Praxen durchaus nicht immer geeignet und die Patientinnen dürfen bei vollem Wartezimmer bei den Angestellten nicht auf Ablehnung stoßen. Ende 2013 lebten nach Angaben des Statistischen Bundesamtes über 3,5 Millionen schwerbehinderte Frauen in Deutschland, zwei Drittel davon mit körperlichen Einschränkungen. Zugleich gibt es bundesweit nur eine Handvoll Spezialambulanzen, in denen Frauen mit Querschnittslähmung, Spastik, multipler Sklerose und ähnlichen Beeinträchtigungen neben Vorsorgeuntersuchungen an Brust und Unterleib auch Beratung zu Verhütungsfragen, bei Kinderwunsch sowie Hilfe bei gynäkologischen Erkrankungen erhalten. Dort findet man neben Liftern, die Frauen auf die Untersuchungsliege heben, und Stühlen in besonders großen Untersuchungsräumen vor allem eine wohlwollende und positive Einstellung in den Köpfen. Dem größeren Aufwand steht allerdings keine bessere Vergütung gegenüber, was auf ein anderes Thema lenkt.

Auch Kinder mit Down-Syndrom spüren das System, weil sie nur von bestimmten Kinderärzten betreut werden. Der Mehraufwand für Beratung und Behandlung erscheint vielen Kollegen einfach zu hoch. Oder das Thema Sexualität bei Menschen mit Einschränkungen: Das ist für viele Betreuer und Ärzte ein Tabu. So herrscht zum Beispiel die falsche Vorstellung vor, wenn die Mutter behindert ist, müsse es das Kind auch werden und daraus folgend, man sei verantwortungslos, wenn man Kinder in die Welt setze und etwa nicht verhüte, so Gerlinde Debus, vom Amper-Klinikum in Dachau, seit 2007 Leiterin einer Spezialeinrichtung für beeinträchtigte Patientinnen.

Nach Ansicht der Vereinten Nationen sollten bei uns in Deutschland *„sofortige, wirksame und geeignete Maßnahmen ergriffen werden, um den vollen und gleichberechtigten Genuss aller Menschenrechte und Grundfreiheiten durch alle Menschen mit Behinderungen zu gewährleisten."*

Deutlicher lässt sich das nicht sagen. Seit dem 26. März 2009 ist die UN-Behindertenrechtskonvention in Deutschland geltendes Recht. Für Deutschland verhandelt hatte damals übrigens Theresia Degener, Juristin und Professorin, die 1961 ohne Arme und Hände geboren wurde. Sie setzt sich schon lange für die Rechte von Menschen mit Beeinträchtigungen ein und hat auf jede Kritik gegen die Inklusion eine passende Antwort. Sie proklamiert ein Ende der Segregation. *„Jede Veränderung eines falschen Systems kostet. Ob der Bundestag nach Berlin zieht oder wir auf Ökostrom umstellen"*, sagt sie. Die Trennung normaler von Sonder- und Förderschulen sei viel teurer und die meisten behinderten Kinder ihrer Meinung nach zum Nulltarif inkludierbar. Besonders hat sich Theresia Degener neben dem Artikel 2 (er berührt das Recht auf Leben) der Konvention für den Artikel 6 eingesetzt. Er betrifft die Rechte „behinderter" Frauen. Es ist ihr Verdienst, dass in der Konvention die Mehrfachdiskriminierung erstmals erwähnt wird. Behinderte Frauen sind nämlich besonders häufig Opfer sexualisierter Gewalt.

Akutmedizin und Rehabilitation – Ergänzung oder Widerspruch?

Wenn normale Menschen an die Aufgaben der Medizin denken, verbinden sie damit zumeist rettende Eingriffe und die akute Hilfe bei Erkrankungen. Dieser Blickwinkel wäre beschränkt. Zur Medizin gehört genauso gut die Betreuung von Müttern und gesunden Neugeborenen, die Vorbeugung und Früherkennung von Leiden, die Linderung chronischer Beschwerden, die Sterbebegleitung sowie die Rehabilitation. Letztere setzt sich mit den Krankheitsfolgestörungen auseinander. Das Wortungetüm bedarf der Erläuterung. Gehen wir zurück zu unserem Patienten Holger Petersen. Eines Tages fiel ihm seine Heiserkeit auf. Der Hausarzt ging dem Symptom auf den Grund, untersuchte ihn und erhob einen Befund (eine von einer Rötung umgebene weißliche Erhebung). Eine Gewebeprobe brachte die Diagnose: Holger Petersen litt an Kehlkopfkrebs. Sämtliche medizinische Diagnosen sind in der ICD *(„Internationale Klassifikation für Krankheiten")* gelistet. Sie dient dem Gesundheitssystem in erster Linie als Abrechnungsgrundlage. Für die Therapie der Krankheit „Larynxkarzinom" gibt es von der Kasse eine „Pauschale". Mit der Entfernung des Kehlkopfs ist der Fall dann für die behandelnden „Akutärzte" und die Kasse abgeschlossen. Symptome, Befunde, Diagnosen und deren Therapie sind nach dem Verständnis der meisten

Akteure „Akutmedizin". Die Krankheit wurde entdeckt und man hatte sie behandelt. Für Herrn Petersen ging die Krankheitsgeschichte natürlich weiter. Ihr Ende wäre ein Armutszeugnis für jedes Gesundheitswesen. Die Kehlkopfentfernung hatte Herrn Petersen schließlich sprechunfähig gemacht. Dieser Schaden oder Strukturdefekt war Folge der Krankheit, genau genommen Folge der Operation. Schädigungen oder Strukturdefekte werden im Englischen als *impairment* bezeichnet. Die sich daraus ergebenden Funktionsstörungen, hier Störungen des Sprechens, sind *disabilities*. Durch logopädische Einzeltherapie wollte Herr Petersen wieder in seinen Beruf zurück, denn er war ja erheblich beeinträchtigt (er besaß ein *handicap*). Strukturdefekte, Funktionsstörungen und Beeinträchtigungen der Teilhabe als Folge einer Krankheit unterteilt und gliedert man systematisch in der *Internationalen Klassifikation von Funktionsstörungen, Beeinträchtigung und Gesundheit* (ICF), im Englischen „International Classification of Functioning, Disability and Health".

Die *ICF* hat sich mit ihrem mehrdimensionalen Ansatz bislang vor allem im Bereich der Rehabilitation als Grundlage für die Planung rehabilitativer, pflegerischer und therapeutischer Maßnahmen bewährt (*„Rehabilitation, Physikalische Medizin und Naturheilverfahren"*, hrsg. von Ch. Gutenbrunner und J.-J. Glaesener, Springer Medizin Verlag, 2007), kann jedoch auch im Bereich der Akutmedizin eingesetzt werden (www.bar-frankfurt.de/fileadmin/dateiliste/publikationen/icf-praxisleitfaeden/downloads/ICF3.pdf). Sie bildet die Grundlage für die Arbeit in der Rehabilitation. Man stellt die *ICF* heute gleichberechtigt und logisch schlüssig der *ICD* aus der Akutmedizin gegenüber. Nur beides zusammen wird dem Kranken gerecht. Durch die *ICF* soll der Aspekt der Teilhabe und die Rolle der durch die Krankheitsfolgestörungen beeinträchtigten Personen in der Gesellschaft zum Ausdruck gebracht und berücksichtigt werden. Sie soll dazu dienen, dass sich die Gesellschaft als Ganzes auf die Menschen mit Beeinträchtigung zubewegt. Alle modernen Definitionen des Begriffs der Rehabilitation basieren heute auf dem Krankheitsfolgemodell der *ICF*, deren Entwicklung durch die Weltgesundheitsorganisation 1980 angestoßen wurde. Für das Verständnis des Konzepts *ICF* ist der Begriff der *„funktionalen Gesundheit"* wichtig.

Danach gilt eine Person als funktional gesund, wenn vor ihrem Lebenshintergrund (Konzept der *„Kontextfaktoren"*) ihre körperlichen Funktionen (einschließlich des geistigen und seelischen Bereichs) und ihre Körperstrukturen allgemein anerkannten Normen entsprechen (Konzept der Körperfunktionen und -strukturen), sie all das tut oder tun kann, was von einem Menschen ohne Gesundheitsproblem erwartet wird (Konzept der Aktivitäten), und sie ihr Dasein in allen wichtigen Lebensbereichen in der Weise und in dem Umfang entfalten kann, wie es von einem Menschen ohne Beeinträchtigung erwartet werden kann (Konzept der Teilhabe an Lebensbereichen).

Mit dem Begriff der funktionalen Gesundheit verlässt man also die rein biomedizinische Betrachtungsweise. Dort werden ja manchmal Diagnosen gestellt und behandelt, ohne dass der Patient in seiner funktionalen Gesundheit überhaupt beeinträchtigt ist. Ein Patient mit erhöhten Blutfettwerten etwa, die er ja normalerweise nicht spüren kann, erhält eine Tablette. Er ist in seiner Teilhabe nirgendwo beeinträchtigt. Eine Betrachtung der Medizin richtet sich also auf die Erkrankung, die andere auf den Menschen in seiner Lebenswirklichkeit. Er ist in der Letzteren handelndes Objekt, das als gleichberechtigt in die Gesellschaft und Umwelt (Teilhabe) einbezogen wird. Diese Sichtweise ist für die Rehabilitation von zentraler Bedeutung. Dementsprechend wird die *ICF* durch die Bezeichnung als *„biopsychosoziales Modell"* aussagefähiger und wirklichkeitsnäher. Damit bleibt es eine politische und eine medizinische Aufgabe dafür zu sorgen, dass die Rahmenbedingungen für Menschen mit Einschränkungen entsprechend ausgestaltet werden. Man spricht von Kontextfaktoren.

Kontextfaktoren sind fördernde Maßnahmen, um Hindernissen entgegenzuwirken (Aufzüge in Bahnhöfen für Gehbehinderte, sogar

Kreuzfahrtschiffe sind heute danach ausgelegt) oder Barrieren, die zu vermeiden sind (hohe Bürgersteige).

Trotz der Unterteilung der Medizin in Akut- und Reha-Medizin gibt es Überlappungen. Der Bereich der „Frührehabilitation" ist dafür ein Beispiel. Patienten mit erheblichem Pflegebedarf, wie Samuel Koch oder Michael Schumacher, wurden nach ihrem Unfall zunächst in einem Akutkrankenhaus intensiv betreut, bevor man sie in einer geeigneten rehabilitativen Einrichtung versorgte, als ihr Pflegebedarf abnahm. Mit der „Fast-track-Rehabilitation" versucht man heute, die Rekonvaleszenz (abdominal-, gefäß- und thorax-chirurgisch) versorgter Patienten zu verkürzen, indem interdisziplinäre Konzepte multimodal eingesetzt werden (Deutsches Ärzteblatt, 2005, Nr. 102 [21], S. A1514–1520). Und der Begriff der „Prähabilitation" umschreibt nun sogar die Vorbereitung des Patienten auf akutmedizinische Eingriffe mit dem Ziel, die Phase der anschließenden Rehabilitation möglichst kurz zu halten. Sport- und Bewegungstherapie sind dann unter Umständen sogar im Krankenhaus gefragt, um durch dosierte Reize Muskulatur und Herz-Kreislauf-System zu aktivieren und den Bewegungsapparat und die körpereigene Abwehr zu unterstützen. Das kostet natürlich Zeit und widerspricht dem Ansinnen, möglichst kurze Verweildauern zu erzielen. „Prähabilitation" konterkariert potenziell Konzepte, bei denen Patienten einen Tag vor der Operation stationär aufgenommen werden. Doch das ist falsch gedacht. Eine gute Operationsvorbereitung kann Kosten senken. Erste systematische Untersuchungen zeigen das. Prähabilitation (mitunter mit „e" geschrieben) dient also als Vorbeugung der Rehabilitation, womit gesagt ist, dass man es mit den Begriffen und Konzepten auch übertreiben kann (Deutsches Ärzteblatt, 2017, Nr. 114 [22–23], S. C914–915).

Das Zusammenspiel zwischen den Folgen der Akutmedizin und der Lebenswirklichkeit des Patienten ist immer komplex. Man kann aber feststellen, dass die Rehabilitation einen Teil der verloren gegangenen „Akutmedizin" der Moderne mit ihren kurzen Verweildauern und der Fokussierung auf die Erkrankung wieder ausgleichen kann, um dem Menschen im Patienten gerecht zu werden. Damit hebt sie sich von der Welt der Laborwerte und molekularbiologischen Erkenntnisse ab. Wahrlich *„personalisierte Medizin"* nenne ich also nicht die *„Präzisionsmedizin"*, nach der molekularbiologische Zelleigenschaften im Tumor eines Patienten zur Grundlage einer ganz individuellen, aber eben auch nur darauf ausgerichteten Therapie gemacht werden.

„Personalisierte Medizin" nenne ich die Gebiete der Rehabilitationsmedizin und der Palliativmedizin.

Man darf ja nicht vergessen, dass Probleme, die in der *„Leonardo-Welt"* (Jürgen Mittelstraß, *„Schöne neue Leonardo-Welt: Philosophische Betrachtungen"*. Berlin University Press, 2013) entstehen, auch nur dort gelöst werden können. Andersherum: Das Vertrauen in die Technik kann nur durch die Werkzeuge aus dieser Welt repariert werden. Für die Sorgen und Nöte des Patienten ist in dieser Welt dann keine Zeit mehr.

Für mehr Akzeptanz von „Defiziten"

Neben der ehemaligen strafrechtlichen Bedeutung des Wortes „Rehabilitation", die das verschwiegene Gefühl wachhält, „Behinderung" sei ein sozial deklassierendes Ereignis, beschert uns auch die Geschichte der Rehabilitation Erkenntnisse, wodurch ihr Image so „unglücklich" negativ geworden ist. Es hat sowohl mit der erwähnten Unfähigkeit zu arbeiten zu tun wie auch mit der Verknüpfung an den Krieg, der in unserer Gesellschaft zumindest in der jüngeren Vergangenheit eher ein Tabuthema war. In den USA befinden sich versehrte Veteranen seit jeher in einer Art Heldenstatus. Das spätlateinische Wort *„Rehabilitatio"* jedenfalls wurde 1439 im Generalkapitel des Zisterzienserordens mit dem Inhalt der Wiedereinsetzung in die volle Rechtsstellung innerhalb der Gemeinschaft verwandt.

In der französischen Verfassung von 1793 heißt es in Artikel 21:
„Die öffentliche Unterstützung ist eine heilige Schuld. Die Gesellschaft schuldet ihren unglücklichen Bürgern ihren Unterhalt, sei es, dass sie ihnen Arbeit beschafft, sei es, dass sie denen, welche zu arbeiten außerstande sind, die Existenzmittel gewährt."

Neben der Gehörlosenpädagogik, die im 16. Jahrhundert in Spanien ihren Ausgang nahm, wurden die Bedürfnisse von Behinderten durch die Blindenpädagogik im 18. Jahrhundert in Paris vor allem durch Valentin Haüy eingeleitet. Ihr folgte die so bezeichnete *„Krüppelvorsorge"* durch Johann Nepomuk von Kurz 1833 in München und die Versorgung Kriegsversehrter, die in New York durch das Rote-Kreuz-Institut 1917 die prothetische Versorgung und berufliche Eingliederung Kriegs- und Zivilbeschädigter als Aufgabe verstand.

2009 schließlich trat die UN-Behindertenrechtskonvention in Deutschland in Kraft, in deren Artikel 26 von allen unterzeichnenden Staaten definierte Rehabilitationsdienste verlangt werden, *„um Menschen mit Behinderungen in die Lage zu versetzen, ein Höchstmaß an Unabhängigkeit, umfassende körperliche, geistige, soziale und berufliche Fähigkeiten sowie (...) die volle Teilhabe an allen Aspekten des Lebens zu erreichen und zu bewahren."*

Heute ist etwa jeder vierte Deutsche älter als 60 Jahre. Bis 2050 nimmt die Zahl der über 60-Jährigen von 20 Millionen um acht weitere zu. Nach Meinung der Kommission zur Weiterentwicklung der Sozialmedizin in der gesetzlichen Rentenversicherung werden künftig die Erwerbsbiografien von Menschen noch viel häufiger durch *„gebrochene Arbeitskonten"* charakterisiert, das heißt, der Arbeitsmarkt wird mehrfach im Leben eines Menschen eine berufliche Umorientierung und hohe Flexibilität erfordern. Daraus resultiert eine hohe Belastung für den Einzelnen. Eine Gesundheitspolitik, die das berücksichtigen wollte, müsste die Bereiche von Prävention, Akutmedizin, Rehabilitation, Nachsorge und Pflege viel besser miteinander verzahnen. Mit anderen Worten, die Akteure im Gesundheitswesen müssten enger und flexibler miteinander arbeiten. Doch was ist die Realität? Statt dass Behandlungsleistungen stärker als bisher aufeinander abgestimmt und miteinander verbunden werden, um ihre Effektivität und Effizienz zu steigern, arbeiten viele nebeneinander her und vor sich hin. Versorgungsstrukturen müssten sich mehr an den Bedürfnissen der Patienten orientieren, und nicht diese an den Versorgungsstrukturen.

2016 gab es in Deutschland 1.239 Rehabilitationskliniken mit 171.000 Betten (www.degemed.de). Die meisten von ihnen befinden sich in Baden-Württemberg und Bayern mit jeweils über 200. Insgesamt nehmen sie im Jahr rund zwei Millionen Patienten auf. Die häufigsten Erkrankungen, die zu einem Aufenthalt führen, sind Verschleißerkrankungen des Hüft- und Kniegelenks. Auf Platz drei folgt der Schlaganfall mit seinen Folgen. Er ist der häufigste Anlass für eine neurologische Rehabilitation. Mehr als die Hälfte aller Rehakliniken befinden sich in privater Trägerschaft, rund ein Viertel wird von gemeinnützigen Organisationen betrieben, ein Fünftel hat einen öffentlichen Träger. Während die privaten Träger Gewinne erwirtschaften dürfen, müssen die gemeinnützigen ihre Erträge in die Einrichtungen stecken, können also keine Dividende ausschütten.

Spezielle Rehabilitationen wie die von Samuel Koch und Michael Schumacher sind sehr kostenintensiv. So müssen Therapien bei einer Frührehabilitation mindestens an 300 Minuten am Tag verrichtet werden. Bei Schädel-Hirn-Verletzten unterscheidet man verschiedene Stufen: In Phase A (Frührehabilitation) geht es darum, strukturelle Schäden zu behandeln, also Hirnblutungen zu stoppen und Infektionen sowie Komplikationen zu bekämpfen. Zu diesem Zeitpunkt kann der Patient noch künstlich beatmet sein. Erst wenn er medizinisch stabil ist, beginnen die Therapeuten mit der Mobilisierung und Aktivierung, also etwa der Behandlung schwerer Lähmungen und Schluckstörungen. Frührehabilitation und Phase B gelten abrechnungstechnisch als „Akutmedizin" und daher als Krankenhausbehandlung. Im Anschluss daran, wenn der Patient zum Beispiel bei Bewusstsein ist und kommunizieren kann, wird er für die Phase C in eine darauf spezialisierte Rehaklinik verlegt, in der er möglichst aktiv an der Therapie teilnimmt und wieder lernen soll, seinen Alltag zu meistern.

Für die Phasen D und E muss der Patient nicht mehr in der Einrichtung verbleiben, sondern kann weitere Behandlungen zu Hause durchführen. Bei solchen Patienten kommt es immer wieder zu Problemen bei der Kostenübernahme. Sie werden wöchentlich neu eingestuft und erreichen bei Verbesserung ihres Zustandes demnach einen „Phasenwechsel". Während in der neurologischen Rehabilitation in Deutschland die Patienten im Durchschnitt 30,7 Tage stationär verbleiben, liegt der Durchschnitt über alle Reha-Verfahren (unabhängig von der Indikation) bei 25,5 Tagen.

Idealerweise beginnt das Konzept einer Rehabilitation bereits im Krankenhaus, wie wir gesehen haben. Man kann Patienten mit den Folgen der Krankheit und Behandlung dort frühzeitig vertraut machen und sie darauf einstellen, selber mit den Übungen zu beginnen. Nicht überall wird das beherzigt. Während es vor und nach Operationen üblich ist, die Patienten rasch wieder auf die Beine zu stellen, ist das in Bestrahlungseinrichtungen oder auf onkologischen Stationen noch immer nicht Usus. Nicht zuletzt deswegen durchläuft in Deutschland jeder dritte Krebspatient nach Erstbehandlung ein stationäres Reha-Verfahren. Gemessen an anderen onkologischen Erkrankungen machen besonders viele Brustkrebspatientinnen davon Gebrauch. Weil Brustkrebs sehr häufig ist, viele der Frauen noch arbeiten und es zu Einschränkungen in körperlicher, seelischer und sozialer Hinsicht kommen kann (Deutsches Ärzteblatt, 2014, Nr. 111, S. 537–544), bilden sie mit Abstand die größte Gruppe von Patienten.

Die meisten Lungenkrebspatienten bleiben nach ihrer Operation oder Bestrahlung zu Hause und durchlaufen keine Rehabilitation, obwohl ihr Wert unbestritten und in Untersuchungen belegt werden konnte (Support Care Cancer, 2015, Nr. 23, S. 3239–3247 und S3-Leitlinien zur *„Prävention, Diagnostik, Therapie und Nachsorge des Lungenkarzinoms"*, Thieme Verlag, 2011). Kopf-Hals-Patienten nehmen das Reha-Verfahren gerne an. Die Fähigkeiten zu essen, zu trinken und zu sprechen sind elementar wichtig und werden durch operative und strahlentherapeutische Verfahren teilweise erheblich beeinträchtigt. Aus diesem Grund ist der Stellenwert der Chirurgie in Hinblick auf die Spätfunktionalität genauer unter die Lupe genommen worden (www.journalonko.de und Journal Onkologie, 2012, Nr. 6, S. 311–328). Fazit der Untersuchung war, dass man Patienten nicht nur nach den Kriterien des bestmöglichen Ansprechens, sondern auch unter Berücksichtigung der Begleiterkrankungen und therapeutischen Folgen auswählen sollte.

Trotzdem kommt es immer wieder vor, dass die falschen Patienten zum falschen Zeitpunkt in die falsche Klinik gelangen. Das hat auch mit dem umständlichen Antrags- und Auswahlverfahren einer Klinik zu tun. Den Antrag für ein Rehabilitationsverfahren durften bis 2016 im Bereich der niedergelassenen Ärzte nur spezielle und dafür ausgebildete Kollegen stellen. Jetzt kann es wieder jeder. Damit landet der Antrag jedoch erst mal beim voraussichtlichen Kostenträger und nicht selten werden die Akten von dem einen zum anderen geschoben, bis endlich geregelt ist, wer für die Kosten des Verfahrens aufkommt. Dann identifiziert der Träger eine Klinik, wobei das Wahlrecht des Patienten Berücksichtigung finden sollte. Leider kennt der Patient zumeist nicht deren Schwerpunkte und Kompetenz und wählt eher nach der Lage aus (am beliebtesten sind das Meer oder die Berge). Er unterstellt, überall könne man alles gleich gut. Das ist aufgrund der Schwerpunktbildungen jedoch nicht der Fall. Schließlich wird mit der gefundenen Klinik Kontakt aufgenommen und ein Aufnahmetermin vereinbart. Bis dahin ist aber Zeit vergangen, in der dem Patienten keine Reha zukommt. Um dringende Folgestörungen schnell einer Reha zuzuführen, ist das sogenannte Direktverfahren geeigneter. Hierbei wird der Patient direkt aus der Akutklinik in die Einrichtung überwiesen. Die Anmeldung geht per Telefonat. Der Kostenträger wird später ermittelt. In Nordrhein-Westfalen wird bei Krebspatienten vermutlich Zeit eingespart, weil in Bochum alle Kostenträger unter einem Dach zusammenarbeiten (*„Arbeitsgemeinschaft für Krebsbekämpfung"*) und die Wege verkürzt sind.

Der Bundesverband Deutscher Privatkliniken zusammen mit dem Sozialverband *VdK* (er ist mit über 1,7 Millionen Mitgliedern der größte Sozialverband Deutschlands, www.vdk.de) und der

Deutschen Gesellschaft für Medizinische Rehabilitation (*DEGE-MED*, www.degemed.de) fordern ein Ende der Rationierung medizinischer Rehabilitationen. Sie befürchten, diejenigen, die Leistungen besonders dringend benötigen, würden sie nicht erhalten oder Patienten würden in eine falsche Einrichtung gelangen. Die Politik müsse dem demografischen Wandel Rechnung tragen, heißt es in der Stellungnahme, denn Rehabilitation könne ein vorzeitiges Ausscheiden aus dem Erwerbsleben verhindern.

Umgekehrt mag die Frage erlaubt sein, ob Mutter-Kind-Kuren ihren Zweck erfüllen. Sie sind eine weltweit einzigartige Leistung des Müttergenesungswerkes, das aus der Trümmerfrauenbewegung nach dem Krieg entstanden ist. Die Kur, die erst nach 1989 als gesetzlicher Anspruch verankert wurde, ist eine prophylaktische Maßnahme für Menschen, deren Gesundheit gefährdet ist. Zehntausende von Müttern nehmen sie jährlich in Anspruch. Mit drei Kindern gilt man automatisch als gefährdet. Entspannung ist das erklärte Ziel. Jede Frau ist für ihren Kurerfolg selbst verantwortlich. Weil immer mehr Väter in Zeiten von Burn-out und Stress diese Leistungen ebenso nachfragen, bezeichnet man sie heute als Eltern-Kind-Kuren. Sie sind auch weiterhin eine Maßnahme (stationäre Vorsorge und Rehabilitation), die im Zusammenhang mit dem Alltag von Müttern und Vätern stehen. Das sind heute vor allem psychische Beschwerden, Fragen der Rollenverteilung, der Vereinbarkeit mit den beruflichen Anforderungen, aber auch die Berücksichtigung eigener Bedürfnisse. Die Ablehnungsquote betrug 2015 durch die Kassen lediglich elf Prozent. Die Zahl schwankt über die Jahre zwischen 110.000 und 135.000, ihre Effektivität wurde in den vergangenen Jahren zwar bestätigt, doch Kontrolluntersuchungen liegen bei diesem Verfahren nicht vor. Nach vier Jahren kann man erneut einen Antrag stellen.

Während der Anteil der Älteren in Deutschland deutlich steigen wird, verringert sich die Zahl der 15- bis 64-Jährigen bis 2030 um sieben Prozent (ohne Berücksichtigung der Zuwanderung durch jüngere Menschen ausländischer Herkunft). Mit anderen Worten: Das Durchschnittsalter der Beschäftigten steigt. Noch 1998 waren weniger als 38 Prozent der 55- bis 64-Jährigen erwerbstätig, heute sind es rund 52 Prozent, Tendenz steigend. Ich fordere – wie andere auch – ein möglichst unkompliziert gestaltetes Verordnungsrecht der niedergelassenen Ärzte für Rehabilitationsleistungen (das hat sich durch den Wegfall von Formular 60 durch den Gesetzgeber 2017 gebessert) zulasten der Krankenkassen. Die Kombination des bürokratischen Verfahrens mit der *„fast regelhaften Verneinung"* durch den Medizinischen Dienst der Krankenkassen (siehe Stellungnahme der DEGEMED) führt dazu, dass kaum noch Reha-Anträge aus der niedergelassenen Praxis heraus gestellt werden. Das Positionspapier lässt sich unter www.aerzteblatt.de/132244a nachlesen.

Helga Luteroth – Gebärmutterkrebs und Fragen des Lebensstils

Bei Helga Luteroth zeigten sich die Folgen einer wahrscheinlich seit Kindheitstagen ungesunden Lebensweise in besonderer Form. Die Patientin war 1,60 Meter groß und 140 Kilogramm schwer. Ihr „BMI" betrug 36.

Dividiert man die Kilogrammzahl mit dem Quadrat der Körpergröße erhält man den Body Mass Index *(BMI)*. Normalgewicht bedeutet 18,5 < 25. Die Adipositas beginnt bei 30 (Grad I bis < 35, Grad II bis < 40, Grad III > 40, nach WHO, 2009). Starkes Untergewicht ist bei < 16.

Zur Fettsucht hinzu kamen eine Zuckerkrankheit, erhöhter Blutdruck und hohe Harnsäurespiegel im Blut. Mehr als jeder zweite Deutsche ist heute übergewichtig *(BMI > 25)* und jeder dritte leidet unter hohem Blutdruck (Deutsches Ärzteblatt, 2015, Nr. 112 [31]). Unsere 60-jährige Patientin Helga Luteroth wurde in den vergangenen Jahren zwei Mal an der Hüfte operiert. Ihre Kniegelenke waren ebenfalls verschlissen. Der Gebärmutterhalskrebs wurde durch humane Papilloma-Viren (HPV) hervorgerufen. Für die Erkenntnis, dass beides miteinander zu tun hat und damit die Grundlage für die

Entwicklung eines Impfstoffs darstellte, hat der Heidelberger Mediziner Harald zur Hausen 2008 den Nobelpreis für Medizin erhalten. Man kann sie seit dieser Zeit durch eine Impfung verhindern. Wird die Krankheit rechtzeitig erkannt, sind die Heilungschancen recht gut. Jedes Jahr erkranken in Deutschland über 5.000 Frauen an einem Cervixkarzinom. Über 1.500 sterben daran. Frau Luteroth hatte man zwar operiert, doch Blutdruck und Zucker entgleisten im Rahmen des stationären Aufenthaltes und die Schnittwunde wollte nicht zuheilen. Man verlegte sie mit einem „Platzbauch" zu uns in die Rehaklinik. Ziel war die Mobilisation der Patientin bei gleichzeitiger Versorgung der Wunde. Frau Luteroth war weder eine zurückhaltende noch eine bescheidene Person. Kaum angekommen stellte sie ihre Forderungen. Das Bett war zu schmal und das Zimmer erschien ihr zu klein. Also kümmerten sich Hausmeister und Schwestern um ein geeignetes Krankenbett für Übergewichtige.

Dann fiel meinen Mitarbeitern auf, dass sie weder den Stuhl noch den Urin halten konnte. Kleidungsstücke hatte die Patientin, die mit ihrem Bruder 300 Kilometer entfernt in einer Wohnung zusammenlebte, nicht ausreichend mitgebracht und so oblag es meinen Mitarbeitern der Patientin bei der Reinigung ihrer Wäsche zu helfen. Schließlich besorgte unsere Sozialarbeiterin Kleidungsstücke aus einer Altkleidersammlung für Bedürftige. Zwar erwies sich Frau Luteroth als motiviert und verließ Bett und Zimmer bei jeder Gelegenheit, doch die Ernährung gestaltete sich problematisch. Als sie dann endlich auf den Beinen war und mit den anderen Patienten gemeinsam ihr Frühstück einnehmen konnte, vertrat sie die Ansicht, es sei in Ordnung, den Speisesaal mit Brötchen, Früchten und anderen Lebensmitteln zu verlassen, die sie auf ihrem Rollator einsammelte und auf ihr Zimmer transportierte. Kurzum, wir hatten es mit einer sehr besonderen Patientin zu tun. War sie überhaupt rehabilitationsfähig?

Zur Rehabilitationsfähigkeit eines Patienten gehören neben der Motivation die körperlichen, geistigen und seelischen Voraussetzungen. Man muss sich in einer Klinik zurechtfinden können, mobil und bereit sein, sich den Gegebenheiten und damit auch der Hausordnung unterzuordnen. Es muss aber auch ein Reha-Potenzial geben. Man erwartet dabei eine gewisse Selbstständigkeit etwa bei der Körperpflege oder zumindest die Aussicht, sie in Kürze zu erlangen. Jede Woche kommen Patienten zu uns, die ihr Zimmer nicht verlassen können, weil sie so schwach sind, doch nach ein paar Tagen schaffen sie den Weg in den Speisesaal. Die ersten paar Tage erhalten sie das Essen auf ihr Zimmer gebracht und von den Pflegekräften die entsprechenden Hilfestellungen bei der Verrichtung der Dinge des täglichen Lebens. Medikamente werden unter Umständen gestellt und man hilft beim Blutdruckmessen.

Die Tätigkeit von Pflegekräften in der Rehabilitation weicht, bei allen Überschneidungen, vom Tätigkeitsbereich in der „Akutmedizin" qualitativ ab. So spielt die Grund- und Behandlungspflege eher eine untergeordnete Rolle, weil die meisten Patienten nicht bettlägerig sind. Das besondere Anforderungsprofil der Pflege in der Rehabilitation ist vielmehr per se an ganzheitlichen, teilhabeorientierten Pflegeerfordernissen ausgerichtetes Handeln. Die Mitarbeiter sind mehr im Team mit den anderen Berufsgruppen und teilen sich die Aufgaben mit ihnen. Der Kontakt zu den Patienten ist alltagsnäher und stärker lebensweltlich geprägt. Beratung, Schulung und Motivation als Aufgaben kommen hinzu, damit der Patient ein für eine eigenverantwortliche Lebensführung notwendiges Krankheitsverständnis erhält. Alltagskompetenzen sollen vermittelt werden, die Handlungsautonomie des Patienten hat Vorrang.

Der durch den Barthel-Index erhobene Grad der Pflegebedürftigkeit lässt erkennen, ob und wann die Patienten in der Lage sein werden, wieder selbstständig zu sein. Ich erläutere ihn weiter unten. Frau Luteroth war motiviert, wenn es darum ging, sich selbst Geltung zu verschaffen, doch sie nahm dabei wenig Rücksicht auf Mitpatienten und Personal. Durch ihre schroffe Art machte sie sich bei allen schnell unbeliebt. Sie hielt sich nicht an die Therapieempfehlungen und machte, was sie wollte. Ich ermahnte sie eindringlich, indem ich auf die körperlichen Probleme hinwies, und ermutigte sie, sich auf unsere Vorschläge einzulassen. Zugleich verwies ich auf die Hausordnung und auf die gegenseitige Rücksichtnahme, auf die wir im Haus nicht verzichten können. Ich gab ihr noch eine Chance und wir hatten Glück.

Dieser Fall zeigt zwei Punkte auf. Zum einen ist es in einer großen Klinik mit durchschnittlich 140 Patienten schwierig, allen Bedürfnissen gerecht zu werden. Zum anderen zeigten sich an Frau Luteroth die Grenzen der Medizin. Lebensstil und Veranlagung haben der Patientin stark zugesetzt. Uns steht es nicht an, ein Urteil über das Verhalten von Menschen abzugeben. In vielen Fällen werden die Grundlagen schließlich in einem Elternhaus gelegt, in dem eine gesunde Lebensführung keine Rolle spielt und wofür die Kinder natürlich nichts können. Zugleich tragen sie als Erwachsene für sich selbst trotzdem Verantwortung. Doch sie sind dann bereits in einem bestimmten Milieu gefangen und das Kind ist sozusagen längst in den Brunnen gefallen. Mehr als daran zu appellieren, es gar nicht erst dazu kommen zu lassen und bereits in Kindergarten und Schule verhaltenspräventive Ideale schmackhaft zu machen und Heranwachsende davon zu überzeugen, ist seitens uns Ärzte kaum möglich. Hingegen könnten Kinderärzte und Lehrer versuchen, noch mehr Einfluss auf die Eltern zu nehmen. Ihr Engagement sollte sich allerdings auch lohnen.

Der Bürgermeister von Oklahoma City hat es vor ein paar Jahren auf ganz originelle Weise geschafft, seine Stadt auf Diät zu setzen. Er klärte die Bewohner über Ernährung und Kalorienzahl auf. Ziel der Kampagne, die vor dem Elefantengehege des Zoologischen Gartens mit viel Tamtam begonnen wurde, war, dass die Stadt eine Million Pfund abnimmt, so viel wie hundert Elefanten auf die Waage bringen (www.thiscityisgoingonadiet.com). Zu dieser Aktion gibt es ein interessantes 16-minütiges YouTube-Video. In einer Woche registrierten sich 49.000 Bürger. Unternehmer schlossen sich an und starteten eigene Wettbewerbe. Turnhallen für Senioren und Schüler wurden gebaut sowie Gehwege und behindertengerechte Fußgängerübergänge errichtet. Nach vier Jahren war es geschafft. Das Beispiel hat Schule gemacht und die Stadt an Zulauf gewonnen.

Man kann offenbar durch geschickte Kampagnen auch im Erwachsenenalter noch an das Verantwortungsbewusstsein appellieren. Sind die Grundlagen allerdings ganz falsch gelegt, lassen sie sich nur schwer aushebeln. Zivilisationskrankheiten nehmen ihren Lauf. Dann springt bei uns die Hochleistungsmedizin ein, molekularbiologische Marker werden identifiziert, Hightech-Behandlungen mit medikamentenbeschichteten Drahtgeflechten durchgeführt und ein chronisch fortschreitender Prozess wird vorübergehend verbessert. Man praktiziert teure Medizin, während unter Umständen das ungesunde Leben weitergeht. Im Fall von Helga Luteroth hatte man die bösartige Gebärmutterveränderung nach den Regeln der Kunst entfernt. Das musste sein. Es kam zu Komplikationen bei einer kaum einsichtsfähigen Person, die in eine Rehaklinik geschickt wurde, die sie mit ihren Ansprüchen und Problemen fast auf den Kopf stellte.

Die Folgen eines selbstgewählten ungesunden Lebensstils in einer auf Konsum ausgerichteten Gesellschaft münden häufig in vermeidbaren Erkrankungen. Sie stellen unser Gesundheitssystem auf eine harte Probe. Die moderne Medizin erreicht zwar, über Jahrzehnte betrachtet, dass die Menschen immer älter werden. Doch wir leben nicht länger als Menschen anderer Kulturkreise mit einer für uns ungewohnten Lebensführung und mit viel weniger medizinischen Möglichkeiten. Es mangelt hierzulande an der verinnerlichten Haltung, bescheiden zu essen und zu trinken, und daran, auf die richtigen Nahrungsmittel zu setzen, Alkohol lediglich in Maßen zu konsumieren und sich regelmäßig zu bewegen. Das im Kern gute und finanziell hervorragend ausgestattete Gesundheitswesen krankt trotz seiner unbestreitbaren Qualitäten in vielerlei Hinsicht. Die moderne Medizin setzt aus meiner Sicht falsche Prioritäten und hinterlässt nicht nur unaufgeklärte Eltern, die ihre Kinder mit falscher Grundhaltung groß werden lassen, sondern unzählige ältere und überforderte Menschen mit zu vielen Medikamenten, deren Wechselwirkungen krank machen.

Wissenschaftler aus Bielefeld haben 2016 dazu festgestellt, dass viele Patienten sich in unserem Gesundheitswesen nicht zurechtfinden und mit Verhaltensempfehlungen überfordert sind. Die Sprache der Medizin sei nicht die Sprache der Menschen, hieß es. Ich füge hinzu: In vielen Bereichen erfüllt die Medizin in Deutschland auch nicht die Bedürfnisse der Patienten. Heidelberger Wissenschaftler haben zum Beispiel berechnet, dass bei fünf Medikamenten rein rechnerisch zehn, mit sieben 21 und bei zehn Medikamenten 45 Wechselwirkungen realistisch sind. Gegenwärtig erhalten zwei von fünf Deutschen über 65 Jahren mehr als vier Arznei-mittel (Arzneimittelverordnungsreport 2010). Das Wissenschaftli-che Institut der AOK fand heraus, dass jeder vierte Ältere fünf und mehr Medikamente einnimmt. Die Einnahmerate lag aber nur bei 50 Prozent. Die Nichteinnahme von verordneten Arzneimitteln führt zu häufigeren Arztbesuchen, längeren Behandlungszeiten, verzichtbaren Krankenhausaufenthalten sowie dem Verlust von Produktivität. Die Kosten fehlender Therapietreue schätzt man in Deutschland auf acht bis zehn Milliarden Euro (Deutsche Medizi-nische Wochenschrift 2011, Nr. 136, S. 1616–1621). Das hat auch mit den von Quartal zu Quartal unter Umständen wechselnden Farben und Formen der Tabletten zu tun. Eine amerikanische Un-tersuchung hat gezeigt, dass solche Veränderungen mit einem er-heblichen Risiko verminderter Einnahmetreue (Therapie-Persis-tenz) verbunden sind (Journal of the American Medical Associati-on [JAMA], 2008, Nr. 300, S. 2514).

Wie wir heute mit unserem Körper umgehen, stellt die Entwick-lungsgeschichte auf den Kopf. Über viele Tausend Jahre lebten unse-re Vorfahren im Zustand chronischen Hungers. Man riskierte Leib und Leben für seine Nahrung, war auf den Beinen und kannte keine Rauschmittel. Heute konterkarieren endemisch sich ausbreitende Fettsucht, Bewegungsmangel, Alkoholismus und Nikotinsucht alle Anstrengungen eines Gesundheitssystems.

Margret Chan, ehemalige Generaldirektorin der WHO, wies darauf hin: *„Es ist nicht mehr nur die Zigarettenindustrie. Gesundheitspolitik muss sich auch mit Big Food, Big Soda und Big Alcohol auseinander-setzen. Diese Industrien fürchten Regularien und schützen sich mit denselben Taktiken.“*

Die Lebensmittelindustrie bezahle Lobbyisten, gebe Versprechungen zur Selbstregulierung ab und drohe bei Anschuldigungen mit recht-lichen Schritten. Außerdem schaffe die von der Industrie finanzierte Forschung Verwirrung, indem sie Produkte gesünder darstelle, als sie es seien.

In einer Rehaklinik kann man viele Menschen erreichen. Das ist unsere Chance. Ich nutze sie und vermittele Informationen, wissend, dass ich nicht alle nachhaltig erreichen kann. Doch diese Chance ist besser als gar keine. Politiker und Marketingexperten nutzen neuerdings die von Richard Thaler und Cass Sunstein (*„Wie man kluge Entscheidungen anstößt“*) protegierte „Nudge“-Bewegung immer häufiger, um Verhaltensveränderungen in der Bevölkerung zu bewirken. Es ist eine Art weicher Paternalismus, durch den man seine Schäfchen dorthin lenkt, wo man annimmt, da möchten sie sowieso hin. Die Theorie: Man hat größere Erfolge mit Vorgaben und Vorhaben, wenn die Bürger den Sinn und ihre eigene Verantwortung erkennen. Wenn in Deutschland etwa ein Informationsblatt zur Energiewende oder ein Beipackzettel für ein zugelassenes Medikament herausgegeben wird, klopfen Juristen den Text mühselig auf mögliche Haftungsansprüche und Missverständnisse ab. Danach verstehen viele Bürger den Text nicht mehr. Auf diese Weise laufen gut gemeinte Projekte ins Leere und die Medikamente verschwinden in den Schubläden. Manche fordern deswegen sogar ein Verbot von Beipackzetteln. Dadurch könnte man vermutlich Tausende von Menschenleben retten (Frankfurter Allgemeine Sonntagszeitung, Nr. 37, 2014). Meine Erfahrung ist, dass man mit einer einfachen Sprache, mit klaren Symbolen, Anreizen statt Verboten und vor allem einer persönlichen Ansprache oft relativ weit kommt. Zugleich sollte man bedenken, dass eine ständige moralische Aufforderung, sich anders zu verhalten und seinen Lebensstil zu verändern, einer Entwertung des bisherigen Lebensstils gleichkommt. Das hat niemand gerne. Man reagiert mit Trotz und Protest.

Das Ehepaar Grotkopf kämpft gegen den Lungenkrebs

Die Lungenkrebserkrankung von Eugen Grotkopf hatte sich unmerklich angekündigt. Der Husten, den er durch seine Zigaretten gewohnt war, hatte sich in seinem Charakter etwas verändert, war bellender geworden. Auch seine Leistungsfähigkeit hatte, im Nachhinein betrachtet, in letzter Zeit etwas nachgelassen. Und so lässt sich, wenn alles vorüber ist, später fast immer alles erklären. Die Angaben, die Eugen Grotkopf seinem Hausarzt machte, waren ansonsten nicht zielführend. Vielleicht hatte er etwas an Gewicht verloren und würde nachts etwas mehr schwitzen. Das Ergebnis der Röntgenaufnahme brachte endlich Licht ins Dunkle und zugleich das Leben der Familie durcheinander. Auf der linken Seite sah man eine Raumforderung. Eine Computertomografie des Brustkorbes und eine Spiegelung der Luftwege (Bronchoskopie) mit Entnahme einer Gewebeprobe bestätigten den Befund. Der Lungenkrebs von Herrn Grotkopf hatte bereits die Lymphknoten befallen. Ängste und Sorgen befielen die Familie.

Über 17.000 Frauen und doppelt so viele Männer erkranken jedes Jahr an bösartigen Tumoren der Lunge. 2016 starben mehr als acht von zehn Patienten an diesem Leiden. Somit ist Lungenkrebs in Deutschland weiterhin mit Abstand die häufigste Krebstodesursache bei Männern und die dritthäufigste bei Frauen. Die Erkrankung verläuft nicht automatisch bösartiger als die anderer Organe, doch die Beschwerden sind unspezifisch und werden häufig von Patient und Arzt verkannt. Damit wird die Krankheit im Vergleich zu anderen später diagnostiziert. Aus diesem Grund sollten behandelte Patienten auch die Frühsignale eines Rückfalls kennen. Die Behandlung hängt von der Art der Krebszellen und dem Ausbreitungsgrad der Krankheit ab. Schnell wachsende kleinzellige Formen werden mit einer Chemotherapie oder Bestrahlung behandelt, nicht kleinzellige Tumoren möglichst chirurgisch entfernt, wenn die Krebszellen noch nicht im Körper gestreut haben. Neue Behandlungsverfahren (Thyrosinkinase-Hemmer als „kleine Moleküle") und Immunstimulantien sind in den letzten Jahren zur präzisen Behandlung fortgeschrittener Formen des Bronchialkarzinoms zugelassen worden. Sie können das Leben mit der Erkrankung teilweise ganz erheblich verlängern.

Nachdem die Diagnose feststand, berieten Hausarzt und Patient, wo die beste geeignete Klinik sein könnte. Dort sollte man ausreichend Erfahrung vorweisen können. Das ist ein wichtiges Prognosekriterium. Die Qualität der Behandlung bestimmter Erkrankungen ist davon abhängig, wie häufig und mit welcher Expertise man sie behandelt. Wo bestimmte Fälle immer wieder versorgt werden, besitzt man größere Erfahrungen und kann mit Komplikationen besser umgehen. Das gilt auch für die Qualität der Krebsbehandlung. Informationen zur Häufigkeit bestimmter Eingriffe müssen Krankenhäuser ins Netz und der Öffentlichkeit zur Verfügung stellen.

Der wichtigste Faktor der Heilungsprognose ist allerdings das Stadium der Erkrankung zum Zeitpunkt der Diagnose.

Natürlich sollte zwischen Diagnosestellung und Therapiebeginn möglichst wenig Zeit vergehen. Die Grotkopfs wollten jetzt nichts mehr dem Zufall überlassen. Sie informierten sich im Netz, sammelten Informationen über die behandelnde Klinik (Anzahl der durchgeführten Eingriffe, Wiederaufnahmerate nach Entlassung, Komplikationen) und besprachen alles mit ihrem Hausarzt. Die Ehefrau hatte zur Klinik ungefähr eine Dreiviertelstunde zu fahren. Ich finde, das ist eine zumutbare Zeit für eine Spezialklinik. Dort verfeinerte man die Untersuchungen und entschied sich angesichts des Stadiums der Erkrankung zunächst für eine kombinierte Strahlen-Chemotherapie. Sie zog sich über sechs Wochen hin. Dann erfolgte die Operation. Man entfernte über die vordere Seitenwand den linken Oberlappen und durch einen weiteren Schnitt ein zusätzliches Lungenstück zusammen mit benachbarten Lymphknoten. Leider kam es hierbei zu einer Lungenparenchymfistel, einer Verbindung der Lunge nach außen. In einen aufgeklebten Beutel liefen täglich etwa 200 Milliliter Flüssigkeit, was eine Nachoperation erforderte. Man verklebte die undichte Stelle und vernähte die klaffende innere Naht noch ein weiteres Mal. Dann kam der Patient erneut auf die Intensivstation.

An einem Junitag erreichte uns das Ehepaar. Herr Grotkopf fühlte sich schlapp, war am Tage sehr müde und er hatte Schmerzen an der Operationsstelle. Die Luft war sogar unter Ruhebedingungen knapp. Seine Muskeln hatten keine Kraft mehr. Er zeigte mir seine Beine. In den vergangenen drei Monaten habe er ungewollt über 20 Pfund an Gewicht verloren und der Appetit sei immer noch nicht da. Mit der Verdauung würde es hapern und richtig schlafen könne er nachts auch nicht. Schließlich müsse er drei Mal raus. Diese Konstellation von Symptomen und Funktionsstörungen entspricht in etwa der, was viele Lungenpatienten nach ihrer Behandlung beklagen. Nicht zu vergessen eine Gefühlsstörung in Füßen und Fingern, bis hin zur Taubheit infolge der Chemotherapie.

Ich untersuchte ihn. Abgesehen von der allgemeinen Blässe fiel mir seine abgebaute Muskulatur auf. Er sah krank aus. Wie er sich langsam erhob und auf der Untersuchungsliege platzierte, zeigte mir seine Einschränkungen. Bereits in Ruhe war die Atemfrequenz erhöht und das Luftholen fiel ihm schwer. Der Puls schlug unregelmäßig mit 110 Schlägen in der Minute (normal sind in Ruhe 60–90 Schläge). Die Empfindlichkeit der Fußsohlen und Handinnenflächen war deutlich herabgesetzt.

Medizinisch-technische Untersuchungen inklusive 6-Minuten-Gehtest bestätigten Symptome und Befunde. Dabei wird der Patient aufgefordert, auf einem langen Stationsflur sechs Minuten lang in einer flotten selbstgewählten Geschwindigkeit auf und ab zu gehen. Man misst die zurückgelegte Gehstrecke und vergleicht sie mit alterstypischen Werten. Der zu Beginn und nach Abschluss der Belastung aus dem Ohrläppchen bestimmte Sauerstoffgehalt im Blut ergab bei Herrn Grotkopf keinen zusätzlichen Sauerstoffbedarf. Er litt jedoch an einer Blutarmut. Sein Blut enthielt statt 13–15 nur 10 Gramm roten Blutfarbstoff, bezogen auf 100 ml.

Es gab also medizinische Gründe für sein schlechtes Befinden. Die Kombination aus eingeschränkter Lungenfunktion, unregelmäßigem schnellen Herzschlag und Blutarmut mahnt zur Vorsicht bei Belastungen. Früher hatte man die Patienten geschont und ihnen eine klassische Kur mit gutem Wasser, gefilterter Luft und kräftigendem Essen verordnet. Heute wissen wir, dass gezielte Übungen auf mehreren Ebenen die schnelle Regeneration fördern. In den meisten Fällen bekommt ein Patient noch genügend Sauerstoff, auch wenn man einen Lungenflügel entfernt hat. Trotzdem beklagen viele das Gefühl von Luftnot. Sie erklärt sich zumeist durch die Blutarmut oder die Herzbelastung. Statt durch zwei Lungen muss bei einem Lungenflügel die doppelte Menge Blut (fünf Liter in Ruhe) zur Aufnahme von Sauerstoff hindurchfließen. Der Widerstand für die rechte Herzhälfte steigt an. In Folge erhöht sich der Ruhepuls und das Herz schlägt bei manchen Menschen sogar unregelmäßig. Beides schwächt die Herzleistung. Blut wird weniger ökonomisch durch den Kreislauf gepumpt. Die Organe bekommen weniger Sauerstoff.

Sauerstoffmangel in den Organen führt neben dem Gefühl von Luftnot zu Abgeschlagenheit, Müdigkeit, Schwindel, Kältegefühl, Kraftlosigkeit, schweren Beinen und Störungen der Konzentration. Nur selten verabreichen wir Blutkonserven. Bei einer Blutarmut stehen zu wenige rote Blutkörperchen für den Transport der (ausreichend vorhandenen) Sauerstoffmoleküle bereit. Durch die Schwäche des Herzens werden sie weniger effektiv im Kreislauf verteilt. Das Gefühl der Luftnot zwingt die Patienten zur Schonung.

Bei der Atemtherapie geht es um die optimale Belüftung verbliebener und in der Operationshöhle neu arrangierter Lungenteile. Manche Patienten sind auf die Gabe von Sauerstoff (durch Konzentratoren oder als Flüssiggas) angewiesen. Einige nutzen ihn lediglich für unterwegs in Form kleinerer tragbarer Geräte, die der Atemluft ein paar Stunden lang Sauerstoff zusetzen. Damit richtig umzugehen und Atemtechniken zu erlernen, aber auch das Herz-Kreislauf-System zu trainieren, ist Aufgabe der pneumologisch ausgerichteten onkologischen Rehabilitation. Ihr Wert im Behandlungskonzept dieser Erkrankung ist unbestritten (Deutsche Medizinische Wochenschrift, 2007, Nr. 132, S. 508–512 und The New England Journal of Medicine, 2009, Nr. 360 [13], S. 1329–1335).

Das besondere Problem bei Eugen Grotkopf war das bereits vorgeschädigte Herz. Es schlug schnell und unregelmäßig und veranlasste uns, Arzneimittel dagegen zu verordnen. Die Appetitlosigkeit und das wunde Gefühl, wenn Nahrung die Speiseröhre passierte, führten wir auf die Bestrahlung zurück, deren Auswirkungen sich noch über Wochen hinstrecken können. Durch die Operation leiden manche Patienten unter Beschwerden im Oberbauch, weil sich die Atembeweglichkeit des Zwerchfells (der Muskel, durch den wir in Ruhe einatmen) verändert. Dagegen helfen häufige und kleine Mahlzeiten sowie gründliches Kauen. Auch das Bücken kann noch über längere Zeit Beschwerden bereiten. Die Flugtauglichkeit ist nach einer Lungenkrebsoperation bei den meisten Menschen nicht beeinträchtigt. Im Flugzeug wird der Sauerstoffdruck auf 2.000 Meter Höhe eingestellt. Eine Mindestleistung der Lungenfunktion ist dafür erforderlich.

Es ist von großer Bedeutung, die möglichen Komplikationen nach thorax-chirurgischen Eingriffen im Blick zu haben, und während des Reha-Aufenthaltes durch diagnostische und therapeutische Interventionen darauf zu reagieren. Zu ihnen gehören Ansammlungen von Flüssigkeit oder Luft zwischen Rippenfell und Lungenfell oder unter der Haut und in der Lunge, verzögerte Wundheilungen, Herzrhythmusstörungen bis hin zu Thrombosen, Embolien und Infarkten. Herr Grotkopf hatte nach der ersten Operation die bereits erwähnte Lungenparenchymfistel, aus der sich Flüssigkeit entleerte. In solchen Fällen wechseln wir den Beutel täglich und ziehen Schlauch oder Beutel bei nachlassenden Flüssigkeitsmengen. Das muss man richtig einschätzen und durchführen können. Nach einer Strahlenbehandlung kann es zur Entzündung des Lungengewebes kommen. Sie macht sich durch Husten, Schwitzneigung und erhöhte Körpertemperatur bemerkbar. Das ist oft die Zeit, in der die Patienten ein stationäres Reha-Verfahren antreten. Die Entzündung, Pneumonitis genannt, muss neben allgemeinen pflegerischen Maßnahmen durch Corticoide und Antibiotika behandelt werden.

Die Chemotherapie hinterließ bei Herrn Grotkopf vermutlich Störungen der Hirnleistung. Für sie erfanden Amerikaner den Begriff „Chemobrain". Es sind Konzentrations-, Denk- oder Merkfähigkeitsstörungen, das Gefühl, man sei in Zeit, Raum und mit seinen Gedanken nicht mehr gut beieinander. Dagegen helfen computergestützte Übungsprogramme, die wir unseren Patienten anbieten (Journal of Clinical Oncology, 2017, Nr. 35 [2], S. 217–225). Kognitive Dysfunktionen treten je nach Tumorart bei 16–75 Prozent aller Krebspatienten auf (Im Focus Onkologie, 2017, Nr. 20 [6], S. 34–37 und Journal of the National Cancer Institute, 2006, Nr. 98 [23], S. 1742–1745). Die Ursachen sind vielfältig und lassen sich teilweise durch bildtechnische Untersuchungsverfahren verifizieren. Für die Frage nach der beruflichen Wiedereingliederung spielt die Hirnleistung natürlich eine große Rolle. Standardtestungen erfordern einen recht hohen Arbeitsaufwand und die therapeutischen Möglichkeiten sind leider insgesamt doch begrenzt und hängen wesentlich von der psychischen Verfassung des Patienten ab (European Journal of Cancer, 2015, Nr. 51 [4], S. 437-450).

Unter bestimmten Umständen wird nach geglückter Operation eine Chemotherapie zur Sicherheit (adjuvant) durchgeführt. Man will damit das Rückfallrisiko senken und die Heilungsrate erhöhen. Sie macht Sinn, wenn bei Patienten – die in gutem allgemeinen Zustand und unter 70 Jahre alt sind – das Rückfallrisiko nach geglückter Operation etwa durch den Befall von Lymphknoten erhöht ist. Der individuelle Nutzen einer solchen Behandlung wird im Allgemeinen überschätzt und die Patienten werden zumeist nicht ausreichend über die Hintergründe und das Ziel informiert. Einigen wird vorgespielt, ihre Prognose hinge wesentlich von der Chemotherapie ab. Doch die wird entscheidend vom Stadium der Erkrankung und von der Qualität der Primärtherapie (in welcher Klinik die Operation stattfand) bestimmt. Eine günstige Heilungsprognose bei kleinem Primärtumor wird durch eine „Sicherheitschemotherapie" nur etwas günstiger und eine schlechte Prognose bei fortgeschrittener Erkrankung bleibt schlecht. Nicht wenige Patienten beklagen nach einer adjuvanten Chemotherapie Hirnleistungsstörungen und Missempfindungen (Taubheitsgefühl, Kribbeln, Ameisenlaufen, Kältesensationen) an Händen und Füßen. Bei Herrn Grotkopf war die Prognose leider ungünstig. Er konnte nicht sogleich operiert werden; es gab Komplikationen und Begleiterkrankungen. Die Chancen seiner Heilung lagen bei deutlich unter 50 Prozent. Lautet das Stadium IIIa, wie bei ihm, lebt nach fünf Jahren nur noch jeder siebte Patient.

Ich habe bei der Beschreibung der Krankheitsgeschichte von Herrn Grotkopf meine eigenen Worte verwendet. Die Sprache der Rehabilitationsmediziner klingt etwas anders. Durch sie verdeutlicht man den sozialrechtlichen Ansatz des Krankheitsfolgemodells. Das ist manchmal wichtig, um die Konsequenzen des Sozialrechts deutlich zu machen. Sie betreffen Kriterien der Leistungsgewährung für Menschen mit Behinderungen (Deutsches Ärzteblatt, 2005, Nr.

102 [23], S. A1654–1657). Aus Operationsfolgen werden Struktur-defekte und die Beschwerden sowie Funktionsstörungen unterteilt man in Beeinträchtigungen der Aktivitäten und Teilhabe vor dem Hintergrund der Kontextfaktoren. Es ist notwendig, neben der Behandlungsindikation auch die individuelle Lebenslage und personengebundenen Ressourcen (Kontextfaktoren) mit in die Entscheidung über die Gewährung einer Leistung einzubeziehen. Als Arzt sollte man diese Bereiche im Auge haben, denn sie prägen ja den Kranken: seine Beschwerden, die eingeschränkten körperlichen Funktionen, die Störungen der Hirnleistung sowie die psychosozialen Belastungen.

Gegen das abgeschwächte Geschmacksempfinden erhielt Eugen Grotkopf zwei Wochen lang Zinksulfat und gegen seine Appetitlosigkeit und Tagesmüdigkeit sieben Tage lang acht Milligramm Dexamethason morgens. Atemübungen in der Gruppe und als Einzeltherapie halfen ihm, die verbliebenen Lungenpartien optimal zu belüften. Unsere Physiotherapeuten sind Meister ihres Faches und verstehen es, die Patienten von der Wichtigkeit der ruhigen Atmung zu überzeugen und die richtige Atemtechnik zu lehren. Dadurch optimiert sich die Zwerchfellatmung, vermindert sich die Atemarbeit und erleichtert sich der Gasaustausch. Zur Verbesserung der Ausdauerleistungsfähigkeit erhalten die Patienten an fünf Tagen Ergometer-Training verordnet. Das Belastungsniveau wird von den Sporttherapeuten individuell angepasst. Eine exakte Dosierung der Belastungsintensität gewährleistet die Wirksamkeit des Trainings (Journal of Clinical Oncology, 2016, Nr. 34 [23], S. 2743–2749). Sofern die Ruheherzfrequenz unter 100 Schlägen pro Minute liegt, richtet sich der Belastungspuls nach dem Lebensalter.

Die Effektivität unseres Trainingsprogramms konnte durch das objektive Verfahren der Herzratenvariabilitätsanalyse belegt werden (TumorDiagnostik & Therapie, 2007, Nr. 28, S. 279–284). Terraintraining ergänzt das Ergometer-Training bei gutem Wetter. Schließlich führt die Wassergymnastik unter Anleitung in unserem 31 Grad warmen Bewegungsbad zur Kräftigung. Hierzu muss allerdings eine Leistungsfähigkeit von mindestens 50, am besten von 75 Watt vorliegen. Durch das Eintauchen des Körpers verschiebt sich das Blutvolumen in Richtung Herz und mutet dem Organ eine höhere Belastung zu. Zugleich ist das warme Wasser eine Wohltat für Knochen und Gelenke. Auch hier müssen wir diejenigen, die möchten, aber nicht können, von denen trennen, die möchten und können. Neben der Wassergymnastik unter Anleitung können die Patienten nach ärztlicher Genehmigung frei schwimmen. Offene Wunden kann man wasserdicht abkleben. Gegenanzeigen sind großflächige Hautveränderungen, Absonderungen von Flüssigkeit sowie künstliche Ausgänge aus Luftröhre, Harnwegen und Darm. Kehlkopflosen Patienten mit Tracheostoma verbieten wir normalerweise die Teilnahme im Schwimmbecken. Wegen ihrer Beeinträchtigung müssen sie erst den Umgang mit einem speziellen Therapiegerät lernen, durch das sie atmen. Es ähnelt einem Schnorchel, der im Mund endet und dessen Ansatzstück zur Halsöffnung führt. Durch eine spezielle Atemtechnik ziehen die Patienten Luft in die Lunge. Wasser kann so nicht in die Halsöffnung gelangen. Unsere Logopädinnen steigen zu Trainingszwecken schon mal mit dem Patienten ins Wasser. Dann setze ich mich zehn Minuten der hohen Lufttemperatur aus und bin bei einem Notfall zur Stelle.

Abgebaute Muskulatur in Folge einer gestörten Energiebilanz bei Erkrankung oder Therapie trainieren wir in zwei Gruppen, je nach Anforderungsgrad. Die Kräftigungsübungen werden sowohl auf isometrischer als auch auf isokinetischer Basis durchgeführt und sind daher für unsere Patienten besonders geeignet. Anspannungen für die Dauer von ein bis sechs Sekunden von zwei Dritteln der Maximalkraft möglichst mehrmals am Tag sind zielführend. Anspannungszeiten von mehr als sechs Sekunden führen zusätzlich zu einer Verbesserung der statischen Muskelausdauer. In Kombination mit hochkalorischer, eiweißreicher Kost gelingt es rasch, Muskulatur aufzubauen. Man kann das durch eine Bioimpedanz-Analyse nachweisen. Beim nüchternen Patienten untersucht man die elektrische Leitfähigkeit verschiedener Gewebe und stellt den Wasser- und Fettgehalt der fettfreien Körpermasse gegenüber.

„Luftspiegelungen" (Bronchoskopien) im Vorfeld der Therapie und die künstliche Beatmung während der Operation hinterlassen Schäden an den Schleimhäuten. Dagegen setzen wir gezielt Inhalationen mit Kochsalz und schleimlösenden oder erweiternden Medikamenten in unserer Spezialabteilung ein. Manchmal wird der Stimmlippennerv beschädigt. Das wäre ein Fall für unseren HNO-Arzt und die Logopäden. Für die Diagnostik von Stimmstörungen hat sich ein Stimmfeldmessgerät bewährt. Um die Sprechmuskulatur anzuregen, empfehlen sich neben Atemtechniken und Übungen zur Entspannung elektrische Stimulationsverfahren.

Nach dieser etwas ausführlicheren Schilderung ist deutlich geworden, dass man bei Patienten mit Therapiefolgestörungen einiges bedenken muss. Dabei spielt kaum eine Rolle, welche Diagnosen primär gestellt wurden oder ob ein Patient stationär, teilstationär oder ambulant rehabilitiert wird. Der Anspruch bleibt, dem ganzen Menschen in seiner Lebenswirklichkeit im Hier und Jetzt gerecht zu werden und seine individuellen Bedürfnisse und Ansprüche an die Teilhabe in der Gesellschaft zu berücksichtigen.

Um den langfristigen Erfolg einer Rehabilitation zu sichern, gibt es verschiedene Angebote. Reha-Sport findet zum Beispiel in vielen dafür anerkannten Fitnessstudios statt und erscheint gerade bei Lungenkrebspatienten nach einer stationären Rehabilitation sinnvoll. Wenn diese Einrichtungen einen Versorgungsvertrag mit einer Versicherung haben, kann der Patient dort mehrmals in der Woche auf seine Bedürfnisse zugeschnittenen Sport treiben: Gymnastik, Schwimmen oder Funktionstraining. Bei der Auswahl der Sportstätte ist nicht nur die Nähe zum Wohnort relevant, sondern auch die Höhe der Zuzahlung. Sie variiert von Einrichtung zu Einrichtung. Die Übernahme der Kosten kann bei den Kostenträgern beantragt werden. Voraussetzung ist, dass die Übungen mit einem für Reha-Sport qualifizierten Übungsleiter durchgeführt werden und sich die Maßnahme direkt an eine Rehabilitationsleistung anschließt. Dann übernimmt der Versicherungsträger für bis zu 50 Übungseinheiten im Zeitraum von 18 Monaten die Kosten. Beschreibt der behandelnde Arzt die gesundheitlichen Einschränkungen genauer, sind sogar bis zu 120 Übungseinheiten innerhalb von drei Jahren möglich. Außerdem macht es Sinn, Gleichgesinnte zu finden und mit ihnen gemeinsam die Erfolge zu sichern. Informationen hierzu finden Sie unter: www.dosb.de und www.dbs-npc.de.

Die Deutsche Rentenversicherung bietet auch ein Nachsorgeprogramm namens „IRENA" (intensivierte Reha-Nachsorge) an. Es umfasst nicht nur Sport, sondern auch Schulungen und Beratungen zum Umgang mit der behandelten Krankheit. Eine Alternative dazu ist die „EvoCare-Behandlung" als telemedizinisches Angebot. Patienten können dabei physiotherapeutische und trainingsbezogene Maßnahmen in Anspruch nehmen. Während „IRENA" normalerweise in 24 Gruppensitzungen in der Reha-Einrichtung in einem Zeitraum von bis zu einem halben Jahr stattfindet, kann der Patient bei der „EvoCare-TeleReha" 24 Therapiesitzungen innerhalb von sechs bis acht Wochen zu Hause absolvieren. Ein externer Therapeut überwacht die Übungen. Für Krebspatienten hat sich das „IRENA"-Programm aufgrund der besonderen Ansprüche nicht durchgesetzt. Pro Tag steht dem Versicherten bei „IRENA" sogar eine Fahrtkostenpauschale in Höhe von fünf Euro zu. Dafür hat er in dieser Zeit keinen Anspruch auf Übergangsgeld, denn das Programm wird berufsbegleitend und bis zu einem Jahr gewährt.

Auch Heilmittel kann man für die Zeit nach dem Rehabilitationsaufenthalt verordnen. Darunter versteht man physiotherapeutische Behandlungen, Lymphdrainagen, Stimm-, Sprech- und Sprachtherapie wie auch Massagen und medizinische Bäder.

Voraussetzung für die Verordnung von Heilmitteln ist eine schwere funktionelle oder strukturelle Schädigung, bei deren Behandlung fortlaufend über einen Zeitraum von mindestens einem Jahr Heilmittel erforderlich sind. Die Heilmittelrichtlinie des Gemeinsamen Bundesausschusses enthält eine Diagnoseliste, die Erkrankungen aufführt, bei denen eine langfristige Heilmitteltherapie erforderlich werden kann.

Steht eine bestimmte Erkrankung des Patienten auf dieser Liste, gilt ein langfristiger Heilmittelbedarf von vornherein als genehmigt. Danach kann ein kehlkopfoperierter Tumorpatient zum Beispiel pro Rezept maximal sechs manuelle Lymphdrainagen und zehn logopädische Behandlungen erhalten. Die Gesamtverordnungsmenge für

Lymphdrainage wurde auf 50 Einheiten festgelegt. Die Entscheidungen des Gemeinsamen Bundesausschusses, dem obersten Beschlussgremium der gemeinsamen Selbstverwaltung der Ärzte, Zahnärzte, Psychotherapeuten, Krankenhäuser und Krankenkassen, werden im Bundesanzeiger unter www.g-ba.de veröffentlicht. Patientenvertreter beraten als Mitglieder ohne Stimmrecht und werden von Patientenverbänden vorgeschlagen. Steht eine Erkrankung des Patienten nicht auf der Diagnoseliste, sollte sein Arzt einen Antrag mit Begründung stellen, der dann im Einzelfall geprüft wird. Der Bedarf kann sich auch aus der Summe einzelner Erkrankungen ergeben, entscheidend ist der langfristige Bedarf bei schwerwiegenden und dauerhaften Störungen. Die Kasse soll innerhalb von vier Wochen entscheiden. Tut sie das nicht, gilt die Genehmigung als erteilt (www.g-ba.de).

Langfristige Erfolge einer Rehabilitation, die über 12 Monate hinausgehen, sind wenig gesichert. Das stellt Schulungsmaßnahmen zur Lebenseinstellung und -führung grundsätzlich in Frage. Viele Erwachsene halten sich nach einem Reha-Verfahren aus den gleichen Gründen nicht an die Prinzipien gesunder Lebensführung, aus denen sie sich zuvor nicht daran gehalten haben. Das heißt im Umkehrschluss, dass es darum gehen muss, die Patienten herauszufischen und zu motivieren, bei denen die Chance zu nachhaltiger Lebensstilverbesserung besteht. Bei den anderen kann nur das Ziel sein, bereits während der Rehabilitationsphase möglichst viele Defizite auszugleichen oder zu beheben.

Was chronisch Kranke angeht, so fallen Patienten mit unheilbarem Tumorleiden darunter.

> Man ist in Deutschland chronisch krank, wenn man mindestens ein Jahr lang einmal pro Quartal wegen derselben Krankheit ärztlich behandelt wird; als schwer chronisch krank gilt man, wenn man zusätzlich einen Pflegegrad von über drei besitzt, einen Grad der Behinderung von mindestens 60 ausweist oder wenn ohne dauerhafte medizinische Versorgung eine lebensbedrohliche Verschlimmerung der Krankheit zu erwarten wäre.

Die meisten Patienten, die mit Lungenkrebs diagnostiziert werden, befinden sich nicht mehr im Arbeitsleben und sind bereits berentet. Berufstätige hingegen wollen möglichst schnell wieder in ihren Beruf zurückkehren. Sie haben das Recht auf „Leistungen zur Teilhabe am Arbeitsleben". Das sind Fort- und Ausbildungen, aber auch die Zahlung von Kosten an den Arbeitgeber, die diesem durch die Weiterbeschäftigung des Patienten oder bei der Einrichtung eines behindertengerechten Arbeitsplatzes entstehen. Über sinnvolle Maßnahmen befinden mit dem Betroffenen gemeinsam die Reha-Berater sowie Psychologen vom Arbeitsamt oder der Rentenversicherung.

Im Fall einer Krankheit muss der Arbeitgeber bekanntlich höchstens sechs Wochen lang Gehalt oder Lohn weiterzahlen. Danach zahlt die Krankenkasse Lohnersatzleistungen in Höhe von 70 Prozent des letzten Bruttogehalts (bis zu einer oberen Grenze) über maximal 78 Wochen innerhalb einer Frist von drei Jahren. Bei den privaten Krankenversicherern muss man eine entsprechende Krankentagegeldversicherung abgeschlossen haben. Die übliche Regelung für gesetzliche Versicherte ist, dass die Deutsche Rentenversicherung das Übergangsgeld (Lohnersatzleistungen während der Reha) übernimmt. Es beträgt 68 Prozent des Gehalts bei Patienten ohne Kinder, mit Kindern 75 und als Selbstständiger 80 Prozent. Bei Arbeitslosen richtet sich die Höhe der Finanzhilfe nach dem Arbeitslosengeld.

Pflichten des Arztes

Grundlage gelingender Medizin ist die Berücksichtigung der Individualität des Kranken und seiner Lebenswirklichkeit. Mit einem Rehabilitationsverfahren verbindet der Rehabilitand bestimmte Wünsche und Ziele. Sie richten sich nach persönlichen Kriterien, die man als Arzt kennen sollte. Zwar ergeben Antragsformular Haupt- und Nebendiagnosen, doch persönliche Informationen hat man dadurch nicht. Aus diesem Grund haben sich viele Rehakliniken angewöhnt, ihren Patienten vor Antritt des Reha-Verfahrens einen Fragebogen zuzuschicken, aus dem sich die individuellen Wünsche ablesen lassen. Ansonsten ist oft im Vorfeld noch nicht einmal der Karnofsky-Index bekannt. Erdacht und veröffentlicht hat diesen Index David A. Karnofsky 1949. Auf einer Skala in Zehnerschritten bewertet der Arzt die Einschränkungen der Aktivität des Patienten, seine Selbstversorgung und -bestimmung. Die Skala rangiert von 100 (keine Beschwerden und Anzeichen von Krankheit) bis null (Tod). Ein Index von 80 bedeutet, eine normale Aktivität ist mit Anstrengung möglich, 70 heißt, Selbstversorgung (normale Aktivität oder Arbeit) ist nicht mehr möglich, 40 bedeutet, qualifizierte Hilfe ist erforderlich. Bei einem Index von 20 ist man schwerkrank und intensive medizinische Maßnahmen sind notwendig. Der Index spiegelt also die Sicht eines anderen auf den Patienten wider, ist also eine Fremdbeurteilung desjenigen, der den Reha-Antrag ausfüllt. Unter Umständen sieht sich der Patient aber ganz anders und die Reha-Ärzte nochmal anders. Häufig fehlt der Index in den Formularen. Das zeigt den Verbesserungsbedarf bei der Schnittstelle zwischen Akut- und Reha-Medizin. Die wenig zielgerichteten und teilweise trivialen Antragsformulare tragen ihren Teil zum schlechten Image der Rehabilitation in den Augen vieler Akutmediziner bei. Ich wünsche mir für jeden Patienten im Akutkrankenhaus einen Fragebogen, aus dem der Reha-Bedarf und die Therapieziele eindeutig abzulesen sind und mit dem Patienten besprochen werden. Dazu sollte der Arzt Bereitschaft zeigen und sich mit dem Reha-Mediziner idealerweise sogar absprechen. Beides sind in Deutschland Ausnahmen, in den USA habe ich das regelhaft erlebt.

Auch welche Wünsche und Erwartungen der Patient vor dem Antritt in die Reha hat, ergibt sich aus dem gegenwärtigen Antragsformular nicht. Es fehlen Aspekte zu Strukturdefekten, Funktions- und Teilhabestörungen im Zusammenhang mit den Kontextfaktoren. Stattdessen werden Angaben zur histologischen (feingeweblichen) Untersuchung, dem Hormonrezeptorstatus und Tumormarker verlangt, die nicht im Zusammenhang mit den Krankheitsfolgen stehen. Angaben wie Blutdruck und Puls erscheinen im Reha-Antragsformular ebenfalls aus der Zeit gefallen und werden von den meisten Kollegen auch gar nicht ausgefüllt.

Erste Aufgabe in der Rehaklinik für den Arzt ist es also, seinen Patienten kennenzulernen und ihn nach Beschwerden, Beeinträchtigungen und Vorstellungen zu befragen. Es geht nicht darum, neue Diagnosen zu ermitteln und deswegen diagnostische Maßnahmen zu veranlassen. Man lässt den Patienten reden und leitet ihn durch eine Liste von Punkten, die der Aufnahmearzt in der Rehaklinik wissen sollte. Der Kollege muss die Wichtigkeit und Wertigkeit der Aussagen in eine Reihenfolge einordnen, um Grund und Folge, Ursache und Wirkung zu bewerten, Zusammenhänge herzustellen und für sich entsprechende Konsequenzen abzuleiten. Um die große Anzahl neuangereister Patienten bewältigen zu können, müssen Regeln eingehalten und darf der Bogen nicht überspannt werden. Dennoch kann man eine Stunde für das Aufnahmegespräch veranschlagen, in der man das Wesentliche herausbekommen und das Behandlungsprogramm entworfen haben sollte. Ein persönliches Verhältnis zum Patienten aufzubauen ist ratsam. Also hört man sich an, in was für Verhältnissen er lebt (wichtig für die Kontextfaktoren), welche Tätigkeit der Patient ausgeübt hat (oder noch ausübt) und wie sehr er die verloren gegangenen Funktionen korrigiert haben möchte. Dem Gespräch folgt die körperliche Untersuchung, bevor realistische Ziele und das veranschlagte Programm besprochen werden.

Nicht immer kann man alle Wünsche erfüllen. Mitunter haben die Patienten unrealistische Vorstellungen von den Möglichkeiten einer Rehabilitation. Dann müssen wir Ärzte den Patienten diese Grenzen aufzeigen und die kleinen Brötchen, die gebacken werden müssen, als Erfolge deklarieren, um vielleicht besondere Leistungen auch würdigen zu können. Manche Patienten haben gar keine Erwartungen und lassen erst mal alles auf sich zukommen, andere werden in so schlechtem Zustand zu uns gebracht, dass wir die elementaren Funktionen des Lebens sichern müssen. Diese Unterschiedlichkeit macht die Rehabilitation so interessant. Eine Stunde für eine Aufnahmeuntersuchung ist kurz, wenn man sich mit dem Patienten nicht oder nur schlecht unterhalten kann, weil er ohne Kehlkopf oder der deutschen Sprache nicht mächtig ist. Oft gelingt die Kommunikation nur über mitgereiste Angehörige, manchmal über Hände, Füße oder den Schreibblock. Schwierigkeiten gibt es natürlich auch, wenn der Patient geistig verwirrt oder sehr müde erscheint oder psychiatrisch auffällig ist. Letzte Woche reiste eine Patientin spätnachmittags an und wirkte desorientiert. Sie hatte seit den Morgenstunden in Erwartung ihres Abholservice nichts mehr getrunken.

Von Ärzten in Deutschland darf man annehmen, dass sie einem normalen Gespräch in deutscher Sprache folgen sowie frei und präzise sprechen können. Ich habe entschieden, in Zukunft nur noch ausländische Kollegen einzustellen, wenn ihr Sprachniveau bei mindestens C1 liegt, sie also auch komplexe medizinische Texte formulieren und schwierigere Aufklärungsgespräche führen können. Im Operationssaal mögen die Anforderungen anders sein, in einer Rehaklinik kann ich auf Sprachkenntnisse nicht verzichten. Kann man sich nicht verständigen, kann man den Bedürfnissen der Menschen nicht gerecht werden. Hat ein ärztlicher Kollege erst vor einem halben oder einem Jahr begonnen, die deutsche Sprache zu lernen, ist er normalerweise nicht dazu in der Lage, unsere Ansprüche zu erfüllen. Auf der anderen Seite helfen uns die russisch, polnisch, türkisch und arabisch sprechenden Mitarbeiter, wenn es bei ausländischen Patienten erforderlich ist. Dass das deutsche Sozial- und Rentenrecht sogar deutschen Staatsbürgern das Leben schwer machen kann, weiß jeder, der in diesem Metier tätig ist.

Während sich der Patient für die körperliche Untersuchung entkleidet, werden bereits wichtige Informationen in das Leitblatt eingegeben. Es dient während des Aufenthaltes als Zusammenfassung der wichtigsten Diagnosen und Behandlungen und dient zugleich als Vorlage für den Kurzarztbrief. Darin enthalten sind auch Angaben darüber, ob der Patient arbeitsunfähig ist und wenn ja, wie lange schon oder ob er bereits berentet ist. Für unsere eigene Dokumentation wollen wir wissen, wann der Patient wie viele Zigaretten geraucht hat oder wie viele er gegenwärtig konsumiert. Liegen Hinweise zu einer Alkoholkrankheit vor oder nicht? Hatte man durch die letzte Behandlung versucht, den Patienten zu heilen, sind Fernmetastasen bekannt? Liegen eine Vorsorgevollmacht und/oder eine Patientenverfügung vor? Auch wir erheben den Karnofsky-Index und vergleichen ihn mit dem Befund bei Entlassung. Die meisten

Patienten in unserer Einrichtung haben einen Karnofsky-Index von 80 (normale Aktivität nur mit Anstrengung, deutlich verringerte Aktivität).

Durch die körperliche Untersuchung, bei der es neben der Einschätzung der Wundverhältnisse vor allem auf die körperlichen und geistigen Funktionen ankommt, kann der Arzt seine Vorstellung von der Person vertiefen: Wie geschickt geht sie mit ihren Beeinträchtigungen um, wie sehr lässt sie sich dabei aus der Fassung bringen, wodurch bringt sie zum Ausdruck, dass ihr geholfen werden soll. Es soll gelingen, die Erwartungen mit den Möglichkeiten der Rehabilitation vor dem Hintergrund der Lebenswirklichkeit zu Hause (und bei der Arbeit) abzugleichen. So bedeutet es eine andere Herausforderung für einen in seiner Mobilität eingeschränkten Menschen, täglich mehrmals drei Treppenabsätze in die Wohnung zu gelangen, wenn dort kein Aufzug ist, als wenn diese Barriere nicht da wäre. Oder der Patient mit Harninkontinenz. Für den einen ist es nicht so wichtig, bis zum letzten Tropfen seine Kontrolle zurückzugewinnen, der andere hat höhere Ansprüche.

Schlaganfall bei Olaf Fehling

Olaf Fehling habe ich nicht persönlich kennengelernt. Ein Kollege berichtete mir von ihm. Ich möchte den Fall schildern und dabei das Krankheitsfolgenmodell der *ICF* und die daraus abgeleiteten Behandlungen noch einmal etwas genauer erklären. Es verdeutlicht den hohen Stellenwert, den die Rehabilitation innerhalb der Medizin haben sollte.

Herr Fehling war gerade 59 Jahre alt, als er beim Essen eines Abends zusammenbrach. Erst fiel ihm der Esslöffel aus der rechten Hand, dann konnte er nicht mehr richtig sprechen und wenige Minuten später hatte er gar keine Kontrolle mehr über seinen rechten Arm. Mit Blaulicht wurde der Patient auf eine „*Stroke-Unit*" gebracht, eine speziell auf Schlaganfallpatienten ausgerichtete Abteilung, von denen es in Deutschland noch nicht genügend gibt. Die Diagnostik ergab eine Unterbrechung der Durchblutung durch Verstopfung einer wichtigen hirnversorgenden Arterie. Die Medikamente sorgten dafür, dass das Ausmaß der Minderdurchblutung nicht größer wurde. Vom ersten Tag an wurde der Patient in diesem Krankenhaus richtig behandelt und nach Standards frühzeitig rehabilitiert (Journal of the American Medical Association [JAMA], 2016, Nr. 315 [6], S. 571–581). Anschließend wurde Olaf Fehling in eine speziell ausgelegte Rehaklinik verlegt.

Nach drei Wochen zeigten sich das Ausmaß des Schlaganfalls und damit die Angriffspunkte für die Rehabilitation deutlich. Bei dem Rechtshänder Olaf Fehling bestanden eine armbetonte Restlähmung (Hemiparese), eine komplette Aphasie (Sprachstörung, die nach abgeschlossenem Spracherwerb infolge erworbener hirnorganischer Erkrankungen auftritt) sowie leichte Störungen im Bereich der Aufmerksamkeit, des Gedächtnis, des Antriebs und der Krankheitsverarbeitung. Herr Fehling benötigte Hilfe beim Ankleiden, Essen, längeren Gehen und bei der Kommunikation. Anhand seiner Geschichte möchte ich nun die verschiedenen Berufsgruppen vorstellen, die ihm zur Seite gestellt wurden, und ihre Aufgabenschwerpunkte in der Begriffswelt der *ICF* erläutern.

Die Bemühungen der Krankenpflege galten besonders der aktivierenden Pflege für eine frühzeitige und möglichst vollständige Wiederherstellung der Selbstständigkeit und Alltagskompetenz. Wichtig war zu diesem Zeitpunkt, dass die Pflegekräfte den Patienten in seiner Kommunikationsstörung und in seinem psychosozialen Verhalten erlebten, ihn emotional unterstützten und seine Ängste abbauten. Es sollten bei ihm Reize für das Gedächtnistraining und die Förderung der Aufmerksamkeit gesetzt werden, zum Beispiel indem man Herrn Fehling danach befragte, welche Medikamente und Mahlzeiten er eingenommen hatte. Das erforderte viel Geduld, weil er schnell aus der Haut fuhr und sich schwertat, eigene Fehler und seine Vergesslichkeit zu akzeptieren.

Für eine optimale Koordination bedurfte es der Zusammenarbeit mit den Ergo- und Physiotherapeuten. Die gezielte Beobachtung der Alltagsaktivitäten und die Kontakte mit den Angehörigen konnten wertvolle Informationen über die Fortschritte und die Bedingungen zu Hause abgleichen, also die wichtigen Kontextfaktoren ermitteln.

Sie betrafen die Ressourcen, die zu fördern waren (Motivation zur Mitwirkung), wie auch mögliche Barrieren (Wohnung im dritten Stock). Die Physiotherapeuten widmeten sich vorrangig der Mobilität. Hinzu kam, dass Herr Fehling Störungen seiner Körperwahrnehmung und mit dem Körpererleben aufwies. Das macht es schwierig, einem Menschen zu helfen. Das Gangbild war ohne Gehhilfe unsicher und gestört. Olaf Fehling hatte Probleme beim Greifen, Halten und Loslassen von Besteck und Trinkbecher. Knöpfe konnten weder geschlossen noch aufgemacht und Münzen nicht dem Portemonnaie entnommen werden. Damit waren die Ziele der Behandlung ausgemacht. Zuerst sollte die Muskulatur gekräftigt werden. Zugleich kam es auf die Ausdauer an, insbesondere im Bereich des Rumpfes und der oberen und unteren Extremität. Dazu bediente man sich verschiedener Techniken zur Anspannung- und Entspannung, aber auch Dehnübungen einschließlich Eiswasserbehandlungen sowie der Anleitung beim Gebrauch von Gehstützen. Diese auf die Funktionsebene bezogenen Übungen sollten die Aktivitäten von Olaf Fehling, also seine Alltagskompetenzen, verbessern helfen.

Die Ergotherapeutin kümmerte sich besonders um die Alltagsfähigkeiten, das An- und Ausziehen, das Essen, Trinken, Schuhanziehen. Diagnostische Maßnahmen sollten klären, ob Gehhilfen oder ein Schuh- und Strumpf-Anzieher und andere Gerätschaften erforderlich waren, um die Greif- und Haltefunktionen zu unterstützen, wie Spezialöffner für Flaschen und Griffe für Gläser oder Schreibhilfen. Zugleich wurden die konkreten Alltagsbedingungen geprüft (die bekannten Kontextfaktoren). Man berücksichtigte Küche und Bad sowie die ergonomischen Bereiche (Sitzvorrichtungen und Arbeitsplattenhöhe), mögliche Barrieren (Stufen, Stolperfallen, hohe Duschwanne, fehlendes Treppengeländer) und gab Anregungen zur ihrer Bewältigung. Der beschäftigungstherapeutische Bereich der Ergotherapie umfasste das Herstellen selbstgestalteter Produkte, sodass bei ihm das gezielte Funktionstraining mit der Förderung von Kreativität und Selbstvertrauen verbunden wurden.

Die zuständige Logopädin führte mit der Linguistin zusammen eine komplexe Diagnostik der Aphasie durch. Sie wollten die beeinträchtigten und die intakten Bereiche erfassen, insbesondere Sprachproduktion und Sprachverständnis. Aphasien unterteilt man je nachdem, ob Wortfindungsstörungen vorliegen (*„anamnestische Aphasie"*, dabei können Gegenstände nicht benannt werden), Sprache nicht gut produziert werden kann (*„Broca-Aphasie"*, hier sprechen die Patienten verlangsamt und in ungewohntem Rhythmus, Sprachverständnis ist vorhanden) oder das Sprachverständnis gestört ist (*„Wernicke-Aphasie"*, Patienten warten mit Wortschöpfungen auf oder benutzen Automatismen). Bei der *„globalen Aphasie"* zeigen sich verschiedene Störungen gemeinsam.

Ziel war es nun, die Kommunikationsfähigkeit bei Olaf Fehling zu verbessern (Aktivitätsebene). Bei ihm lag eine *„Broca-Aphasie"* vor, die sich in einer gestörten Spontansprache (verlangsamtes, nicht flüssiges Sprechen) und teilweise gestörtem Satzbau (*„Agrammatismus"*) zum Ausdruck brachte. Man konnte erst gar nicht verstehen, was Herr Fehling eigentlich sagen wollte. Seine Ehefrau konnte ihn aber aufgrund seiner Gesten und seiner Mimik ungefähr einschätzen. Immerhin war sein Sprachverständnis intakt. Die Kommunikationsstörung war demnach nur in eine Richtung gestört. Die logopädische Behandlung begann mit einer Aktivierungsphase, in der mit unterschiedlichen Methoden Impulse zur Anregung der zentralen Sprachfunktionen gesetzt wurden. Dann folgte die auf die speziellen Störungen abgestellte Übungsphase, die sich insbesondere auf die gestörten Funktionen (Redefluss, Sprechrhythmus, Sprachmodulation und Satzbau) bezog. Die verbesserte Kommunikation wurde anschließend in die Konsolidierungsphase überführt, in der Herr Fehling durch Training auch alleine auf seinem Zimmer lernte, sprachliche Texte flüssig vorzulesen. Gleichzeitig begann er, seine nonverbalen Fähigkeiten (kompensatorischer Einsatz der Körpersprache mit Gestik und Mimik) zu verbessern. Am Ende gelang es ihm nach seinem Schlaganfall wieder, ein halbwegs normales Leben zu führen. Er wurde zwar berentet, aber er war am Leben und konnte in seiner häuslichen Umgebung weitgehend alles verrichten. Berentet bedeutet in seinem Fall, dass er zunächst die volle Erwerbsminderungsrente erhielt, die bei ihm in die Altersrente überging.

Ralf Schmatzlers schwaches Herz

Wie überall finden sich auch in kardiologischen Rehakliniken gut eingestellte und unterrichtete Patienten, deren Krankheitsereignis schon etwas weiter zurückliegt und die ihr Heilverfahren antreten, um den bislang erreichten Status zu sichern. Bei anderen soll eine drohende Verschlimmerung verhindert werden. Es gibt „einfache" Fälle mit unkompliziertem Verlauf wie auch instabile Patienten mit schlechter Pumpfunktion des Herzens. Das alles prägt das jeweilige Programm. Mal steht die Vermittlung von Informationen über das Krankheitsbild, Risikofaktoren und die Veränderung des Lebensstils im Vordergrund, mal die intensivmedizinische Betreuung von Patienten, die noch nicht einmal auf zwei Beinen stehen können. Auch diese Unterschiedlichkeit macht die Reha-Medizin interessant.

Patienten nach Herzoperation oder Herzinfarkt wollen wieder in der realen Welt zurechtzukommen. Früher riet man ihnen dazu, sich erst mal zu schonen. Das betraf auch Patienten nach Lungenoperationen oder bei COPD, also der chronischen Bronchitis, an der sieben Millionen Deutsche leiden. Heute weiß man, dass das falsch war. Die Wende kam, als Lungen- und Herzspezialisten beobachteten, welche Erfahrungen Krebsärzte bei Patienten nach Hochdosistherapie und Lungenkrebs gesammelt hatten (https://www.krebs-informationsdienst.de/wegweiser/iblatt/iblatt-bewegung-bei-nach-krebs.pdf und www.krebsgesellschaft.de/.../krebs/...krebs.../sport-bei-krebs-so-wichtig-wie-.pdf). Auch diese dachten lange Zeit: Sport und Bewegung schwächten den Körper unnötig. Doch Studien haben das Gegenteil bewiesen. Fernando Dimeo von der Charité Berlin war einer der Ersten, der sogar Knochenmarktransplantierten vorsichtiges Ergometer-Training verordnete, und Sportmediziner der Kölner Sporthochschule konnten beweisen, dass Sport nicht das Immunsystem schwächt und damit die Genesung gefährdet (F. Dimeo, Th. Kubin, K. Krauth, M. Keller & A. Walz: *Krebs und Sport*", Weingärtner Verlag, 2007). Heute ist nicht selten sogar eine Überversorgung das Problem, denn auch beim Sporttraining kommt es auf die Dosierung an.

Man muss seine körperliche Leistungsfähigkeit allmählich steigern, ähnlich wie Herr Grotkopf. Der jeweilige Pulsschlag gibt den

Grad der Belastung vor. Um ihn zu bestimmen, benötigt man eine Uhr mit Sekundenzeiger oder eine Pulsuhr, die einem den Wert direkt anzeigt. Welche Übungen der Patient verrichtet, um die Herzfrequenz zu erhöhen, ist ihm im Prinzip selbst überlassen. Am besten sind Aktivitäten, bei denen viele Muskelgruppen bewegt werden, zum Beispiel durch Fahrradfahren, Laufen, Schwimmen, schnelles Gehen oder Sportgymnastik mit Musik. Ein Arzt sollte prüfen, ob Gegenanzeigen vorliegen. Ein weiteres wichtiges Therapieziel bei Patienten in der kardiologischen Rehabilitation besteht in der Umstellung auf gesunde Lebensgewohnheiten. Auch wenn ich mich wiederhole, es bleibt eine Herkulesaufgabe. Meine Erfahrung ist aber, dass manche Betroffene, die ihre Erkrankung erheblich aus der Bahn geworfen hat, besser erreichbar sind als diejenigen, die meinen, alles sei gar nicht so schlimm.

Manchmal zweifele ich allerdings an der Vernunft der Mitmenschen, wenn ich erfahre, wie sogar Erwachsene mit offiziellen Verboten umgehen. Die Machtlosigkeit staatlicher Instanzen gepaart mit individueller Verantwortungslosigkeit zeigt sich in vielen Bereichen. In einer humanen und modernen Gesellschaft sollte man die Schwäche Einzelner auffangen. Menschen, die Raubbau an ihrem Körper betreiben, leiden an den Folgen ihres Lebenswandels. Sie fügen anderen keinen Schaden zu. Sie dürfen nicht durch erhöhte Versicherungsleistungen oder die Vorenthaltung medizinischer Leistungen bestraft werden. Zugleich kann man eine Verhaltensänderung erwarten, wenn „das System" dem Einzelnen geholfen hat. Im Sozialgesetzbuch spricht man von einer Mitwirkungspflicht des Versicherten. Doch wer fordert sie ein? Auch wenn Buchhandlungen mit Ratgebern überflutet werden, so sind es eben doch zwei Paar Schuhe, sich auch im Alltag danach zu richten. In kaum einem anderen Land wie Deutschland wird weniger selbst gekocht, in kaum einem anderen Land wie Deutschland sind Kochsendungen so populär.

Untersuchungen zum Thema Lebensstilveränderungen haben eher enttäuschende Erkenntnisse zutage gefördert und so versucht man neuerdings vor allem in der Kardiologie durch regelmäßige Befragungen oder telemetrische Verfahren (man überprüft bei Patienten EKG-Veränderungen) die Patienten dauerhaft zu motivieren, sich gesund zu verhalten. Auch die Möglichkeit Patienten über das Internet mit Therapieinhalten zu konfrontieren, um das Erlernte in den Alltag zu übertragen, zu stabilisieren und fortzuentwickeln, mag für manche Gruppen sinnvoll sein. Über die Grenzen solcher Ideen sollte man sich allerdings im Klaren sein. Neben den „Nudge"-Bemühungen liegen auch für Deutschland beachtenswerte Untersuchungen vor, wie man Menschen unterschiedlichen Alters zu gesundem Lebenswandel anleiten könnte. Die Bundeszentrale für gesundheitliche Aufklärung hat in Zusammenarbeit mit professionellen Agenturen und Werbepsychologen, Sozialwissenschaftlern und Pädagogen herausgefunden, dass bei der Gestaltung von Kampagnen beispielsweise gegen jugendliche Alkoholexzesse kurzfristige Dinge viel bedeutsamer seien als langfristige. Jeder Fünfte zwischen 12 und 17 Jahren hatte schon einen Alkoholrausch (www.dak.de/buntstatt blau).

Die Bereitschaft, für sich selbst Verantwortung zu übernehmen, sei in den letzten paar Jahren etwas gestiegen. Darauf baut man diese Kampagnen jetzt auf. Angst erzeugende und moralisierende Strategien würden im Gegensatz zu älteren Menschen bei jüngeren weniger gut wirken. Seit 1987 gibt es in den USA den „Alcohol Awareness Month" mit jeweils einem anderen Motto. 2015 war das Jahresthema: „For the Health of It: Early Education on Alcoholism and Addiction". In den USA gehen die Zahlen der Alkoholabhängigen in die Millionen (17 Millionen über 18-jährige Alkoholkranke, fünf Millionen 12- bis 20-Jährige mit Exzessen und eine Million chronisch Abhängige), die Kosten in die Milliarden (20 Milliarden, siehe The Lancet, 2015, Nr. 385). Schwierig sei es freilich laut den Untersuchungen, die Effekte dieser Kampagnen vor dem massenmedialen Hintergrundrauschen und den Folgen der Kommunikation in den sozialen Medien zu interpretieren.

Herr Schmatzler gelangte nach seiner Bypass-Operation in die kardiologische Rehaklinik meines Unternehmens. Er war mit seinen 58 Jahren nicht erheblich übergewichtig, hatte einen Bürojob und war in mittlerer Position tätig. Bis zur Entwicklung seiner Herzschmerzen allerdings hatte er drei Jahrzehnte lang täglich etwa zwanzig Zigaretten geraucht und abends zwei Flaschen Bier konsumiert. Zwei Kinder waren schon außer Haus und seine Frau hatte immer etwas gekocht, wenn er abends nach Hause kam. Und Frau Schmatzler kochte gut. Bisweilen hatte ihr Mann sogar zwei Fleischmahlzeiten am Tag. Dazu das Bier und die Zigaretten. Sein Vater war an den Folgen eines Herzinfarktes mit 56 Jahren verstorben.

Eines Montags meldete sich sein Herz auf dem Weg zur Arbeit. Er hatte noch ein paar Hundert Meter zu gehen, doch er schleppte sich von Gartenzaun zu Gartenzaun, Meter um Meter. Je schneller er sich fortbewegte, desto mehr nahmen die Schmerzen an der rechten Brustvorderwand zu. Am folgenden Samstag überschlugen sich die Ereignisse. Seine Tochter stand um neun Uhr morgens unvermittelt vor der Tür und berichtete über Eheprobleme. Eigentlich wollten die Eltern gerade einkaufen. Der Tagesplan geriet durcheinander, und dem ersten Wochenendbier vormittags folgte die fünfte Zigarette. Die Brust meldete sich prompt. Der Schmerz baute sich langsam auf und flaute bei Ruhe wieder ab. Herr Schmatzler suchte am Montag seinen Arzt auf. Dann ging es Schlag auf Schlag. Der Hausarzt überwies Ralf Schmatzler zum Herzspezialisten. Wenige Tage später erhielt Herr Schmatzler drei Bypässe, durch die man die verengten Stellen am Herzen überbrückte. Nach zehn Tagen verließ er die Herzklinik und durchlief das Übungsprogramm der Anschluss-Reha. Bald konnte Herr Schmatzler seine gewohnte Arbeit wieder aufnehmen. Dem Zigarettenkonsum entsagte er. Daten bei Patienten mit koronarer Herzkrankheit zeigen, dass ein Reha-Verfahren nach Krankenhausaufenthalt die Prognose gegenüber Patienten verbessert, die keine Rehabilitation durchlaufen (Deutsches Ärzteblatt, 2015, Nr. 112 [31]).

Ein weiteres Instrument zur frühzeitigen Einleitung von Reha-Leistungen ist das sogenannte betriebliche Eingliederungsmanagement *(BEM)*.

Das betriebliche Eingliederungsmanagement verpflichtet die Arbeitgeber im Falle einer mehr als sechs Wochen andauernden Erkrankung eines Arbeitnehmers Maßnahmen zu ergreifen, die geeignet sind, die Arbeitsunfähigkeit zu überwinden, Hilfestellung zur Vorbeugung erneuter Arbeitsunfähigkeiten zu geben und den Arbeitsplatz zu erhalten.

Hier sind von der Deutschen Rentenversicherung Bund modellhaft verschiedene Initiativen in kleinen und mittelständischen Unternehmen auf den Weg gebracht worden. Dennoch begegnen viele Mitarbeiter dem Programm mit Ressentiments. Sie befürchten, dass dem Verfahren die Kündigung folgt oder der Datenschutz nicht gewährleistet ist. Damit werden Chancen vertan. Betriebe sollten daher bei der Einführung eines systematischen *BEM* die Ziele und Regeln des Verfahrens offen kommunizieren. Das ist Chefsache. Fehlzeiten sollte man erfassen, Vertrauen aufbauen und Maßnahmen vereinbaren. Dazu gehört die ergonomische Gestaltung des Arbeitsplatzes, die stufenweise Wiedereingliederung, die Änderung der Arbeitsorganisation, die Änderung der Tätigkeit, die arbeitsmedizinische Beratung, die Vermittlung von Suchtberatungsangeboten und die befristete Reduktion der Arbeitszeit. 2013 betrug der Krankenstand bei großen regionalen Unterschieden (Fehlzeitunterschiede von Bundesland zu Bundesland bis zu 50 Prozent) 18 Tage.

Auch die ambulante kardiologische Rehabilitation hat mittlerweile ihren Stellenwert. Obwohl in Nordrhein-Westfalen und Berlin bereits 40 Prozent der Patienten (bundesweit elf Prozent) nach Myokardinfarkt, Bypass-Operation und bei chronischer Herzschwäche ambulant rehabilitiert werden, ist ihre Wirksamkeit bislang nur für den angloamerikanischen Raum nachgewiesen worden. Die Programme basieren auf körperlichem Training, dauern mehrere Monate und ihre Wirksamkeit zeigt sich langfristig in einer deutlichen Verringerung klinisch bedeutsamer Folgeereignisse und verbesserter Belastbarkeit sowie Lebensqualität. Um einen gleichartigen Qualitätsstandard wie bei stationären Einrichtungen zu erreichen, wurden von der Bundesarbeitsgemeinschaft Rehabilitation (BAR, www.bar-frankfurt.de) 1995 Rahmenbedingungen für die wohnortnahe ambulante kardiologische Rehabilitation definiert. Sie sind seit 2000 für die Anbieter solcher Leistungen Pflicht. Die kardiologische Rehabilitation wird in Deutschland durch die Deutsche Gesellschaft für Prävention und Rehabilitation von Herz-Kreislauf-Erkrankungen e. V. wissenschaftlich begleitet. Möglichkeiten zur Erfassung der Lebensqualität in der Versorgungsforschung sind allerdings komplex. Sie sind nötig, um sie als patientenrelevantes Ergebnis besser verstehen, vergleichen und verbessern zu können (Gesundheitswesen, 2009, Nr. 71, S. 864–872).

In Zukunft wird es vermutlich weniger darum gehen, ob eine ambulante oder stationäre Einrichtung die bessere Wahl ist, als vielmehr darum, dem Patienten das für ihn beste Programm durch Fachleute anzubieten. Die ambulante wohnortnahe Rehabilitation ermöglicht bestimmten Patientengruppen eine berufsbegleitende Rehabilitation, eine Flexibilisierung des zeitlichen Ablaufs der Maßnahmen sowie die Integration in das familiäre und soziale Umfeld. Für sie sprechen auch die Nähe zu einem Herzzentrum oder Krankenhaus, die Vernetzung mit den nachsorgenden Ärzten und Selbsthilfegruppen sowie die Existenz ambulanter Herzgruppen. Gegen sie und für stationäre Einrichtungen sprechen eine geringe Mobilität des Patienten, Begleiterkrankungen, Komplikationen in der Vorgeschichte, früher postoperativer Beginn und hoher Pflegebedarf sowie die begründete Indikation für einen vorübergehenden Milieuwechsel. Die *European Association for Cardiovascular Prevention and Rehabilitation* empfiehlt die Gründung von Präventionszentren in ganz Europa. Würde man dort nicht nur Patienten mit Herzkrankheiten und Gefäßproblemen betreuen, sondern auch die junge Bevölkerung mit ins Visier nehmen, könnte man das Ziel zu erreichen versuchen, durch eine gesündere Lebensführung Krankheiten zu verhüten und letztlich das Leben zu verlängern.

Folgen der Darmkrebserkrankung bei Otto Hahn

Herr Hahn musste wegen einer bösartigen Neubildung am Dickdarm operiert worden. Als Darmkrebs werden maligne Entartungen des Dickdarms (Colon), Enddarms (Mastdarm/Rektum) und des Darmausganges (Anus) bezeichnet. 35.000 Männer und etwa 30.000 Frauen erkranken jedes Jahr neu daran. Der Enddarm ist dabei am häufigsten betroffen. Risikofaktoren sind chronisch-entzündliche Darmerkrankungen und Polypen. Letztere kann man durch Vorsorgeuntersuchungen beseitigen. Die Darmkrebsvorsorgeuntersuchung hat schon lange ihren Nutzen bewiesen. Jeder Deutsche sollte sie ab dem 55. Lebensjahr in Anspruch nehmen. Die Ernährung spielt bei dieser Erkrankung vielleicht eine etwas größere Rolle, als sie es bei anderen bösartigen Neubildungen ohnehin spielt, möglicherweise weil die Nahrung und ihre Stoffwechselprodukte mit der Schleimhaut des Darmes direkt in Kontakt kommen und somit Veränderungen der Zellen unmittelbar bewirken können. Eine ballaststoffarme, fett- und vor allen Dingen fleischreiche Ernährung, regelmäßiger Alkoholkonsum, wenig Bewegung und Übergewicht erhöhen das Risiko für eine Dickdarmkrebserkrankung deutlich. Schon vor vielen Jahren hat man die schrittweise Veränderung gesunder Darmzellen über Vorstufen bis hin zur bösartigen Zelle nachgewiesen und festgestellt, dass gutartige Ausstülpungen (Polypen) Jahre später bösartig entarten können. Untersuchungen von Harald zur Hausen deuten auf Zusammenhänge zwischen krebsauslösenden Viren aus dem Fleisch verzehrter Rinder und Darmkrebs hin. In den meisten Fällen kann man den Tumor operieren. Rund 26.000 Menschen sterben in Deutschland jährlich an Darmkrebs.

Während es nach Entfernung von Teilen des Dünndarms zu einem Kurzdarmsyndrom kommen kann, bei dem man die Nahrung schlecht verwertet, reicht bereits ein Drittel des Dickdarms zur Eindickung des Stuhls aus. Durchfälle entstehen, wenn durch die Folgen der Operation Gallensäuren in den Dickdarm fließen oder der Stuhl durch einen künstlichen Ausgang bereits am Ende des Dünndarms den Körper verlässt. Bei Patienten mit Enddarmkrebs (Rektumkarzinom) kommt es in den ersten Monaten nach der Operation gelegentlich zu „imperativem Stuhldrang". Weil die Ampulle des Mastdarms entfernt wurde, fehlt sie als Reservoir für den Stuhl, der sich dann mit der nächsten peristaltischen Welle plötzlich entleert. Durch Training der Beckenbodenmuskulatur und stuhlgleitende Maßnahmen wirkt man dem entgegen und beschleunigt die Heilung.

Herr Hahn erhielt einen künstlichen Darmausgang. Obwohl man ihm in der Akutklinik Informationen dazu unterbreitet hatte, wusste er letztlich doch noch nicht alles, was man dazu wissen sollte. Am Stoma können Probleme auftreten, die der Patient selber einordnen lernen sollte. Selten zwingen Darm- oder Schleimhautvorwölbungen, Verengungen oder Bauchwandbrüche oder eine falsche

Position des Stomas zur operativen Korrektur. Eine spontane Verkleinerung des Ausgangs im ersten Halbjahr ist normal, als Orientierung dient dabei, dass ein Finger immer noch eingeführt werden kann. Mitunter kommt es zu einem Rückzug des Darmausgangs. Dann kommen die Ausscheidungen mit der Haut in Kontakt und führen zur Reizung. Durch spezielle Stoma-Versorgungsteile kann man sich behelfen. Nicht selten trifft man Entzündungen, Ekzeme und Pseudopolypen an. Aggressive Klebematerialien oder allergische Reaktionen sind häufige Ursachen dafür. Stoma-Therapeuten beraten die Patienten und sollten bereits in der operierenden Abteilung konsultiert werden. In onkologischen Rehakliniken, die sich auf diese Folgestörungen konzentrieren, sind sie fest angestellt (TumorDiagnostik & Therapie, 2004, Nr. 25, S. 65–71). Weil die Ausleitung des Darmes durch die Bauchdecke eine künstliche Lücke in der Muskulatur schafft, ist das bei der zukünftigen Arbeit des Patienten zu berücksichtigen. Muss er sich häufig bücken oder in seinem Beruf schwere Lasten heben, kann es zu einer Vergrößerung der Durchtrittpforte und einem Bruch kommen. Eine Leibbinde ist manchmal ein Ausweg.

Mit der Irrigationstechnik lernte Otto Hahn, wie er seinen Darm kontrolliert entleeren kann. Hierzu spülte er ihn mit Wasser, wodurch er für viele Stunden ausscheidungsfrei blieb (manchmal für einen ganzen Tag). Das Einfüllen warmer Flüssigkeit in den künstlichen Ausgang setzt eine Welle in Gang, die zu einer gezielten und steuerbaren Entleerung führt. Zwar gibt es auch Gegenanzeigen, doch insgesamt ist das eine gute Methode, um sein Leben besser planen zu können. Als Physiologe interessierte mich die Darmtätigkeit schon immer. Dort befinden sich in etwa so viele lernfähige Nervenzellen wie im Gehirn. Sie reagieren nach wiederholter Reizung in vorhersehbarer Weise. So lernt der Darm durch die Irrigationstechnik, sich immer zur gleichen Zeit zu kontrahieren. Gelähmte Patienten können auf diese Weise ihre Verdauung zuverlässig steuern. Nach einer Querschnittslähmung wie bei Samuel Koch erleiden Patienten noch andere Komplikationen. Dazu gehören Blaseninfekte, Magen-Darm-Beschwerden, die gestörte Anpassung von Herzfrequenz, Blutdruck und Schlagvolumen an wechselnde Belastungen, massiver Muskel- und Knochenschwund sowie Druckgeschwüre, Schmerzen in den Schultern und Veränderungen der Temperaturregulation. Dabei ist der Schweregrad der Probleme abhängig von der Höhe und dem Ausmaß der Rückenmarkschädigung. Je höher und ausgeprägter die Schädigung, umso schwerwiegender die Auswirkungen.

Auch nach Bestrahlung des Darmes spielen Fragen der Ernährung und Symptomkontrolle verständlicherweise eine neue Rolle im Leben der Patienten. Spezielle Empfehlungen zur Ernährung sind in vielen Fällen nicht erforderlich. Andererseits ist die Aussage *„Essen Sie einfach, worauf Sie Appetit haben und was Sie vertragen"* lapidar. Menschen sind, auch was ihre Ernährungs- und Verdauungsgewohnheiten betrifft, verschieden. Demnach benötigen sie gerade in dieser Situation eine gute Beratung. Bewährt hat sich in den ersten Wochen nach der Operation ein Diät-Tagebuch, das der Patient mit einem Ernährungsberater durchgeht. Darin enthalten sind auch die Zeitpunkte der Ausscheidung. Zusätzlich sollten Menge, Konsistenz und besondere Auffälligkeiten notiert werden, um diese Daten zur Nahrung in Bezug zu setzen. Die Umstellungsphase dauert etwa drei Monate. Ein großes Problem können Gasansammlungen sein. Sie haben verschiedene Ursachen und füllen schnell den angeschlossenen Beutel. Man sollte an einen Laktase-Mangel denken, wobei Milchprodukte oft zu lästigen Blähungen führen.

Nachdem in der Reha die Ärzte bei Herrn Hahn seine Erwartungen notiert und ihn untersucht hatten, wurden die Therapieziele in Anlehnung an die Vorgaben der Rentenversicherungträger mit ihm besprochen. Man unterscheidet hier verschiedene Zielbereiche, die man verfolgen möchte. Die körperlichen Therapieziele bestanden bei Otto Hahn in einer Kräftigung der Rücken- und Bauchmuskulatur sowie in einer Verbesserung der allgemeinen Gelenkbeweglichkeit und seinem Leistungsvermögen. Die funktionsbezogenen Ziele lagen in einer Verbesserung der Selbstversorgung, insbesondere was sein Stoma betraf, einer Verbesserung seiner kognitiven Leistungsfähigkeit (er litt wegen der Narkose unter Konzentrationsstörungen) und in der Wahrnehmung seines Hobbys, dem Reisen. Die psychosozialen Ziele betrafen eine Optimierung der Hilfsmittelversorgung, die Akzeptanz des Körperbildes, weil Selbstwertgefühl und Sexualität durch den künstlichen Darmausgang verändert werden. Herrn Hahn sollte schließlich zu einer angemessenen Ernährung angeleitet werden und Kenntnisse bei der Hilfsmittelverwendung erwerben.

Zu den psychosozialen Zielen gehört auch die Förderung der beruflichen Re-Integration. Da viele Patienten mit Darmkrebs eine gute Prognose haben und noch im Erwerbsleben stehen, sollte die rasche Wiedereingliederung in den zuletzt ausgeübten Beruf angestrebt werden. Bei der gutachterlichen Beurteilung der Arbeits-, Berufs- oder Erwerbsfähigkeit spielen nicht nur Stadium der Erkrankung und die Art der Behandlung eine Rolle (und damit die Heilungschance), sondern vor allem die Folgeerscheinungen und damit die Leistungsfähigkeit. Viele Erfolgsgeschichten der beruflichen Rehabilitation zeigen, auf welch individuelle Weise Menschen ihren Weg zurück zur Arbeit finden (siehe auch www.zweite-chance.de oder Tel. 0800/2220003). Nach Kontinenz erhaltenden Operationen sind die meisten Menschen bald wieder in der zuletzt ausgeübten Tätigkeit uneingeschränkt arbeitsfähig. Bei tiefsitzenden Rektumkarzinomen sowie Inkontinenz und bei Stoma-Patienten ist mit längeren Arbeitsunfähigkeiten und dem höheren Risiko einer Berufs- oder Erwerbsunfähigkeit zu rechnen.

Im Zuge der Reform der Renten wegen verminderter Erwerbsfähigkeit wurde der Begriff der Berufsunfähigkeit durch Einführung einer zweistufigen Erwerbsminderungsrente 2000 abgeschafft. Anspruch auf Berufsunfähigkeitsrente haben nur noch die vor dem 2. Januar 1961 Geborenen. Seit dieser Zeit gibt es keinen Berufsschutz mehr und man muss als Betroffener im Rahmen der *„Restleistungsfähigkeit"* jede vermittelte Tätigkeit auf dem allgemeinen Arbeitsmarkt annehmen.

Unter Erwerbsunfähigkeit versteht man die dauerhafte krankheits-, unfall- oder invaliditätsbedingte Unfähigkeit einer Person, irgendeinen Beruf auszuüben.

Bei der Erwerbsminderung geht es darum, ob man überhaupt in der Gesellschaft Arbeiten von wirtschaftlichem Wert verrichten kann, nicht darum, ob man die zuletzt ausgeübte Arbeit wieder aufnehmen kann. Man muss als Reha-Mediziner also beide Aspekte im Kopf haben. Selbst wenn der Patient nicht mehr mittelschwere Lasten heben oder wechselnd im Gehen und Stehen arbeiten kann, was vielleicht Merkmal seiner zuletzt ausgeübten Tätigkeit war, so kann er vielleicht in zumeist sitzender Tätigkeit auf dem allgemeinen Arbeitsmarkt eine Tätigkeit verrichten. Andernfalls erhielte er eine Erwerbsminderungsrente, sofern er in den vergangenen fünf Jahren Versicherungsbeiträge entrichtet und insgesamt mindestens 15 Jahre einbezahlt hat. Dies gilt sowohl bei der Erwerbsminderungsrente wegen teilweiser oder voller Erwerbsminderung als auch bei Berufsunfähigkeit oder für Schwerbehinderte.

Der vor 1961 Geborene kann bei Berufsunfähigkeit auch eine andere und unter Umständen sozial etwas weniger angesehene oder mit Einkommenseinbußen verbundene Tätigkeit aufnehmen.

Versicherte sind berufsunfähig, wenn *„deren Erwerbsfähigkeit wegen Krankheit oder Behinderung im Vergleich zur Erwerbsfähigkeit von körperlich, geistig und seelisch gesunden Versicherten mit ähnlicher Ausbildung und gleichwertigen Kenntnissen und Fähigkeiten auf weniger als sechs Stunden gesunken ist. (...) Zumutbar ist stets eine Tätigkeit, für die Versicherte durch Leistungen zur Teilhabe am Arbeitsleben mit Erfolg ausgebildet oder umgeschult worden sind. Berufsunfähig ist nicht, wer eine zumutbare Tätigkeit vollschichtig ausüben kann; dabei ist die jeweilige Arbeitsmarktlage nicht zu berücksichtigen (§ 240 SGB VI).*

Bei der Beurteilung der Zumutbarkeit hat das Bundessozialgericht ein Mehrstufenschema entwickelt. Danach sind für Berufsunfähige Tätigkeiten noch zumutbar, die der gleichen Qualifikationsstufe oder der nächstniedrigeren entsprechen. Es gibt insgesamt sechs Stufen. Die häufigsten Ursachen für Berufsunfähigkeit waren 2016 psychische Erkrankungen (32 Prozent) gefolgt von Erkrankungen des Bewegungsapparates (21 Prozent) und Krebs (15 Prozent) (www.degemed.de). Stoma-Träger sollten schwere körperliche Belastungen (Heben, Überkopfarbeiten, Erschütterungen, häufiges Tragen von Lasten mit mehr als fünf Kilogramm), extreme Klimasituation (Hitze, Kühlhaus), ungünstige Arbeitszeiten (Schicht- und Nachtarbeit), ungünstige Arbeitspausen (für die Mahlzeiten, den Wechsel des Stomabeutels), taktgebundene Arbeiten (Patienten müssen individuelle Pausen einlegen können), unregelmäßige Stuhlentleerungen (Zugführer, Busfahrer) sowie schlechte oder entfernte sanitäre Anlagen (Bauarbeiter) meiden. Die meisten Einschränkungen dieser Art gelten auch für kehlkopfoperierte Patienten mit Tracheostoma und andere Menschen mit vergleichbaren Folgestörungen.

Ehrlichkeit bei der Frage nach der Arbeitsfähigkeit

Etwa jeder dritte Patient ist bei der Erstdiagnose seiner Krebserkrankung im erwerbsfähigen Alter. Deswegen besteht seitens der Kostenträger das Bestreben, durch das Reha-Verfahren die Voraussetzungen für die Wiederaufnahme der Arbeit zu verbessern. Von denen, die es durchlaufen, sind zwei Jahre danach noch über die Hälfte lückenlos und 17 Prozent mit Unterbrechungen erwerbstätig. Nur etwa jeder sechste Krebskranke kann nicht mehr eingegliedert werden. Arbeit schenkt Normalität, lenkt von der Erkrankung und ihren Folgen ab, gibt finanzielle Sicherheit und unterstützt die sozialen Beziehungen. Dennoch liegt Deutschland im Vergleich zu anderen Ländern hinsichtlich der Wiedereingliederungsquote zurück (Deutsches Ärzteblatt International, 2012, Nr. 109, S. 702–708). Meine Erfahrung ist, dass die weitaus meisten Tumor-Patienten, die noch arbeiten können, dies auch wollen. Es gibt naturgemäß Unterschiede zwischen den Menschen und so helfen unsere Standards, die Entscheidung, ob jemand wieder an seinen alten Arbeitsplatz zurückkommt, nach bestimmten Kriterien auszurichten.

Bei einem motivierten Patienten mit ungünstiger Prognose wegen einer Lungenkrebserkrankung zum Beispiel mag die Wiederaufnahme der alten Tätigkeit aus den genannten Gründen sinnvoll sein.

Sie wird daher, wenn irgend möglich, von uns empfohlen, wenn es der Patient so will, es sei denn, sein Allgemeinbefinden oder weitere Behandlungen beschränken seine Arbeitsfähigkeit. Aus Fürsorgepflicht raten wir Patienten dann von der Arbeit ab, wenn wir befürchten, dass er seine Gesundheit aufs Spiel setzt. Zuvor führen wir Gespräche, um zu erfahren, was der Patient über sich und seinem Zustand in Erfahrung gebracht hat. Wir fühlen uns sowohl dem Patienten gegenüber verpflichtet als auch dem Arbeitgeber, denn dieser muss ja die Stelle des Patienten besetzen.

In vielen Fällen stehen nach dem Reha-Aufenthalt noch Untersuchungen oder Behandlungen an. Offizielle Regelung ist am Tag nach der Entlassung die alte Arbeit wieder aufzunehmen. In vielen Fällen muss der niedergelassene Arzt den Patienten jedoch weiter arbeitsunfähig schreiben. Der Patient ist zwar erwerbsfähig und bezogen auf seinen letzten Arbeitsplatz prinzipiell auch arbeitsfähig, aber er ist dazu (etwa wegen der Untersuchungen) jetzt noch nicht in der Lage. Wird eine stufenweise Wiedereingliederung innerhalb von vier Wochen angestrebt, erstellen wir bereits während der Rehabilitation einen Stufenplan. Das Formular faxen wir nach Zustimmung des Versicherten und dessen Arbeitgeber spätestens am letzten Tag der Rehabilitation zusammen mit einer Checkliste (Formular G833) an die Rentenversicherung und Krankenkasse.

Durch eine stufenweise Wiedereingliederung (Hamburger Modell) kann der Patient seine bisherige Arbeit in einer schrittweisen Eingewöhnungsphase wieder aufnehmen. Man will ihm den Übergang zur vollen Berufstätigkeit erleichtern. Alle zwei Wochen kann der Patient beispielsweise die tägliche Arbeitszeit um zwei Stunden erhöhen.

Sollte die Wiedereingliederung später als vier Wochen nach Entlassung aus der Reha-Einrichtung erfolgen, ist für Antragstellung und Organisation der Hausarzt zuständig. Während der Wiedereingliederung entstehen dem Arbeitgeber keine Kosten. Der Arbeitnehmer erhält in dieser Zeit Ersatzentgeltleistungen, also Krankengeld von der Krankenkasse, Übergangsgeld vom Rentenversicherungsträger,

Verletztengeld von der Genossenschaft oder Arbeitslosengeld von der Agentur für Arbeit. Die Dauer liegt zwischen sechs Wochen und sechs Monaten.

Nicht jeder Arbeitsplatz ist für eine Wiedereingliederung geeignet. Häufig heißt es dann: Entweder man schafft die Arbeit ganz oder man bleibt ihr fern. Das betrifft etwa Arbeiten, die besondere Qualifikationen erfordern, oder kleine Betriebe, die sich halbe Stellen oder stundenweise Arbeit nicht leisten oder vom Arbeitsablauf her nicht einrichten können.

Nach meiner Auffassung ist das eine wichtige Aufgabe in der Zukunft: dafür zu sorgen, dass Arbeitsplätze vom Arbeitgeber so gestaltet werden, dass die Arbeit durch verschiedene Mitarbeiter erledigt werden kann oder wenigstens zwei Personen mit einem Arbeitsgebiet vertraut sind und sie sich gegenseitig vertreten können. Auch wenn ältere Arbeitnehmer nicht mehr mit vollem Stundenumfang tätig sein wollen und können, eröffnen sich für innovative Firmen attraktive Möglichkeiten, sich durch Anpassungen und Umstrukturierungen einen Wettbewerbsvorteil zu verschaffen.

Wir wissen jetzt schon, dass ältere Arbeitnehmer, gerade Facharbeiter, zukünftig in Deutschland gebraucht werden. Ihnen die Möglichkeit zu verschaffen, mit flexiblem Stundenkontingent weiterzuarbeiten, ist gesamtgesellschaftlich relevant.

Auch was die Beschäftigung von Menschen mit Einschränkungen betrifft, können sich Firmen auszeichnen. Betriebe, die Erfahrung damit haben, bezeichnen ihre beeinträchtigten Mitarbeiter normalerweise als besonders aufmerksam und loyal, arbeitsam und zuverlässig. Arbeitgeber sind dazu verpflichtet, mindestens fünf Prozent ihrer Stellen an „Behinderte" zu vergeben, sofern sie mehr als 20 Angestellte haben. Tun sie es nicht, müssen sie eine Abgabe leisten. Die meisten kaufen sich frei.

146.000 Unternehmen in Deutschland müssten Menschen mit Beeinträchtigungen beschäftigen, nur 35.000 tun es.

Jährlich nimmt der Staat auf diese Weise eine halbe Milliarde Euro ein. Zugleich bewerben sich Jahr für Jahr viele Klein- wie Großunternehmen um den Inklusionspreis, obwohl sie zur Einstellung schwerbehinderter Menschen gar nicht verpflichtet wären. Individuelle Lösungen der beruflichen Teilhabe werden bereits seit 2012 prämiert. Für die Information von Arbeitgebern leistet das Integrationsamt wertvolle Hilfe. Sie erfahren in Seminaren alles Wissenswerte über die Rechte und Pflichten sowie Fördermöglichkeiten der Reha-Träger. Auch in solchen Kursen zeigt sich, dass schwerbehinderte Beschäftigte oft besonders engagierte Leistungsträger sind. Das wirkt sich positiv auf die Belegschaft aus, wie die Bewerber um den Inklusionspreis bestätigen. Gegenwärtig geht die Bundesagentur für Arbeit davon aus, dass rund 1,2 Millionen Menschen mit Schwerbehinderung beschäftigt sind, 15 Prozent mehr als noch 2010. Durch neue Entwicklungen am Arbeitsplatz kann man sie immer besser unterstützen. Auch hier spielen unter Umständen Roboter eine wichtige Rolle und können Menschen mit Einschränkungen dabei helfen, ihren Job effektiver zu erledigen.

In der Werkhalle der gemeinnützigen Isak GmbH, vor den Toren von Ludwigsburg, ist der wohl erste Mensch-Roboter-Arbeitsplatz Deutschlands entstanden, der speziell für Menschen mit Schwerbehinderung entwickelt wurde. Das Fraunhofer Institut für Arbeitswirtschaft und Organisation aus Stuttgart ist für die wissenschaftliche Begleitung und Steuerung zuständig, der Technikkonzern Bosch für die technische Umsetzung. Das für seine Inklusionsbemühungen bekannte Unternehmen muss sich in der freien Wirtschaft behaupten. Es erhält zwar Förderzuschüsse, doch den Verantwortlichen geht es vor allem um die Gesundheit und Teilhabe der Mitarbeiter (Frankfurter Allgemeine Zeitung, Nr. 111, 2017). Mit dem „Care Valley" in Schwaben und dem „Medical Valley" in Franken sowie dem „BioM Biotech Cluster Development GmbH" in Altbayern soll in dieser Region eine „Spitzenposition" im Bereich Pflege, Betreuung und Gesundheit zur Bewältigung des demografischen Wandels in Europa geschaffen werden.

Jede Woche kommt es bei uns vor, dass die Folgen der Krankheit einem Patienten die Wiederaufnahme der alten Arbeit verhindern.

Das ist besonders bitter für diejenigen, die sich genau das von der Rehabilitation erhofft hatten. Aber wie soll ein Mensch einen anspruchsvollen Arbeitsplatz ausfüllen, wenn er nicht mehr richtig schlucken kann und sich stundenlang direkt über seinen Magen ernähren muss? Wie soll man mit nur einem Lungenflügel als Straßenbauarbeiter bei brütender Hitze im Sommer sein Geld verdienen? Es gibt viele Beispiele, die zeigen, dass die Biologie von Erkrankung und Verschleiß trotz moderner Medizin häufig nicht bezwungen werden kann. Manchmal muss man es darauf ankommen lassen und wenn die Motivation eines Patienten da ist, allemal. Dann lohnt sich der Versuch und die Chancen stehen manchmal nicht schlecht.

Ist ein Patient nicht motiviert zu arbeiten oder sieht er sich aus anderen Gründen dazu nicht in der Lage, ist die Wahrscheinlichkeit der erfolgreichen Rückkehr an seinen Arbeitsplatz nach übereinstimmenden Untersuchungen gering. Decken sich seine Vorstellungen mit unserer Einschätzung und halten wir aus medizinischen Gründen eine Rückkehr ins Erwerbsleben für nicht angezeigt, dann macht die Wiederaufnahme der Arbeit keinen Sinn. Ein Antrag auf Erwerbsminderungsrente ist die logische Folge. Das formulieren wir in unserem Entlassungsbericht. Kann er nicht mehr als sechs, aber doch noch mindestens drei Stunden am Tag arbeiten, hätte er auf dem allgemeinen Arbeitsmarkt (jünger als Jahrgang 1961) oder in seinem alten Beruf (älter als Jahrgang 1961) nur eine geringe Chance. Sind die versicherungsrechtlichen Voraussetzungen erfüllt, erhielte er unter diesen Umständen eine Teilrente. Als Sozialmediziner tun sich meine Kollegen und ich schwer damit, sich so präzise festzulegen. Um dem Patienten nicht unnötige Schwierigkeiten zu bereiten, sollte man die Einstufung mit besonderer Sorgfalt vornehmen und sich mit dem Testat der teilweisen Erwerbunfähigkeit tendenziell zurückhalten. Man sollte versuchen, sich festzulegen, ob jemand voll (mehr als sechs Stunden) oder gar nicht (weniger als drei Stunden) arbeiten kann.

Besonders schwierig zu überzeugen, ist der nicht motivierte, uneinsichtige und arbeitsunwillige Patient, der aus unserer Sicht in seinem Beruf zurückkehren könnte. Dann kann es passieren, dass sich der Patient über den Aufenthalt beim Kostenträger beschwert und fadenscheinige Argumente vorschiebt. In Wirklichkeit steckt der Ärger des Patienten hinter den Anschuldigungen. Die Krankenkasse hat ein nachvollziehbares Interesse zu überprüfen, ob die Krankengeldzahlung im Einzelfall wirklich bis zu 18 Monate lang gerechtfertigt ist. Kann der Patient wieder arbeiten, soll er seinen Lohn beziehen. Kann er das nicht, erhält er seine Rente. Um das auszuloten und darüber ein Gutachten zu erhalten, empfiehlt man den Patienten ein Reha-Verfahren. Dort untersucht man seine Ressourcen sowie Motivation und informiert den Kostenträger über die Arbeitsfähigkeit. Diese Patienten kommen meist nicht freiwillig in die Klinik. Für manche Menschen bedeutet Arbeit eben doch lästige Mühe und Zeitverschwendung. Weil das Krankengeld höher liegt als die Rente, ziehen diese Menschen die Zeit des Krankengeldbezuges in die Länge und verschieben den Reha-Aufenthalt und damit die endgültige Festlegung der beruflichen Zukunft nach hinten. Umso weniger ist der Patient auch daran interessiert, dass es ihm besser geht. Solche „Sozialschmarotzer" sind selten, bei uns die absolute Ausnahme.

Aufgrund unserer Erfahrung wissen wir ziemlich genau, ob Patienten ihre Arbeit wieder aufnehmen können und was wem zuzumuten ist. Wenn man sich mit den Patienten ehrlich auseinandersetzt, verstehen es die meisten bzw. wird die Gesamtsituation klarer. Hinter der Unlust, die alte Tätigkeit aufzunehmen oder sich auf dem Arbeitsmarkt anzubieten, verstecken sich nicht selten Probleme am Arbeitsplatz. Vorgesetzte machen ihren Job nicht anständig oder sind dafür gar nicht qualifiziert, die Arbeit hat sich im Laufe der Zeit zu sehr verdichtet und überfordert die Mitarbeiter. Oder sie müssen Tätigkeiten verrichten, für die sie weder ausgebildet noch qualifiziert sind.

Wenn medizinische Möglichkeiten mit Ansprüchen von Patienten kollidieren

Es ist noch gar nicht so lange her, da hatte ich zu begutachten, ob in einer onkologischen Rehaklinik bei der Behandlung eines Patienten alles richtig gelaufen sei. Der Patient war der Meinung, in der Klinik habe man es versäumt, sich so um ihn zu kümmern, dass keine Komplikationen hätten auftreten können. Wenn Patienten sich mehrere Wochen in einer Rehaklinik befinden, ist die Wahrscheinlichkeit zu erkranken oder Komplikationen zu erleiden immer gegeben. Entgleisungen von Blutzucker oder Blutdruck, Thrombosen, Lungenentzündungen, Blutungen oder Infektionen aller Art kommen in einer Rehaklinik genauso häufig vor wie andernorts. Bei uns und in anderen Einrichtungen ist es üblich, Komplikationen oder interkurrente Erkrankungen in der Rehaklinik zu behandeln, um dem Patienten einen erneuten Krankenhausaufenthalt zu ersparen. Das erfordert Wachsamkeit, Kompetenz und erhöhten Betreuungsbedarf. Auch die Arzneimittelkosten werden durch eine solche Haltung nach oben getrieben, doch der Patient soll sich darauf verlassen können, dass wir ihn medizinisch umfassend und nicht nur hinsichtlich seiner Reha-Ziele versorgen. Bei dem Fall, den ich für das Sozialgericht zu begutachten hatte, kamen mehrere Dinge zusammen und er steht für andere, die mir im Laufe der Jahre begegnet sind.

Bei dem betreffenden Patienten Matthias Matthöfer hatte man ein Jahr zuvor ein fortgeschrittenes Prostatakrebsleiden entdeckt. Man operierte und behandelte antihormonell. Antiandrogene reduzieren den Einfluss männlicher Hormone auf das Wachstum verbliebener Krebszellen. Beide Therapien beeinträchtigen das Wohlbefinden, wie man sich vorstellen kann. Aber gibt es eine Alternative, wenn die Krankheit ansonsten sicher zum Tode führt? Nehmen viele Patienten nicht alles Mögliche in Kauf, nur dass man sie rettet? Und will man nicht durch immer ausgefeiltere Techniken möglichst frühzeitig wissen, ob man nicht krebskrank ist (Deutsches Ärzteblatt, 2016, Nr. 113, S. 235–241)? Diese Fragen lohnt es sich manchmal zu stellen.

Vordergründig beantworten viele diese Fragen mit Ja. Doch je mehr man über die Materie Bescheid weiß, desto skeptischer wird man. Was hätte man zum Beispiel davon, würde man Krebszellen oder winzige Tumore bei jedem Menschen jederzeit nachweisen können? Verwirrung, Handlungsdruck und Verzweiflung wären die Folge. Insofern stoßen moderne Untersuchungstechniken an natürliche Grenzen. Immer besser auflösende bildtechnische Verfahren zeigen unter Umständen Veränderungen, die gar nicht relevant sind. Entscheidend ist demnach die Erfahrung zu wissen, ab wann man was und wie untersuchen und behandeln sollte. Der zu frühe Nachweis bösartiger Zellen in der weiblichen Brust, der Schilddrüse oder in der Prostata verführt zur Behandlung, obwohl der Körper in vielen Fällen alleine damit fertig wird und die frühe Behandlung für den Patienten keinerlei Nutzen bringt. Man spricht von Überdiagnostik. Jeder 80-jährige Mann hat ganz sicher bösartige Zellen in seiner Vorsteherdrüse. Viele merken das nicht und die meisten sterben nicht daran. Muss er das also jetzt wissen? Ein einfacher Bluttest (mit Bestimmung des prostataspezifischen Antigens – „PSA") verführt dazu nachzusehen. Heute weiß man, dass dieses Tests wegen in den vergangenen Jahrzehnten Hunderttausende von Amerikanern überflüssigerweise an der Prostata operiert wurden. Sie hätten ihre Krankheit niemals bemerkt oder wären später und auf andere Weise genauso gut behandelt worden. Stattdessen leiden einige bis heute an den Folgen der Operation. Frühes Erkennen mancher bösartigen Krankheiten (und damit die frühe Behandlung) führt nicht immer dazu, dass weniger Menschen an diesem Leiden sterben. Es erscheint oft auszureichend zu warten (New England Journal of Medicine, 2017, Nr. 376 [13], S. 1285–1289; Journal of the American Medical Association [JAMA], 2015, Nr. 314 [8], S. 825–826; The Lancet, 2014, Nr. 384, S. 2027–2035 und 2017, Nr. 389, S. 1582; Deutsche Medizinische Wochenschrift, 2016, Nr. 141, S. 6–7). Verursacht die Krankheit Beschwerden, fällt zum Beispiel das Wasserlassen schwer, lässt man sich natürlich behandeln.

In der Qualität der Behandlung gibt es große Unterschiede. 2016 wurden in Deutschland 70.000 radikale Entfernungen der Prostata in etwa 500 urologischen Abteilungen durchgeführt. In vielen von ihnen werden noch nicht einmal zehn solcher Eingriffe im Jahr durchgeführt. Man kann erst dann eine gute Qualität der Behandlung unterstellen, wenn in einer Abteilung mindestens 50 solcher Eingriffe durchgeführt werden. In Deutschland betrifft das gerade einmal 200 solche Einrichtungen.

Bei Matthias Matthöfer war die Erkrankung schon so weit fortgeschritten, dass bei ihm Beschwerden aufgetreten und sogar die

Lymphknoten der Nachbarschaft von bösartigen Zellen befallen waren. Somit war die Operation kompliziert, dauerte lange und hatte wegen ihrer Ausdehnung in die Umgebung durch postoperative Vernarbungen infolge unterbundener Blut- oder Lymphgefäße auch die Neigung, den Abtransport von Flüssigkeit aus den Beinen zu behindern. Aus diesem Grund schwollen gelegentlich Knöchel und Unterschenkel an, was zu Spannungs- und Schweregefühl führte. Es kam auch zu einer Lymphozele, einer Ansammlung von Flüssigkeit im Bauch, infolge eines offen gebliebenen Lymphgefäßes. Sie bilden sich meistens von selbst zurück und bedürfen keiner Behandlung. Der Bedarf einer stationären Rehabilitation war bei dem Patienten gegeben. Beschwerden, funktionelle Beeinträchtigungen und Störungen der Teilhabe waren offenkundig und nicht wesentlich anders als bei vielen anderen Patienten in einer vergleichbaren Situation (Der Onkologe, 2006, Nr. 12, S. 434–443).

Die Kollegen der Rehaklinik nahmen den Patienten bei sich auf, wie Tausend andere mit so einer Konstellation. Der Aufnahmeuntersuchung folgte am nächsten Tag eine fachärztliche urologische Konsultation. Die Lymphozele wurde zu diesem Zeitpunkt nachgewiesen, aber als nicht behandlungsbedürftig eingestuft. Nur die Beine waren etwas angeschwollen. Daraufhin erhielt der Patient Lymphdrainagen verordnet, die allerdings erst nach sieben Tagen begannen. Die Verzögerung war unglücklich und vermeidbar, aber nicht entscheidend. Zwischenzeitlich sammelte sich auch im Bauch immer mehr Flüssigkeit an. Das stand jedoch nicht mit der fehlenden Lymphdrainage im Zusammenhang, sondern musste als Komplikation gewertet werden. Jetzt kam eins zum anderen. Die Beine wurden dicker und die Menge an Bauchwasser nahm zu. Schließlich blieb den Ärzten der Rehaklinik nichts anderes übrig, als den Patienten in die Akutklinik zurückzuüberweisen. Dem Träger der Rehaklinik machte man nun zum Vorwurf, nicht umgehend alles in die Wege geleitet zu haben, um das Lymphödem in den Beinen zu behandeln und die Lymphozele nicht rechtzeitig erkannt zu haben. Beides musste ich zurückweisen.

Den Mitarbeitern der Klinik war nicht viel vorzuwerfen. In einer perfekten und exklusiv auf diesen Patienten ausgerichteten Welt hätte man sich vielleicht einen persönlich zugeteilten Lymphtherapeuten gewünscht, der unmittelbar am Tag nach der Operation mit seinen Behandlungen begonnen hätte. Doch der Patient war vor dem Antritt des Reha-Verfahrens eine Woche lang zu Hause, wo er keine einzige Lymphtherapie erhalten hatte. Die von der Solidargemeinschaft finanzierten Kliniken sind nicht mit so vielen Mitarbeitern ausgestattet, als dass man für jeden einzelnen Patienten das Maximale erreichen kann. Das fünfte Buch des Sozialgesetzbuchs gibt die Richtung vor. Leistungen müssen *„ausreichend, zweckmäßig und wirtschaftlich sein, sie dürfen das Maß des Notwendigen nicht überschreiten"*. Es geht darum, durchschnittlich gute Leistungen zu erbringen. Der Personalstand in einer Rehaklinik ist so bemessen, dass besonders bedürftige Patienten etwas mehr und andere etwas weniger Einzelanwendungen erhalten. Insgesamt gesehen ist der Personalstand knapp bemessen, aber die Leistungen erfüllen die Kriterien. Die weitaus meisten sind mit ihrem Therapieplan zufrieden.

Patienten wie Herr Matthöfer begegnen uns dennoch jede Woche. Sie erwarten ein auf sie persönlich zugeschnittenes und möglichst perfekt abgestimmtes Programm. Ihnen kann man aber nicht alles recht machen. Besonders problematisch ist es, wenn unrealistische Erwartungen mitgebracht werden, Patienten glauben, man könne sie heilen oder vollkommen wieder auf die Beine stellen, obwohl die zugrunde liegenden Erkrankungen chronischer Natur sind und die zu reparierenden Defekte Folge jahrzehntelangen Verschleißes. Dann mag die Reparatur oder Korrektur gelingen, doch die zugrunde liegenden Krankheiten sind damit nicht aus der Welt. So kommt es zu unerfüllbaren Erwartungen oder zu Komplikationen und in Folge dessen zu weiterer Unzufriedenheit. Bei manchen Patienten endet dieser Kreislauf niemals. Wenn die behandelnden Ärzte ihre Patienten dann nicht ausreichend über die Natur und die Folgen ihrer Erkrankung und die realistischen Möglichkeiten der Behandlung aufklären, sondern sie im Bewusstsein belassen, alles könne in der Rehaklinik rückstandslos instand gesetzt werden, sind Beschwerden bei Komplikationen programmiert.

Unter solchen Umständen erwartet die Kollegen in der Rehaklinik eine kaum zu lösende Aufgabe. Viele Patienten sind sich nicht über die Natur ihrer Erkrankung oder die Behandlungsfolgen im Klaren. So beklagte Herr Matthöfer eine große Müdigkeit und das Gefühl, insgesamt weniger Kraft zu haben. Er brachte das nicht in einen Zusammenhang mit der antihormonellen Therapie. Hatte man dem Patienten erläutert, was eine solche überhaupt bedeutet? Der Mangel an Testosteron führt bei fast allen Männern zu Leistungsabfall und Müdigkeit. Die Patienten darüber zu informieren und ihnen Tipps und Tricks zu verraten, was man dagegen unternehmen kann, ist Aufgabe derjenigen, die diese Medikamente verordnen. In einer Rehaklinik kann man überprüfen, ob die Patienten mit den Folgen ihrer Behandlung zurechtkommen, und sie natürlich ebenso beraten. Komplett rückgängig machen kann man die Folgen der Therapie zumeist nicht.

Insgesamt stelle ich bei vielen Patienten ein großes Informationsbedürfnis zu Krankheit und Behandlungsfolgen fest. Die meisten sind über ihre persönliche Situation, insbesondere über Stadium, mögliche Behandlungsalternativen und Heilungsprognose ihrer Tumorerkrankung unzureichend informiert. Wir versuchen das auf verschiedene Weise aufzufangen und nachzuholen. Dazu dienen die blauen Ratgeber der Deutschen Krebshilfe (und andere), Sprechstunden, wöchentliche Visiten sowie Einzelgespräche in meinem Büro. Schließlich gibt es die Vorträge in der Klinik. Sie umfassen allgemeine und spezielle Fragestellungen.

So erleichtert es die meisten Menschen zu erfahren, dass in unserem Land jeder Zweite im Laufe seines Lebens von einer Krebserkrankung betroffen sein wird. Bis 2030 soll sich die Zahl der weltweit neu an Krebs erkrankten Menschen massiv erhöhen und auf mehr als 20 Millionen in einem Jahr ansteigen. Die Ursachen sind zwar vielschichtig, doch Krebs gehört auch zu den natürlichen Todesursachen.

Die verbreitetste Krebsform weltweit war 2016 der Lungenkrebs mit zwei Millionen Neuerkrankungen im Jahr und einer Sterblichkeit von über 90 Prozent. An Brustkrebs erkrankten etwas weniger Menschen, dann folgte Darmkrebs. Nahezu alle Wissenschaftler fordern strikte Gesetze, um den Konsum von Tabak, Alkohol und zuckerhaltigen Getränken zu senken. Stark im Fokus ist auch das

Übergewicht. Die Sterblichkeit an Krebs nimmt mit zunehmendem Körpergewicht deutlich zu.

> Zur Vermeidung von Krebserkrankungen sind nach Angaben von 250 Forschern, die im Auftrag der Weltgesundheitsorganisation tätig waren, „*gesellschaftliche und natürliche Umfelder, die gesunder Ernährung und körperlicher Betätigung zuträglich sind*", notwendig.

Fertiggerichte und Getränke, die weniger Zucker, raffinierte Stärke, Fett, Salz und Süßstoffe enthalten, könnten das Risiko für chronische Erkrankungen wie auch Krebs wirksam verhindern. 2016 sind in Deutschland nach Schätzung des Zentrums für Krebsregisterdaten im Robert-Koch-Institut (www.rki.de) 500.000 Neuerkrankungen von bösartigen Leiden diagnostiziert worden. Davon sind etwas mehr Männer als Frauen betroffen. Lungenkrebs ist die dritthäufigste Krebserkrankung sowohl bei Männern als auch bei Frauen, jedoch diejenige mit der höchsten Sterblichkeitsrate. Bei Männern sind neun und bei Frauen mindestens sechs von zehn Lungenkrebserkrankungen auf das Rauchen zurückzuführen. Besonders gefährlich ist die Kombination mit Alkohol. Die Grenze für einen noch vertretbaren Genuss liegt bei einem halben Liter Bier oder einem Viertelliter Wein bei Männern und etwa der Hälfte davon bei Frauen. Schrankenloser Genuss wird beim Verzehr von Obst, Gemüse und Salat empfohlen.

Herrn Matthöfer hatte man versucht, von seinem bösartigen Leiden zu befreien, also sein Leben zu retten. Dazu hatte man ihm eine umfassende und eingreifende Operation zugemutet. Zu erwarten, dass alles gelingt – das Leben zu retten und die Lebensqualität auf dem Niveau zu sichern, wie es ohne Krankheit im gesunden Zustand gewesen ist –, war sehr viel, zu viel verlangt.

> Das „*Zufriedenheitsparadox*" zeigt die Vielschichtigkeit im Konzept des Begriffs der Lebensqualität.

So muss die Qualität des Lebens nicht zwangsläufig schlecht sein, wenn man krank ist, und sie ist noch lange nicht gut, wenn man gesund ist. Persönliche Lebensumstände spielen eine entscheidende Rolle. Gerade sie sind nicht in Stein gemeißelt und unterliegen Veränderungen. Vermutlich wird es deswegen auch immer so sein, dass Ansprüche, Möglichkeiten und Wirklichkeit im Einzelfall auseinanderklaffen.

Regeln des Zusammenlebens in der Rehabilitationsklinik

Im verhältnismäßig abgeschirmten Kosmos unserer Klinik finden sich alle denkbaren zwischenmenschlichen Besonderheiten wieder. Das Zusammenleben von Deutschen und Migranten oder von Menschen verschiedener Muttersprache und gesellschaftlicher Schicht funktioniert bei uns im Prinzip seit vielen Jahren ganz ausgezeichnet. Nur sehr selten gibt es ausländerfeindliche Bemerkungen oder Anfeindungen, die sich auf das Anderssein beziehen. Es herrscht ein Klima gegenseitigen Respekts, wenigstens von gegenseitiger Toleranz. Das weicht ab von den Zuständen auf manchen Straßen oder Vierteln, was sicherlich mit den klaren Strukturen und der hierarchischen Organisation eines Klinikbetriebes zu tun hat. Dazu gehören die Hausordnung und deutliche Ansagen, was Verstöße betrifft, in meinen Einführungsvorträgen. Können hingegen im öffentlichen Raum, wie es Fußballstadien nun mal sind, trotz offiziellen Verbots Bengalo-Feuer im laufenden Spiel gezündet werden, ist die überaus freundliche Aufforderung, es doch bitte sein zu lassen, vermutlich weniger wert als eine klare Ansage, bei Wiederholung den kompletten Fanblock direkt zu räumen. Der soziale Druck, es sein zu lassen, wäre enorm.

Durch die ersten Vorträge nach der Anreise erfahren die Patienten bei mir im Haus, worum es geht, wie bei uns die Abläufe funktionieren, an wen man sich wenden kann und wer in letzter Instanz für alles zuständig ist. Außerdem wird jedem klargemacht, dass er es mit mir zu tun bekommt, wenn gegen Normen verstoßen wird. Hinzu kommen die vielen ausgesprochenen und unausgesprochenen

Regeln des Zusammenlebens und ein gemeinsames Schicksal, das die Patienten zusammenschweißt. Viele Betroffene helfen sich und unterstützen einander in wunderbarer Weise. Der eine erledigt Besorgungen für den anderen, der Nächste nimmt seinen Nachbarn mit in die Physiotherapieabteilung. Auch Sonderlinge, Menschen, die sonst niemanden haben und ihr Leben allein verbringen, werden gut integriert. Das zeigt mir, dass zwischenmenschliches Leben ganz verschiedener Individuen durchaus funktionieren kann, wenn ein Klima der gegenseitigen Achtung herrscht.

In der Klinik gibt es zum Beispiel ein klares Rauchverbot. Es wird so gut wie nie gebrochen. Wer bei Verstand ist und einmal erwischt wird, wird ermahnt und beim zweiten Mal offiziell verwarnt. Beim dritten Mal fliegt er raus, unmittelbar und gnadenlos. Eine solche Strategie des „three times and you are out" hatte in der Clinton-Regierung seinerzeit die Gewaltbereitschaft und Kriminalitätsrate amerikanischer Großstädte deutlich gesenkt. In Deutschland kommen Serientäter sogar nach mehreren erheblichen Delikten immer wieder auf freien Fuß, man hat keine Handhabe. Auch was den Konsum von Alkohol bei uns in der Klinik betrifft, sind wir tolerant – bis zu einem gewissen Grad. Wir wollen den Menschen nicht verbieten, Alkohol zu konsumieren. Sie dürfen allerdings weder sich noch andere gefährden. Bringt ein Patient Alkohol ins Haus, wird das zur Kenntnis genommen oder auch nicht. Pöbelt er betrunken herum, randaliert er oder belästigt andere Personen, gilt das oben genannte Prinzip. Ist der Patient uneinsichtig oder leugnet er sein Verhalten, tritt er seine Heimreise noch schneller an.

Manchen Gästen ist die Qualität der Unterbringung nicht gut genug. Ihnen ist das Zimmer zu klein oder das Buffet entspricht nicht ihren Ansprüchen. Interessant sind dann oft ihre Lebenshintergründe. Es sind nämlich keineswegs verwöhnte Wohlhabende und umfassend Gebildete, denen es nicht genügt, sondern überzufällig häufig diejenigen, die von einem knappen Budget leben müssen. Ihnen geht es nicht schnell genug, sie sind mit dem Ton des Mitarbeiters an der Zentrale nicht zufrieden oder sie haben angeblich nicht ausreichend viele Anwendungen. Manchmal ist an den Beschwerden etwas dran, meistens nicht.

Um die Qualität hochzuhalten und transparent zu machen, haben wir ein Qualitätsmanagement ins Leben gerufen. Die Patienten können sich auf unterschiedliche Weise und niederschwellig bemerkbar machen, wenn sie etwas vorbringen wollen. Entweder sie sprechen die Person direkt an, an der es etwas auszusetzen gibt, oder sie erwähnen es bei der Visite. Patienten können donnerstags um 15 Uhr ihr Lob oder ihren Tadel bei meiner Sekretärin in der Cafeteria loswerden oder anonym an der Zentrale in einem Briefkasten. Man kann sich auch bei mir direkt beschweren. Schließlich gehen wir zwei Wochen nach der Aufnahme aktiv auf jeden Patienten zu und wollen wissen, ob er zufrieden ist. Ärgerlich sind dann besonders die schriftlichen Beschwerden beim Kostenträger nach Beendigung des Aufenthaltes. Dann ist es für Anpassungen zu spät. Manchmal reiben sich die Patienten an den Briefen auf, die an sich für den weiterbehandelnden Arzt gedacht sind. Sie verstehen sie nicht oder entdecken Flüchtigkeitsfehler.

Der sieben- bis neunseitige Brief selbst soll innerhalb von neun Tagen seinen Adressaten erreichen. Das ist nicht leicht, selbst wenn man ihn innerhalb von drei Tagen nach der Entlassung diktiert. Um das zu erleichtern, wird nach Aufnahme des Patienten die erste Hälfte des Briefes innerhalb der ersten Tage fertiggestellt. Sie enthält die Krankheitsgeschichte unter Berücksichtigung der Angaben des Patienten aus einem Selbstauskunftsbogen, die Untersuchungsbefunde, die Therapieziele und den Behandlungsplan. Nach der Entlassung müssen dann nur noch Befunde und Ergebnisse des Aufenthaltes diktiert werden. Danach wird getippt, Korrektur gelesen, vom Chefarzt oder Oberarzt nochmals gelesen und endgültig unterzeichnet. Anschließend wird kopiert, eingetütet und zusätzlich elektronisch verschickt. Es sind viele verschiedene und notwendige Schritte.

Noch immer enthalten die Entlassungsberichte aus den Rehakliniken viele Informationen, auf die man meines Erachtens verzichten könnte. Sie machen die Berichte zu lang und man fragt sich, wer sie lesen soll. Haus- und Fachärzte müssen sich auf das Wesentliche beschränken und die Versicherer interessiert vor allem die sozialmedizinische Beurteilung. Warum also nochmals eine ausführliche Krankengeschichte, die den behandelnden Ärzten eigentlich bekannt sein sollte? Warum die Beschreibung des genauen Reha-Ablaufs, wenn es um das Ergebnis geht? Wozu die ehemalige Berufsanamnese, wenn der Patient berentet ist? Mittlerweile hat man zwar kleine Verbesserungen umgesetzt, doch es bleibt bei über sieben Seiten. Und noch immer ähneln Reha-Briefe zu sehr denen einer Akutklinik und werden dann durch rehabilitations- und sozialmedizinische Belange erweitert.

Rehabilitation und das System müssen sich rechnen

Noch immer glauben einige, Rehabilitation sei verzichtbarer Luxus. Doch die von der Renten- und der Krankenversicherung finanzierte medizinische Rehabilitation rechnet sich. Sie ist eine erfolgreiche Investition und arbeitet wirtschaftlich effizient. Es heißt, eine Amortisation erfolge bereits ab dem dritten Monat fortgeführter Erwerbstätigkeit aufgrund einer Rehabilitation. Das ist die mathematische Aufrechnung. Es gibt nur wenige seriöse Vergleiche zu Patientengruppen, die kein Reha-Verfahren angetreten haben. Qualitativ hochwertige und bezahlbare Reha-Leistungen ermöglichen jedoch im Grundsatz ein längeres Arbeitsleben, sie verhindern Krankenhausaufenthalte und reduzieren weitere teure medizinische Maßnahmen. Auch das rechnet sich. In der Rehabilitationsmedizin hat man die Zeit, den Patienten mit seiner Biografie, Lebenswelt, den zugrunde liegenden Erkrankungen und Folgestörungen kennenzulernen, um ihm Lösungen für die Zukunft anzubieten. Wir klären auf, informieren und beantworten Fragen.

Arbeitet die Akutmedizin wirtschaftlich? 200 Milliarden Euro werden für medizinische Maßnahmen in den letzten drei Lebensjahren eines Menschen ausgegeben. Man schätzt, dass 100 Milliarden davon überflüssig sind. Patienten an ihrem Lebensende werden häufig überdiagnostiziert und übertherapiert. Ärzte stellen falsche Indikationen, Krankenhäuser und Praxen stehen im Wettbewerb und treiben die Kosten durch eine Ausweitung der Leistungen in die Höhe. Jeder Arzt mag die von ihm verordneten Medikamente rechtfertigen können. Doch wenn er gar nicht weiß, welche anderen Ärzte vom Patienten zugleich konsultiert werden? Allein die Unverträglichkeiten von Arzneimitteln begründen bis zu fünf Prozent aller Krankenhauseinweisungen. Während also viele Arzneimittel Schaden anrichten, behelfen sich Patienten oft damit, ihre Präparate gar nicht, wechselnd oder je nach Tagesform einzunehmen. Die Gründe für diese Non-Adhärenz sind zwar vielschichtig und rangieren von beabsichtigt bis zu unbeabsichtigt oder hängen von der Arzt-Patienten-Beziehung genauso ab wie vom Wirkstoff, Bildungsniveau und den Kosten.

Am Ende treibt die Nicht-Adhärenz auch die Kosten in die Höhe. Sie müsste dringend verbessert werden. Dazu bedarf es spezieller Angebote, die den Patienten in seiner Besonderheit berücksichtigen. Dauerhaft „heilbar" ist eine mangelhafte Einnahmetreue jedoch nicht. Nach dreieinhalb Jahrzehnten in der Medizin stelle ich fest, dass die meisten mit der Komplexität des Gesundheitswesens, dem Verständnis von Gesundheit und Krankheit bis hin zur Einnahme ihrer Medikamente überfordert sind. Sie haben teilweise unterschiedliche Empfehlungen aus den Kliniken erhalten, die der Hausarzt korrigiert. Es entsteht Verwirrung. Bei meinen Visiten sehe ich große Packungen verschlossener oder angebrochener Arzneimittel, die man dem Patienten mitgegeben hat, ohne dass sie jetzt noch erforderlich sind. Medikamentenpläne stehen im Widerspruch zum Eigenregime. Wofür die Präparate sind, ist nur teilweise bekannt. In der Rehaklinik bemühen wir uns zu sortieren und alles auf ein vernünftiges Maß zu beschränken. So kann man Kosten reduzieren.

Teilstationäre Reha bei Wolfhard Lütke

Der Bereich der ambulanten Rehabilitationen hat sich in den letzten Jahren gegenüber den stationären Verfahren als eine eigenständige Säule etabliert. Ihre Stärke habe ich bereits am Beispiel von herzkranken Patienten beschrieben. Bei der teilstationären Rehabilitation wird dem Patienten ein Zimmer in einer Rehaklinik angeboten, in das er sich tagsüber zurückziehen kann. Am Tagesende fährt der

Patient heim. Das sollte nicht weiter als 45 Minuten von der Klinik entfernt liegen.

Bei Herrn Lütke wurde 2016 mit einer bösartigen Neubildung die Vorsteherdrüse diagnostiziert. Die Krankheit hatte bereits mehr als einen Lappen infiltriert. Eine Therapie war medizinisch geboten. Bei kaum einer anderen bösartigen Erkrankung besteht hinsichtlich der therapeutischen Vorgehensweise so viel Spielraum. Während ansonsten das Prinzip gilt, eine bösartige Erkrankung möglichst frühzeitig zu erkennen und zu beseitigen, ist das hier anders. Wie wir schon gesehen haben, betrifft Prostatakrebs vorwiegend ältere Männer. Der Verlauf ist zumeist langsam und eher gutmütig, sodass eine überstürzte und radikale Behandlung in vielen Fällen gar nicht angezeigt ist. Die Zahl der Neuerkrankungen liegt in Deutschland bei gut 60.000 pro Jahr. Sie ist die häufigste Krebserkrankung des Mannes. Weltweit rangiert die Prostatakrebskrankheit nach dem Lungenkrebs an zweiter Stelle. Die Dunkelziffer ist hoch. Die Wahrscheinlichkeit, dass Männer im Laufe ihres Lebens daran erkranken, steht eins zu eins. Von den Betroffenen hat aber nur jeder zehnte Beschwerden. Das Risiko der Behandlung einer Krankheit, die keine Beschwerden verursacht, besteht in potenziell vermeidbaren Behandlungsfolgen. Das sind der schlecht kontrollierbare Urinfluss und die „erektile Dysfunktion“, die aufgehobene Gliedsteifigkeit.

Bei Wolfhard Lüdke bestanden vor der Behandlung erhebliche Beschwerden beim Wasserlassen. Er musste Tag und Nacht Wasser lassen und es bereitete ihm Mühe. Der Urologe ließ den Blutwert (das PSA) bestimmen. Hier war es sinnvoll, es lagen ja Beschwerden vor. Man entfernte die Drüse mit Hilfe eines Operationsroboters, der wegen seiner Vorzüge nach dem Universalgenie Leonardo da Vinci benannt wird. Durch ihn kann der Chirurg über einen Bildschirm ferngesteuert besonders gewebsschonend operieren. Sind jedoch Gewebe in der Nachbarschaft und Lymphknoten befallen, können erektile Dysfunktion und Harninkontinenz dennoch nicht immer vermieden werden. Früher mussten die Patienten eigentlich immer mit diesen Störungen rechnen. Mit Einführung von Vakuumpumpen, Injektionen bestimmter Substanzen in die Schwellkörper des Penis oder die Gabe von Arzneimitteln wie Sildenafil (Viagra) wurde die Fähigkeit zur Erektion deutlich verbessert.

Die Harninkontinenz wurde bei Wolfhard Lüdke durch den sogenannten „PAD-Test" überprüft. Man überprüft hierbei das Gewicht einer Windel, die der Patient für einen definierten Zeitraum und vor bestimmten Übungen angelegt hat. Man will zum Beispiel erfahren, wie viel Urin der Patient nach 100-maligem Auf- und Absteigen einer Stufe oder 10-maligem Husten verliert. Alle Übungen sind standardisiert, wie etwa das Auf-der-Stelle-Laufen für die Dauer von einer Minute oder das Händewaschen unter laufendem Wasser oder eine halbe Minute lang mit geschlossenen Beinen oder wechselseitig geschlossenen und gespreizten Beinen springen. Eine Alternative ist die Erfassung der Urinmenge über 24 Stunden unter Alltagsbedingungen. Es gibt dabei vier Schweregrade (0–10, 11–50, 51–100 und über 100 Gramm). Durch eine Ultraschalluntersuchung überprüft man nach der Entleerung den Füllungsgrad der Blase. Die Restharnmenge (Menge von Urin in der Blase nach dem Gefühl vollständiger Entleerung) soll möglichst gering sein, auch um das Infektionsrisiko in der Blase zu senken. Durch Bio-Feedback-Verfahren kann der Patient die willkürliche Aktivität seiner Beckenbodenmuskulatur auf einem Bildschirm sichtbar machen (Comicfigur hüpft bei erfolgreicher Kontraktion über Hindernisse). Dazu verbindet man die am Beckenboden angebrachten Elektroden mit einem Computer. Diese Feedback-Übungen gefielen Herrn Lüdke. Er wechselte die Comicfiguren von Tag zu Tag und lernte auf diese Weise schnell, den Urin zu halten und auf Kommando zu entleeren. Ziel des Kontinenz-Trainings ist es, den Beckenboden und die relevanten Schließmuskeln zu trainieren.

Der Beckenboden ist eine Muskelplatte, die sich vom Schambein bis zum Steißbein erstreckt und das nach unten offene Becken durch mehrere Muskelschichten verschließt. Seine Aufgabe ist es, die inneren Organe an Ort und Stelle zu halten. Der Boden wird durch die Harnröhre mit dem Harnröhrenschließmuskel und durch den Darm mit dem Afterschließmuskel durchbrochen. Um effektives Kontinenz-Training durchführen zu können, ist es notwendig, sich auf den Harnröhrenschließmuskel zu konzentrieren. Ein bekannter

Test hierbei ist das Unterbrechen des Harnstrahls auf der Toilette. Das sollte man allerdings nur nach Anleitung probieren. Das Anspannungsprogramm unterteilt sich üblicherweise in verschiedene Blöcke und wechselt sich mit Atem- und Entspannungsprogrammen ab. Innerhalb der ersten vier Wochen nach der Operation sollte man nicht über 5 Kilogramm schwere Lasten heben. Erst nach Ablauf von drei Monaten können Gewichte von über 15 Kilogramm gehoben werden. Dann ist auch das Fahrradfahren, Tennisspielen und Kegeln erlaubt. Vorher muss nach den individuellen Gegebenheiten entschieden werden, welche Belastungen zugemutet werden können. Das Schwimmen ist aus hygienischen Gründen nur dann möglich, wenn Kontinenz besteht. Bis dahin müssen Männer auch bei geringer Inkontinenz ein Urinal-Kondom anlegen, wenn sie sich nicht mit Vorlagen behelfen wollen.

Bei der ambulanten Rehabilitation steht Patienten keine Klinik mit allen Therapieangeboten zur Verfügung. Dort werden in erster Linie physiotherapeutische und Ausdauer- oder Kraft-Trainingsprogramme angeboten. Auf ein integriertes Konzept mit kombinierten und ineinandergreifenden pflegerischen, psychologischen, seelsorgerischen und therapeutischen Angeboten jeder Art kann nicht zurückgegriffen werden. Deswegen werden auch in Zukunft nur bestimmte Patienten, etwa mit Knochen- oder Gelenkproblemen oder nach Herzleiden, für ambulante Verfahren infrage kommen. Ein Problem für die Betreiber bleibt die Wirtschaftlichkeit.

Die Relevanz der Prognose

In meinem Buch zur Palliativmedizin (*„Für ein gutes Ende"*, Heyne Verlag, 2014) nimmt die Lebenszeitprognose von Patienten einen großen Raum ein. Dahinter steckt die Frage, mit welcher Wahrscheinlichkeit die Patienten noch wie lange zu leben haben. Das ist für viele Entscheidungen wichtig. In einer onkologischen Schwerpunkteinrichtung betrifft die Frage nach der Prognose die Wahrscheinlichkeit, mit der Patienten von ihrem Tumorleiden geheilt werden konnten. Das unterscheidet onkologische Reha-Einrichtungen von anderen und hat Einfluss auf die spätere Arbeitsfähigkeit. Im Gegensatz zu noch vor zwei Jahrzehnten leben Menschen nach einer Krebsbehandlung immer länger. Zwei von drei Männern und Frauen mit Dickdarmkrebs leben zum Beispiel heute länger als fünf Jahre. Dazu addiert sich eine immer größer werdende Zahl von Patienten mit Metastasen und chronischem Krankheitsverlauf. Bei bis zu jedem Dritten ist nach Angaben des Robert-Koch-Instituts mit multimodalen Behandlungsstrategien sogar ein langzeitiges Überleben zu erreichen.

In Deutschland leben gegenwärtig etwa anderthalb Millionen Menschen mit einer Krebserkrankung, von denen fast die Hälfte im erwerbsfähigen Alter ist. Vier Millionen Menschen sind unter uns, die irgendwann an Krebs erkrankt waren. Davon haben mehr als eine Million Menschen die Krankheit länger als zehn Jahre überlebt (Robert-Koch-Institut: *„Bericht zum Krebsgeschehen in Deutschland"*, 2016).

Deswegen sind nicht nur Konzepte der Nachuntersuchung und -behandlung wichtig (wer profitiert in welchem Stadium von welcher Therapie), sondern auch Konzepte, um die Funktionsfähigkeit von Körper, Geist und Seele langfristig zu erhalten (Support Care Cancer, 2016, Nr. 24, S. 865–870 und Im Focus Onkologie, 2016, 19 [4], S. 44–47). Vor allem Menschen, die in jungen Jahren eine Krebserkrankung hatten, benötigen Angebote, um Langzeit-Toxizitäten zu reduzieren und auf dem Arbeitsmarkt bestehen zu können (Onkologe, 2017, Nr. 23, S. 129–135). Nur ein verhältnismäßig kleiner Teil von ihnen findet jedoch den Weg zurück ins Berufsleben. Sie erzielen dann ein deutlich geringeres Einkommen. Auch wenn eine Heilung erreicht sein sollte, sind die Folgen der Behandlung nicht selten noch Jahre bis Jahrzehnte später spürbar. Man schätzt, dass etwa eine Viertelmillion Jüngere unter uns leben, die in den vergangenen 20 Jahren wegen einer malignen Erkrankung behandelt werden mussten. Für sie ist 2016 von der Deutschen Stiftung für junge Erwachsene mit Krebs das Onlineportal www.junges-krebsportal.de verfügbar.

Man vermutet heute, dass das Gesundheitsverhalten Betroffener für ihre Zukunft genauso wichtig ist wie die molekularbiologischen Eigenschaften ihres Tumors. Ansätze und interdisziplinäre Forschungsanstrengungen zu den Auswirkungen der sogenannten Tertiärprävention sind demnach erforderlich (www.aerzteblatt.de/ 141942). Auch nach Schlaganfällen oder schweren Unfällen wie bei Michael Schumacher ist die Prognose der Ausheilung wichtig. Fragen hierbei sind: Welche Restfunktionen sind noch vorhanden und mit welcher Wahrscheinlichkeit kann man durch eine Rehabilitation welches Ziel wann erreichen? Erst durch Erfahrung lernt man das und kann realistische Ziele festlegen. Kenne ich mich nicht aus, laufe ich Zielen hinterher, die nicht erreichbar sind, und alle Beteiligten sind unzufrieden. Weiß ich, was erreichbar ist, habe ich die Übersicht und kann dem Patienten Hoffnung machen oder ihm frühzeitig die Begrenztheit der Möglichkeiten aufzeigen.

Patienten, die wegen der Folgen ihrer Krebserkrankung (meistens wegen der Therapiefolgen) in die Cecilien-Klinik kommen, repräsentieren einen Querschnitt der Gesellschaft. Hier finden sich Menschen aller Schichten, Länder und Bildungsniveaus. Die meisten haben erheblichen Wissensdurst. Sie kennen ihre Heilungsprognose oftmals nicht, wissen weder in welchem Stadium ihre Erkrankung behandelt worden ist und was das bedeutet noch welche Alternativen zur Behandlung vorgelegen haben. Die Skepsis, die sie begleitet, also die Frage, ob auch alles seine Richtigkeit hatte, was mit ihnen passiert ist, spricht aus ihren Gesichtern und den Bemerkungen, die sie machen.

Ein gewisser Prozentsatz ist nicht geheilt worden und wird auch in Zukunft nicht geheilt werden können. Gewichtsverlust, Leistungseinbruch, eine nicht bekannte Schwitzneigung, Schwellungen, Blutungen, Schluckbeschwerden oder Stimmstörungen können Warnsignale eines Rückfalls sein. In vielen Fällen reicht eine zweite Operation nicht mehr aus, um ein endgültig befriedigendes Behandlungsergebnis zu erreichen. Bei einigen ist die Erkrankung ohnehin erst recht spät und in fortgeschrittenem Zustand entdeckt worden. Eine Heilung ist dann ohnehin eher unwahrscheinlich. Den meisten Betroffenen hat man das alles nicht mitgeteilt. Sie kommen zu uns und die überwiegende Mehrheit meint, sie sei geheilt worden. Unsere Aufgabe ist es hierbei nicht, eventuell unterlassene Aufklärungsgespräche nachzuholen oder, wie auf meiner Palliativstation, Schritte zu unternehmen und herauszufinden, was jeder einzelne Patient über sich weiß, was er wissen will und was das letztlich für ihn bedeutet. Wir hätten für nichts anderes mehr Zeit und es macht auch deswegen wenig Sinn, weil wir die Ärzte nicht kennen, die mögliche Aufklärungsgespräche geführt haben.

Trotzdem fassen sich manche Patienten ein Herz und wollen von mir wissen, wo sie stehen. Dazu tragen die Aufklärungsvorträge am Montag und Dienstag ihren Teil bei, nun auch endlich bei sich selbst erfahren zu wollen, was los ist. Oder ein Patient kommt im Rahmen der Visite darauf zu sprechen und vertieft das Gespräch anschließend in meinem Büro. Etliche Patienten mit schlechter Prognose verlassen mit Nichtwissen unser Haus. In meinen Vorträgen spreche ich die mögliche aktive Rolle der Patienten an und empfehle im Grundsatz, sich einzumischen und Fragen zu stellen. Die in unserem System bestehende Freiheit in der Kommunikation und die Möglichkeit, seine Einwilligung zu einer medizinischen Maßnahme zu verweigern, erfordern Transparenz in der Aufklärung aufseiten der Ärzte wie auch Mündigkeit aufseiten der Patienten, Fragen zu stellen und nachzuhaken.

Noch ein Wort zum Sinn einer Rehabilitation bei Menschen mit deutlich begrenzter Lebenserwartung. Gewiss wird eine Rehabilitation in diesen Fällen nicht das Ziel „Reha vor Rente" erfüllen können. Ich meine aber, das ist bei diesem Klientel auch gar nicht erforderlich. Die Änderung eines Therapieziels in der Medizin macht auch vor den Türen einer Rehabilitationsklinik nicht halt. In erster Linie sollen Patienten von der Zuwendung und Linderung ihrer Beschwerden profitieren. Wir versuchen es unheilbar Kranken in der Reha-Einrichtung so angenehm wie möglich zu machen und organisieren die Zeit nach ihrem Aufenthalt im Detail. Solange bestimmte Körperfunktionen noch erhalten sind, sollte man sie selbstverständlich auch trainieren. Die Therapeuten müssen sich in ihrer Haltung und Behandlung dann an diese Situation anpassen. Die beliebteste Anwendung im Haus ist die Teilkörpermassage. Für ihre

Verordnung gibt es aber nur wenige gesicherte Indikationen. Zu ihnen gehören Patienten mit Verspannungen im Nackenbereich nach Eingriffen im Kopf-Hals-Bereich. Patienten mit kurzer Lebenserwartung erhalten Massagen im Einzelfall.

Unerwartete Todesfälle

Der Tod kommt in einer Rehaklinik immer überraschend. An einem Sonntag wurde ich einmal durch den diensthabenden Arzt gerufen. Eine Patientin sei gestorben und kein Angehöriger auffindbar. Sie war morgens nicht zum Frühstück erschienen. In solchen Fällen benachrichtigen die Mitarbeiter im Speisesaal das zuständige Pflegepersonal. Meistens haben sich Patienten nicht abgemeldet, weil sie auswärts ihr Frühstück einnehmen, mitunter verschlafen sie.

Veronika Tuchen hatte ich vor gut zwei Wochen bei der Visite kennengelernt. In der Krankenakte hatte ich notiert: *„Blass, keine Kraft, geht nicht gut, kein Appetit, 25 Kilogramm abgenommen, noch keine Gewichtszunahme, kann nicht gut schlafen, immer noch Schmerzen, hohe Opioid-Dosis, kann kaum das Haus verlassen, keine Angehörigen, Nachbarin, hoher Puls, kein kurativer Eingriff“.* Frau Tuchen machte auf mich einen sehr kranken Eindruck. Sie führte ihre Sondennahrung direkt in den Magen ein und war im Bereich des Halses ganz braun bestrahlt. Sprechen konnte sie kaum. Der HNO-Arzt notierte: *„Progress der Erkrankung nicht ausgeschlossen“,* was so viel bedeutet wie: *„Fortschreiten des Tumors wahrscheinlich“.* Die Patientin hatte bereits eine kombinierte Radiochemotherapie erhalten und infolge von Krankheit und Behandlung so viel an Gewicht verloren, dass sie nur noch 50 Kilogramm auf die Waage brachte. Dabei war sie mit 1,80 Meter Körpergröße eine relativ große Person. Sie hatte einmal 75 Kilo gewogen und in vier Monaten ungewollt ein Drittel ihres Körpergewichts verloren. Die Blutwerte bestätigten den Mangelzustand. Es lag eine Unterfunktion der Schilddrüse vor sowie eine Blutarmut, Zeichen einer Entzündung und ein Mangel an gebildetem Albumin.

Wir mussten viele Stellschrauben zugleich betätigen, mochten den Organismus aber auch nicht überfordern. Für die Gabe von

Blutkonserven war es zu früh. Auch sprachen mehr Gründe gegen als für die Gabe von Antibiotika. Wichtig erschien mir, den Appetit anzuregen, die geistige Energie (die Patientin wirke lethargisch und antriebsschwach) wiederzuerlangen sowie auf eine sorgfältige Kalorienzufuhr zu achten. Die Patientin erhielt eine Woche lang morgens vier Milligramm Dexamethason. Kalorien sollte sie nicht zu viele, aber auch nicht zu wenige erhalten. In ihrem Fall reichten 2.000 am Tag. Außerdem sollten die Schwestern darauf achten, dass die Ernährungslösung nicht zu schnell einläuft, weil das sonst zu Durchfällen führen kann und die Nahrung dann vermutlich auch nicht so gut vom Körper aufgenommen wird. Sie darf aber auch nicht zu langsam einlaufen, damit der Magen nicht erschlafft und seine Spannung verliert, die er für seine Reservoir-Funktion benötigt. Die richtige Einlaufgeschwindigkeit von Sondennahrung liegt bei den meisten zwischen 200 und 300 Milliliter pro Stunde. Manche Patienten kommen mit höherem Tempo zurecht. Das muss man ausprobieren. Frau Tuchen war zu schwach, um viele Anwendungen wahrzunehmen, und so wurden etliche Stunden am Tag mit der Zufuhr der Sondennahrung verbracht. Das klappte anfänglich ganz gut. Gegen die Schmerzen im Mund erhielt sie eine speziell zubereitete Mundspüllösung, gegen die Mundtrockenheit nachts ein Feuchtigkeitsgel mit Langzeitwirkung und für zwischendurch auftretende Schmerzen eine Bedarfsmedikation auf der Basis fest angesetzter Opioide.

Wir gaben uns alle erdenkliche Mühe. Eine solche Rehabilitation ist besonders aufwendig. In jeder Schicht ist normalerweise eine Schwester für 35 Patienten zuständig. Das macht bei uns im Haus im Durchschnitt vier Pflegekräfte in der Früh- und drei in der Spätschicht. An den Hauptaufnahmetagen Dienstag bis Donnerstag müssen sie neben den allgemeinen pflegerischen Dingen (Wundversorgung, Medikamentengabe, Zufuhr der Sondenkost, Beantwortung von Fragen, Schulung von Angehörigen, Vorsortierung und Nachbereitung von Akten, Ausgabe von Hilfsmitteln, Anschließen von Sauerstoff, Hilfe beim Waschen und Einreiben und manchmal Transport von Essen aus der Küche ins Patientenzimmer) die freundliche Einweisung angereister Patienten vornehmen und andere höflich verabschieden. Pflegekräften wird auch in einer Rehaklinik ziemlich viel zugemutet und sie müssen zu weit mehr in der Lage sein, als lediglich pflegerische Tätigkeiten auszufüllen, die man in der Krankenpflege-Schule gelernt hat. Hinzu kommt das notwendige Maß an Einfühlungsvermögen auf der Basis der eigenen Lebenserfahrung. Dafür zolle ich ihnen meinen Respekt.

Wir waren also guter Hoffnung, auch Frau Tuchen angemessen und vor allem in kurzer Zeit helfen zu können. Doch es kam anders. Nach einer Woche verschlechterte sich ihr allgemeiner Zustand. Zwar waren die Schmerzen besser und auch der Mund war nicht mehr so trocken. Sie machte auch fleißig ihre logopädischen Übungen, doch es ging ihr insgesamt nicht gut. An einem Sonntag sollte sie das erste Mal zusammen mit anderen im Speisesaal eine leichte Milchsuppe zu sich nehmen. Sie erschien nicht. Die diensthabende Schwester fand sie tot im Bett, angezogen, so, als ob sie sich am Vorabend nicht umgezogen hätte oder bereits fertig angezogen war für das sehnsüchtig erwartete richtige Frühstück seit Langem.

Wer musste jetzt benachrichtigt werden? Es gab keine Angehörigen, nur eine Nachbarin. An dieser Stelle muss ich einmal unsere Sozialarbeiterin hervorheben, mit der ich nun auch schon 22 Jahre zusammenarbeite. Sie ist für solche Fälle genau die richtige. Wenn jemand das Sozialrecht in- und auswendig kennt, dann sie. Mit ihren Kenntnissen hat sie schon diverse Krankenkassenvertreter, Bürovorsteher oder Mitarbeiter einer Versicherungsanstalt ins Schwitzen gebracht, wenn sie für unsere Patienten geltendes Recht durchsetzen wollte. Sie fahndete nach der Nachbarin und stellte den Kontakt zu einem verloren geglaubten Sohn her.

Notfall bei Juri Nowalski

Eigentlich sollte Herr Nowalski bei uns ein ganz normales Reha-Verfahren durchlaufen. Er war wegen eines Tumors an der Lunge operiert worden, hatte nur einen Tag auf der Intensivstation gelegen und es gab keine Komplikationen. Es lagen jedoch einige kardiovaskuläre Risikofaktoren vor. Wir besprachen also die Therapieziele, erstellten den Behandlungsplan und er hatte bereits die ersten Anwendungen absolviert, als er plötzlich während des Ergometer-Trainings unter starken Brustschmerzen zusammenbrach. So etwas kommt bei uns höchst selten vor.

Gelegentlich beklagen Patienten in der Inhalationsabteilung Unwohlsein. Sie haben dann meist trotz der Bitte zehn Minuten lang ruhig zu atmen, hyperventiliert, also zu schnell und zu stark durch eine der zwölf Apparaturen ein- und ausgeatmet. Der Patient atmet dann (bezogen auf die gebildete Menge) zu viel Kohlendioxid aus. Dadurch sinkt der Säuregehalt des Blutes und in Folge die Menge des in ionisierter Form im Blut vorliegenden Calciums. Das führt zur Veränderung der Erregungsüberleitung an Nerven und Muskeln. Ergebnis ist Unwohlsein und später, wenn keine Gegenmaßnahmen ergriffen werden, Krämpfe der Hand- und Gesichtsmuskeln bis hin zum Verlust des Bewusstseins. Unsere Therapeutinnen erkennen die Warnzeichen rechtzeitig. Sie führen die ärztlichen Anordnungen aus und verabreichen durch die Nase oder den Mund warme oder kalte, feuchte oder trockene, mit Salzlösung versehene oder aus destilliertem Wasser hergestellte Lösungen, die einen Schleimlöser enthalten können oder andere Medikamente.

Juri Nowalski brach in Gegenwart unseres Sportlehrers zusammen. Der aktivierte den Notfallplan. In Windeseile liefen die regelmäßig trainierten Erste-Hilfe-Maßnahmen ab und griffen koordiniert ineinander, die Routine der Mitarbeiter auf diesem Gebiet hilft auch hier. Die anderen Patienten verließen den Raum, die diensthabende Schwester und der Arzt im Dienst wurden gerufen, der Patient wurde stabilisiert und vom Notarzt ins nächste Krankenhaus gebracht. Das EKG mit den Infarktzeichen, die Risikofaktoren, die Belastung, alles passte zusammen. Eine gute Woche später setzte er die Rehabilitation fort.

Selbstbestimmung und Patientenrechte

Kein Patient soll gegen seinen Willen bei uns sein. Sollte jemand unsere Klinik vorzeitig verlassen wollen, kann er jederzeit gehen. Sein

Zimmer wird dann sofort wieder neu belegt. Der Patient sollte es sich also gut überlegen. Normalerweise dauert das Reha-Verfahren 21 Tage. Manchmal reicht die Zeit nicht aus und ein Patient profitiert von einer Verlängerung. Das macht Sinn nach erheblichem Gewichtsverlust, bei ausgeprägter Unfähigkeit zu schlucken, instabilen Kreislaufverhältnissen oder anderen gravierenden Problemen. Umgekehrt können Patienten, die sich nach zwei Wochen verbessert und ihre veränderten Lebensumstände verstanden haben, auch nach Hause entlassen werden. Die Devise ist, jedem Patienten gerecht zu werden. Patienten, die bei uns sind, haben Vorrang vor denen, die wir noch nicht kennen.

Das Recht auf Selbstbestimmung endet jedoch am Gartenzaun des Nachbarn. Mitpatienten oder Mitarbeiter dürfen in ihren Rechten nicht gestört werden. Wir sind tolerant, bis zu einer bestimmten Stufe. Öffentliche Beleidigungen dulde ich nicht. Zum Recht auf Selbstbestimmung gehört es nicht, für sich besondere Anwendungen durchsetzen zu können. Wir lassen mit uns reden und versuchen auf besondere Wünsche Rücksicht zu nehmen. Es kommt häufig vor, dass wir während des Rehabilitationsverlaufs bei Patienten Veränderungen der Standardabläufe vornehmen müssen. Anwendungen werden aus dem Programm gestrichen, ergänzt oder verändert. Das hält sich ungefähr die Waage.

Die Möglichkeit zur Selbstbestimmung gehört zu den Persönlichkeitsrechten. Sie spielen zu unterschiedlichen Zeiten eine verschieden große Rolle. Wenn man zum Beispiel krank und auf die Hilfe anderer angewiesen ist, geraten die eigenen Rechte schnell ins Hintertreffen, weil dem Wunsch, Hilfe zu erhalten, manches Selbstverständliche untergeordnet wird. Viele Patienten wissen allerdings gar nicht, welche Rechte sie haben und dass sich eine Rechtsstaatlichkeit gerade dann bewähren muss, wenn die Verhältnisse zwischen den Menschen nicht gleich sind. Dazu gibt es einen Vortrag.

Beginnen wir mit dem Recht auf körperliche Unversehrtheit. Weder Arzt noch Schwester oder Therapeut dürfen ohne Einwilligung des Patienten eine diagnostische oder therapeutische Maßnahme durchführen. Man ist dazu verpflichtet aufzuklären und die Einwilligung einzuholen. Wie umfassend die Aufklärung zu erfolgen hat, hängt von der Schwere des Eingriffs, den möglichen Auswirkungen und der Reichweite ab, auch von der Frage, was der Patient alles wissen möchte. Für die Einwilligung zu einer Blutabnahme nach Aufklärung über ihren Sinn reicht es aus, ins Labor zu gehen. Man wertet das als Zeichen der Einwilligung. Je umfassender die Maßnahme, desto umfänglicher muss die Aufklärung erfolgen. Die Einwilligung bestimmt, ob die Maßnahme durchgeführt wird. Ihr gegenüber steht die Indikationsstellung des Arztes. Er entscheidet aufgrund seines Wissens, seines Könnens, seiner Erfahrung und nach Abwägung von Nutzen und Schaden sowie nach den Leitlinien und Standards, ob eine Maßnahme stattfinden kann und sollte oder nicht. Er muss dabei die Ziele im Auge behalten und sie möglichst im Lichte der Interessen des Patienten betrachten und sie mit ihm besprechen. Weil von der Indikationsstellung des Arztes viel abhängt, sollte sie sorgfältig erarbeitet werden. Leider passieren hierbei viele Fehler und immer häufiger richten sich Indikationen nach monetären Gesichtspunkten aus.

In den letzten Jahren hat sich deswegen international die Initiative „Choosing wisely" durchgesetzt. Hier geht es darum, in einem strukturierten Prozess die Qualität der Indikationsstellung in der Medizin zu erhöhen.

Lehnt der Patient eine medizinische Maßnahme ab, darf sie nicht durchgeführt werden und sei sie noch so indiziert. Er besitzt die Oberhand und steht nicht in der Begründungspflicht, aber er sollte gute Gründe haben, wenn er etwas ausschlägt, was ein Arzt ihm empfiehlt.

Der Einwilligung vorausgehen sollte demnach eine Aufklärung, die den Patienten die Gründe der Indikationsstellung nachvollziehen lässt.

Unter dem Begriff der „shared-decision-making" versteht man die partizipative Entscheidungsfindung zwischen Arzt und Patient für ein diagnostisches oder therapeutisches Vorgehen.

Nicht immer sind die Gründe für eine medizinische Maßnahme überzeugend und sehr häufig werden ja tatsächlich unsinnige Maßnahmen durchgeführt (etwa wenn sie keine Konsequenzen haben oder sich der Patient im Sterbeprozess befindet). Dann kann man sie sich sparen. Weil diese Aussagen abstrakt und theoretischer Natur sind, verdeutliche ich sie. Die Beispiele belegen, dass medizinische Entscheidungen nicht immer klar und eindeutig sind und dass die Balance zwischen den verschiedenen Arten der Indikation (der Arzt schlägt vor, was zu tun ist) und der Einwilligung des Patienten (die verschiedensten Bedingungen unterliegen kann) nicht immer einzuhalten ist.

Stürzt ein Patient unglücklich und besteht der Verdacht auf eine Fraktur, wird er gute Gründe haben müssen, um sich nicht einer Röntgenuntersuchung und indizierter Operation zu unterziehen. Er willigt also normalerweise ein. Die Aufklärung beschränkt sich auf Komplikationen und mögliche Folgen des Eingriffs. Man hat jedoch das Recht, Untersuchung und Operation abzulehnen. Dann müsste man mit den Konsequenzen leben. Wie sieht es bei einem 85-Jährigen aus, dessen Leistungsfähigkeit sich über die letzten Monate langsam verschlechtert hat, weil eine seiner Herzklappen defekt ist? Soll er in eine medizinisch indizierte Operation einwilligen? Dafür spricht die Chance, die Leistungsfähigkeit auch in seinem Alter noch zu verbessern und einem plötzlichen Herztod vorzubeugen. Auf der anderen Seite stehen der reduzierte Zustand im hohen Alter, das Krankheits- und Sterberisiko durch den Eingriff, die Erkenntnis, dass acht von zehn Patienten vorübergehend einen Verwirrtheitszustand durchmachen und mehr als die Hälfte herzchirurgisch operierter Patienten in diesem Alter aufgrund von Therapiefolgestörungen innerhalb von sechs Monaten in einem Pflegeheim landen. Auch seine gegenwärtig noch relativ gute Lebensqualität, ohne Operation. Es ist also eine Abwägungssache. Die Indikation ist klar. Man kann den Eingriff durchführen, muss es aber nicht unbedingt.

Im dritten Fallbeispiel verliert der Patient bei einem schweren Verkehrsunfall sein Bewusstsein. Der Notarzt stabilisiert den Kreislauf nach bestem Wissen und Gewissen. Von seinem Patienten kann er keine Einwilligung einholen. Auf der Intensivstation können die Maßnahmen jetzt ausgeweitet oder reduziert werden. Für beide Entscheidungen ist eine Einwilligung unverzichtbar. Ärzte müssen alles daransetzen, den mutmaßlichen Willen des Patienten zu erheben. Den kann eine vom Patienten durch eine Vorsorgevollmacht vorab bestimmte Person geltend machen, die dann im Sinne des Patienten mit den Ärzten in einen Austausch über die Indikation tritt. Eine Patientenverfügung kann beide Parteien dabei unterstützen, den mutmaßlichen Willen zu erheben. Seit 2009 ist sie rechtlich bindend und Ärzte müssen sich daran halten. Liegt keine Vorsorgevollmacht vor, muss der Arzt über das Gericht eine gesetzliche Betreuung erwirken.

Die meisten Bürger unseres Landes sterben an den Folgen chronischer Leiden. Über Monate bis Jahre hinaus stellen lebenswichtige Organe ihre Funktion immer weiter ein. Lungen, Nieren, das Herz oder andere Organe versagen infolge von Krebs, Verschleiß oder Entzündungen. Mobilität und Kraft nehmen mit der Zeit ab, die Beschwerden zu. Irgendwann wird man pflegebedürftig. Es ist verführerisch, dass die moderne Medizin gegen alle Krankheiten und Befindlichkeitsstörungen etwas parat hat. Realität ist, dass gerade am Lebensende besonders häufig unsinnige Maßnahmen ergriffen werden. Ärzte entscheiden sich hierbei für Interventionen, weil man sie durchführen (und damit Geld verdienen) kann, nicht selten im Glauben, dem Patienten damit etwas Gutes zu tun, aber nicht, weil es im Einzelfall wirklich geboten und vom Patienten gewollt ist. Dann sollte man seine Zustimmung als Betroffener folglich auch nicht erteilen.

Doch wann weiß man, was das Beste für einen ist und wann eine Indikation sinnlos sein mag? Dazu benötigt man Ärzte, die es einem auseinandersetzen, die mit einem gemeinsam das Für und Wider abwägen. Vieles ist in der Medizin Ermessenssache, gerade am Lebensende. Man sollte daher wissen, dass es viele gute medizinische Leitlinien für relative einfache medizinische Fragestellungen gibt, aber keine für komplexe Situationen, in denen Menschen an verschiedenen Erkrankungen zugleich leiden. Man sollte in dem Fall vielleicht eine zweite Meinung von jemandem einholen, der sich mit solchen Situationen auskennt.

Während im Jahr 2000 der Anteil der über 75-Jährigen im Krankenhaus noch bei 18 Prozent lag, stieg er bis 2012 bereits auf 25 Prozent an. Folglich müssen sich die Abläufe im Krankenhaus immer mehr an kognitiv eingeschränkte Patienten ausrichten (Deutsches Ärzteblatt, 2017, Nr. 114 [16], S. C645–647). Denn mit dem Alter nimmt die Häufigkeit an Demenz zu. Das betrifft auch medizinische Entscheidungen. Oft ist die Demenz bei Aufnahme nicht bekannt und bei vielen Patienten verschlechtert sich die Situation während des Aufenthaltes. So hat man in verschiedenen Einrichtungen durch innovative Farbkonzepte in der Gestaltung von Räumen, auf das Minimum reduzierte Krankentransporte, Mahlzeiten im Gemeinschaftsraum, Sprechstunden für Angehörige und Schulungsmaßnahmen für das gesamte Personal auf diese Situation reagiert (etwa in den Malteser Krankenhäusern, Konzept der Station Silvia, Arbeitsgruppe Demenz der Deutschen Gesellschaft für Geriatrie).

Auch medizinische Entscheidungen am Körper müssen sich nach dem geistigen Zustand des Patienten ausrichten. Es ist zum Beispiel nicht indiziert, einen Menschen mit fortgeschrittener Demenz, der das Essen einstellt, über eine PEG künstlich zu ernähren. Deshalb muss man es als Bevollmächtigter ablehnen, wenn ein Arzt diese (falsche) Indikation stellt, erst recht, wenn der Patient das zu Lebzeiten abgelehnt hat und jetzt für sich ablehnen würde. Zu wissen, dass eine PEG in solchen Fällen nicht indiziert ist, hilft natürlich. Auch eine Chemotherapie wird bei Patienten mit fortgeschrittenem Krebsleiden häufig zu lange durchgeführt. Das kann lebensverkürzend sein.

> Sich der gestellten Indikation eines Arztes zu widersetzen, erfordert Mut, innere Kraft und Sachverstand. Man sollte sich als Patient gut begründen lassen, was mit einer Maßnahme bezweckt wird, und sich bei Unklarheiten oder Unstimmigkeiten eventuell eine zweite Meinung einholen.

Patienten haben das Recht auf umfassende Aufklärung. Nicht jeder möchte alles über sich und seine Situation wissen. Es gehört somit zur Kunst, in der ärztlichen Gesprächsführung herauszufinden, was und wie viel der Patient zu sich und seiner Situation erfahren möchte, also darum, ihm Fragen zu entlocken, die er stellen möchte, aber vielleicht gar nicht genau formulieren kann. Patienten, die gerne möglichst genau wissen wollen, wo sie stehen und was es zu tun gilt, haben bei uns in der Klinik verschiedene Möglichkeiten, Informationen zu erhalten. Dabei ist das einfühlsame aktive Zuhören, was den Patienten sorgt, häufig wichtiger als lange Fachmonologe. Es geht um das Wechselspiel zwischen Gefühl und Verstand, zwischen Empathie und Wissen.

Das Recht, Schadenersatzansprüche vorzubringen, wenn Menschen einen Fehler gemacht haben, ist selbstverständlich. Nur so kann man zukünftige Fehler reduzieren. Ganz vermeiden kann man sie dennoch nicht. Im Gegenteil, Personalverknappung, Arbeitsverdichtung und immer höhere technische, hygienische, wissenschaftliche, juristische und moralische Ansprüche und Hürden zielen in eine andere Richtung.

Fehler liegen also nicht selten in der Natur der Sache, zumal die Grenze der menschlichen Belastbarkeit im heutigen Berufsleben häufig erreicht ist. Im Gegensatz zu anderen Branchen und Ländern ist das Bewusstsein in der Medizin, Fehler im System zu vermeiden, erst verhältnismäßig spät gewachsen. Die Ärztekammer hat sich des Problems angenommen, und doch sucht man zum Beispiel unangekündigte Alkoholkontrollen bei Mitarbeitern, wie sie in der Fliegerei längst üblich sind, bislang vergeblich.

Folgen der Chemotherapie bei Johanna Fiedler

Johanna Fiedler war eine sympathische Frau. Das erste Mal kam sie nach einer Lungenkrebsoperation zu uns. Vor ihrem zweiten Aufenthalt hatte man sie wegen einer Lymphom-Erkrankung einer Chemotherapie unterzogen. Dazwischen war ihr Mann verstorben und sie erzählte mir auch noch, dass sie durch dubiose Machenschaften irgendwelcher Anlageberater ihr gesamtes bescheidenes Vermögen verloren hatte. Jetzt stand sie vor mir und wir begrüßten uns mit Respekt und Freude. Sie war eine zierliche Person mit bayrischem Akzent und machte trotz der Rückschläge auf mich einen tapferen Eindruck.

Die Chemotherapie, die Johanna Fiedler erhalten hatte, hinterließ eine Blutarmut, eine Abwehrschwäche und eine Blutungsneigung. Was sie spürte, waren eine bleierne Müdigkeit, Schlappheit, Kältegefühl, Schwindel, schneller Herzschlag, Luftnot und rasche Erschöpfbarkeit. Der Sauerstofftransport zu den Organen war eingeschränkt und das Infektionsrisiko aufgrund niedriger Blutzellzahlen erhöht, sodass sie den öffentlichen Nahverkehr, Kino- und Theaterbesuche und lange Einkaufsbummel zu vermeiden versuchte. Wenn sie einkaufen gehen musste, desinfizierte sie Hände und Einkaufswagen sorgfältig mit Sterillium Virugard. Blutungen drohen bei Blutplättchen-Zahlen von unter 20.000/Mikroliter (normal sind 200.000). Sie zeigen sich zumeist durch flohstichartige Einblutungen in die Haut, können jedoch lebensbedrohlich werden, wenn eine größere Wunde oder Verletzung besteht. Bei Zellzahlen unter 20.000 reduzieren wir anstrengende Übungen, stellen den Blutdruck sorgfältig ein und vermeiden eine Verstopfung.

Wir waren gerade dabei, den Fragebogen zum Fatigue-Syndrom durchzugehen, da beklagte sich Frau Fiedler über Bauchschmerzen. Ich fand einen diffusen Bauchschmerz ohne klaren Ausgangspunkt. Einen Tag später bemerkte ich eine neu aufgetretene Blässe um die Nase herum. Sie wirkte auch ruhiger und in sich gekehrt. Die Laboruntersuchung zeigte Entzündungszeichen. Der Schmerz war in der Zwischenzeit etwas nach rechts gewandert. Ich verlegte die Patientin in eine benachbarte Klinik. Ein paar Tage später kam unsere Patientin mit Antibiotika zu uns zurück. Man hatte eine eitrige Entzündung der Gallenwege diagnostiziert, aber Frau Fiedler konnte ihr Programm fortsetzen.

Das Fatigue-Syndrom als Folge einer anstrengenden Chemotherapie oder Bestrahlung ist ein multifaktorielles Geschehen. Die Behandlungsempfehlungen sind entsprechend umfassend und rangieren vom Ausgleich von Mangelzuständen im Elektrolyt-, Vitamin- und Spurenelementhaushalt, der Behebung einer Blutarmut bis hin zum Ersatz bestimmter Hormone. Bewegungstraining hilft, wenn etwas Energie vorhanden ist. Die kognitive Ebene umfasst

Störungen der Konzentration, des Denkens und der Merkfähigkeit, wogegen Modafinil helfen kann (Cochrane Database of Systematic Reviews, 2012, Nr. 11, DOI:10.1002/14651858.CD006145.pub3). Abgegrenzt werden sollte das chronische Fatigue-Syndrom. Es soll 0,3 Prozent aller Menschen betreffen und durch Viren ausgelöst werden.

REHABILITATIONSMEDIZIN IST MEHR ALS REINE REPARATUR

Die Mitarbeiter und Routinen in der Rehabilitationsklinik

Als ich in die Medizin ging, war mir klar, dass ich nicht nur mit Patienten zu arbeiten haben würde, sondern auch mit Mitarbeitern, die mit mir an einem Strang ziehen. In der Cecilien-Klinik gibt es einen 75 Mitarbeiter umfassenden Stamm aus Personen, die in verschiedenen Bereichen tätig sind. Mit vielen gehe ich nun schon seit Langem durch dick und dünn und es ist aus uns so etwas wie eine Großfamilie geworden. Die Alternative zu einer durch eine gemeinsame Mission getragene Gemeinschaft wären separat nebeneinander und vor sich hin arbeitende Gruppen, die, jede für sich, ihrer Arbeit professionell nachgehen, aber mit den anderen im Prinzip nicht allzu viel zu tun haben. So habe ich es an verschiedenen Stellen in den USA kennengelernt und so darf das meiner Meinung nach in einer Klinik nicht sein. In der ARD und ihren dritten Programmen läuft seit Jahren eine Serie über das Leben auf einem kleinen Kreuzfahrtschiff. Dort bereist die Crew als große Familie die Welt und kümmert sich um die ständig wechselnden Gäste. Ähnlich ist das bei uns. Im Unterschied zu typischen Kreuzfahrt- und Krankenhausserien, in denen dramaturgische Inszenierungen an der Tagesordnung sind, geht es in der ARD-Serie „Verrückt nach Meer" wie bei uns in der Cecilien-Klinik eher um die gelebte Routine. Sie füllt die Tage, die Wochen und die Jahre aus. Zwar gibt es hin und wieder auch dramatische Vorkommnisse, innovative Projekte und neu gebildete oder aufgelöste Arbeitsgruppen sowie schöne und schreckliche Geschehnisse, doch Routine bleibt Routine. Es sind weniger die Intrigen, Sensationen und Peinlichkeiten als der gut funktionierende Normalzustand, der die Wirklichkeit spiegelt.

Es klang schon an: Das Wesen einer Rehaklinik ist der herausfordernde Status zwischen einem Hotel und einem Krankenhaus. Hat man von dem einen zu viel und vom anderen zu wenig, ist man nicht wettbewerbsfähig und wird auch den Patienten nicht gerecht. Alle Mitarbeiter müssen diese Grenze verinnerlichen und leben. Vielleicht dominiert bei uns ein wenig der Krankenhauseindruck. Im Vergleich zu anderen Reha-Einrichtungen machen wir wahrscheinlich etwas mehr Medizin. Wir liegen zwar weder an der See noch in den Bergen, dafür gibt es in Bad Lippspringe einen behindertengerechten Kurwald und die Landesgartenschau 2017 stand unter dem Motto „Blumenpracht und Waldidylle".

Auch das Personal der Rehakliniken unterscheidet sich von dem der Krankenhäuser. Die nicht ärztlichen und somit pflegerisch/therapeutischen Berufe sind durch Diätberater, Sportlehrer, Ergotherapeuten, Physiotherapeuten, Masseure, Bademeister, Psychologen, Logopäden, Sozialarbeiter und Seelsorger stärker vertreten. Es geht im Sinne des bio-psycho-sozialen Modells der *ICF* (siehe oben) um Ganzheitlichkeit und Interdisziplinarität.

Nehmen wir die Psychologen. Die meisten Patienten, denen eine Krebsdiagnose mitgeteilt wird, leiden psychisch darunter. Ärzte sind in der Überbringung schlechter Botschaften oder überhaupt in der Gesprächsführung nur wenig geschult. Das trägt zur Belastung der Patienten bei. Zwei von drei Krebspatienten leiden zu Beginn ihrer Erkrankung an Ängsten oder Depressionen. Für Patienten mit Behandlungsbedarf gibt es eine Reihe von Hilfsangeboten, die gezielt psychische und psycho-soziale Probleme einer Krebserkrankung ansprechen. An erster Stelle stehen dabei die Psycho-Onkologen. Das sind onkologisch geschulte Psychotherapeuten. Man findet sie an fast jedem Krebszentrum. Eine psychoonkologische Behandlung kann die psychische Belastung nach einer Krebsdiagnose verringern.

Ohne gezielte Untersuchung kann man diese psychisch belasteten Patienten aber nicht erkennen. Auch trauen sich nicht alle Patienten mit ihren emotionalen Problemen einem Arzt oder Psychologen an und haben Vorbehalte (Cancer 2004, Nr. 100 [6], S. 1276–1282 und Im Focus Onkologie 2012, Nr. 15 [6], S. 11–13). Am besten, man befragt den Patienten, seinen Arzt oder die Krankenschwester direkt danach, ob Unterstützungsbedarf besteht. Antwortet einer der drei mit Ja, sollte man einen Psycho-Onkologen hinzu-

ziehen. Ein solches einfaches Screening hat sich an der Universitäts-
klinik Erlangen durchgesetzt. Ansprechpartner für Krebsbetroffene
sind auch die von der Deutschen Krebshilfe zum Teil geförderten
Krebsberatungsstellen. Darüber hinaus kennen die Selbsthilfegruppen regionale Ansprechpartner. Insgesamt muss die ambulante Betreuung von Krebspatienten deutlich verbessert werden.

Meine beiden Psychologen haben in den vielen Jahren, die sie
jetzt bei mir sind, Abertausende von Menschen nach einer Krebserkrankung erlebt, gesprochen und behandelt. Ihre Erfahrungen sind
Gold wert und nützen den neu Angereisten. Sie kennen die unterschiedlichen Facetten der menschlichen Natur in einer Krisensituation und haben sich viel Sachverstand angeeignet, um ihre Klienten
zu beraten, zu sich selbst zu finden, wie sie besser zurechtkommen
und zu Hause mit einer anderen Einstellung und Sichtweise Angehörigen oder Arbeitskollegen gegenübertreten können.

Gewiss prägt der Chefarzt Ton, Klima und das Profil des Hauses.
Er gibt vor, wann welche Mitarbeiter zusammengeführt werden, wer
wann mit wem sprechen sollte und überhaupt welche Abläufe wie
organisiert sind. Die Mitarbeiter sollten nach meiner Auffassung
Mitspracherecht haben und im Prinzip den Chefarzt jederzeit informieren, sprechen, fragen oder um einen Gefallen bitten können. Er
ist auch derjenige, der maßgeblich die neuen Mitarbeiter auswählt,
denn sie sollten in das Gesamtgefüge hineinpassen. Da ist die fachli-
che Qualität zwar ein wichtiges Merkmal, doch mir kommt es auch
auf die Warmherzigkeit, die Mitmenschlichkeit an. Viele Patienten
benötigen Unterstützung bei der Bewältigung selbst einfachster
Dinge, im Speisesaal, an der Rezeption, in den Abteilungen, auf den
Stationen, selbst im eigenen Zimmer. Wie soll ein Patient sein Reha-
Ziel erreichen, wenn wir ihm nicht mit Offenheit und Herzlichkeit
begegnen – warum sonst sollte er uns einen Blick in sein Innerstes
erlauben? Funktionsstörungen im rechten Schultergelenk lassen
sich behandeln, aber man muss doch wissen, wozu der Mensch seine Schulter benötigt.

Die weiter oben erwähnte Sozialarbeiterin hat häufig mit Spezi-
alfällen zu tun. Da ist zum Beispiel die verwitwete 56-jährige Patientin, die bis zu ihrer zweiten Ehe eine Witwenrente bezog, bevor die-

se Ehe geschieden wurde. Aus der ersten Ehe hatte sie fünf Kinder, die sie nach dem Tode ihres Mannes alleine durchbringen musste. Ein Sohn war im Alter von zwanzig an Leberversagen gestorben, einer der Zwillinge als Dreijähriger an einem Gehirntumor operiert worden und seitdem wegen epileptischer Anfälle behindert. Die Tochter sei langsam im Denken, leide unter einer Gangstörung und wohne bis heute mit der Patientin zusammen. Tagsüber besuche sie eine Werkstatt für Behinderte. Unsere Patientin benutzte zum Lesen eine Lupe und durchlief 2009 bereits ein Reha-Verfahren wegen einer Rheumaerkrankung. Ihr Grad der Behinderung betrug 20 und sie bezog eine bis 2004 befristete Erwerbsminderungsrente. Die Krebserkrankung war jedoch davor aufgetreten. Aufgrund der niedrigen Rentenhöhe erhielt sie Arbeitslosengeld II von einem Jobcenter. Der schwierige sozialrechtliche Fall unserer Patientin war kein Einzelfall (Journal of the American Medical Association [JAMA], 2009, Nr. 301 [7], S. 753–762) und er exemplifiziert die Problematik, mit der wir es mitunter zu tun haben. Die Sozialarbeiterin informierte die Patientin darüber, dass sie eine Witwenrente nach dem vorletzten Ehegatten beantragen und im Falle der Genehmigung die Erwerbsminderungsrente verlängern könne. Ab 2016 stände ihr die Mütterrente für ihre fünf Kinder zu. Dann wäre sie unabhängig von weiteren Sozialleistungen. Wir unterstützten die Patientin bei ihrem Rentenantrag und vermittelten ihr einen Termin für eine formale Antragstellung im Servicezentrum der Deutschen Rentenversicherung in Dortmund, stellten mit ihr zusammen einen Antrag auf Höherstufung ihrer Schwerbehinderung und überlegten den von der Deutschen Krebshilfe bereitgestellten Härtefonds in Anspruch zu nehmen. Nachdem die Patientin die Sozialarbeiterin verlassen hatte, waren ihre körperlichen Beschwerden gebessert. Sie war froh, eine finanzielle Perspektive zu haben. Mitunter sind es eben nichtmedizinische Dinge, die einen Reha-Aufenthalt zum Erfolg werden lassen.

Zur Routine am Montag, Donnerstag und Freitag gehören bei uns die Besprechungen um 8.15 Uhr. Hier werden die Vorkommnisse der Vortage, Besonderheiten auf den Stationen und alles Relevante diskutiert. Darunter fallen organisatorische Dinge, Fortbildungen und Fragen zur Zertifizierung. Für diesen Zweck und für uns selbst werden regelmäßig Kennzahlen ermittelt, verfolgt und verbessert, um die Entwicklung der Klinik verfolgen zu können. Der Besprechung schließen sich Visiten an. Dienstag, Mittwoch und Donnerstag sind Aufnahme- und Entlassungstage. An der Teambesprechung am Freitagmittag nehmen alle verfügbaren Mitarbeiter teil. Zweiwöchentlich stellt jemand etwas aus seiner Abteilung vor und wir besprechen Patienten mit besonderen Problemlagen. Durch die Verordnungen bei jedem einzelnen Patienten, durch den verfügbaren Therapeuten und durch die eingebauten Sperrzeiten zwischen den Anwendungen kommt es für die Mitarbeiter, die alles unter einen Hut bringen sollen, regelmäßig zu Schwierigkeiten. Eine perfekte Disposition gibt es wohl nirgendwo. Es darf aber nicht vorkommen, dass bei einem Patienten ein halber Tag unausgefüllt bleibt und bei einem anderen keine Pause eingebaut ist.

Besonderheiten in einer Rehabilitationsklinik

Auch die räumliche Ausstattung einer Rehaklinik unterscheidet sich von der eines Krankenhauses. Die meisten Patienten sind nicht ans Bett gebunden und nehmen ihre Untersuchungen und Behandlungen in den Abteilungen der Klinik wahr. Sie essen in einem Speisesaal und ziehen sich abends in ihr Zimmer zurück. Rehakliniken verfügen normalerweise über ein warmes und seichtes Bewegungsbad, über ein oder mehrere Gymnastikhallen, Gruppenräume, eine Lehrküche, Räume für Ergotherapie, Logopädie, andere Therapieformen und natürlich über eine Diagnostikabteilung für fachärztliche Untersuchungen. Schließlich gibt es auf jeder der vier Stationen ein Arzt- und Schwesternzimmer, einen Aufenthaltsbereich für die Patienten sowie weitere Räume. Viele Einrichtungen sind hinsichtlich ihres baulichen Standards denen der öffentlich geförderten Krankenhäuser überlegen. Auch was die medizinisch-technische Ausstattung betrifft, gibt es seitens der Kostenträger Vorgaben. Mit dem Leitenden Arzt der Arbeitsgemeinschaft für Krebsbekämpfung in Bochum habe ich 1996 besprochen, nach welchen Standards wir Patienten untersuchen und behandeln.

Die ersten zwei Tage sind für jeden Patienten besonders wichtig. Der erste Eindruck prägt bekanntlich und auch von unserer Seite her wissen wir recht bald, woran wir mit dem jeweiligen Patienten sind. Er soll schließlich aktiv an seiner Reha mitwirken. Je nach Bedarf kommen Einzel- oder Gruppenbehandlungen zum Einsatz. Umfang, Gruppengröße und Qualität richten sich nach der „Klassifikation Therapeutischer Leistungen" (KTL). Sie dient der Abbildung, Bewertung und Sicherung der Prozessqualität, ist ein Verzeichnis über einzelne Leistungseinheiten und schreibt Mindestanforderungen für die Behandlungen vor: Wie lange hat eine Lymphdrainage zu erfolgen, welche Qualifikation muss der Therapeut besitzen und wie groß dürfen die Therapiegruppen sein. Die elf Kapitel der Klassifikation reichen von Sport- und Bewegungstherapie über Programme für Informationen und Schulungen bis hin zur Psychotherapie und Pflege. An ihr und dem jeweiligen Klinikprofil richtet sich der Personalschlüssel aus.

Die vielen Leistungen bei schluck- und sprechgestörten Patienten, die häufigen Kontrollen von Blutgaswerten, der Herz- und Lungenfunktion sowie die pflegerischen und medizinischen Leistungen werden in der KTL nicht angemessen berücksichtigt. Sie repräsentiert im Leistungsspektrum einer Klinik somit nur einen Teilbereich.

Bereiche und Aufgaben abseits der Routine

Bestimmte Sonderaufgaben schärfen das Profil der Klinik, berücksichtigen medizinische Erfordernisse, Vorgaben der Kostenträger oder der Geschäftsführung. Sie ergänzen die Routine. Zwei unserer Projekte greife ich heraus, weil sie für andere Einrichtungen interessant sein könnten. Den ersten Punkt betrifft das Thema der Hygiene. In letzter Zeit konnte man den Eindruck gewinnen, in öffentlichen oder privaten Einrichtungen käme es häufig zu Mängeln in der Hygiene. Arbeitsverdichtung, schlechte Betriebsorganisation und Unachtsamkeit würden Patienten vermeidbaren Infektionen aussetzen. Doch hinter den angeprangerten Missständen stehen durchaus Fragen unseres gesellschaftlichen Systems. Je häufiger bei kleinen

Kindern und alten Menschen mit schwacher Abwehr komplizierte medizinische Verfahren eingesetzt werden, desto häufiger kommen Infektionen vor. Schließlich trägt unser Lebensstil dazu bei, dass im Krankenhaus erworbene Infektionen immer häufiger zum Problem werden. Wer die Zustände der Massentierhaltung kleinredet, bei der Antibiotika und Hormone großzügig zum Einsatz kommen, macht sich an der Resistenzentwicklung mitschuldig.

„*Multiresistente Keime*" führen nur unter bestimmten Umständen zu schweren Erkrankungen. Gesunde Menschen mit Besiedlungen erkranken normalerweise nicht, sind jedoch als Überträger von kranken, alten Menschen und Kindern fernzuhalten. Für das Management im Umgang mit dem typischen multiresistenten Keim MRSA (Methicillin-resistenter Staphylokokkus aureus) lagen für Rehakliniken bis vor Kurzem weniger gesicherte Empfehlungen vor. Einige haben wir in einem mehrmonatigen Prozess erarbeitet (TumorDiagnose & Therapie, 2015, Nr. 36, S. 288–295). Ein Fazit lautet: Reha-Patienten mit multiresistentem Keim können unter Auflagen an allen Anwendungen und Schulungen teilnehmen, selbst dann, wenn sie eine keimbesiedelte Wunde haben. Strikte Händedesinfektion ist durch die Betroffenen erforderlich. Positiv getestete Patienten, die sich nicht an die Auflagen halten, müssen die Klinik verlassen.

Die Kommission für Krankenhaushygiene und Infektionsprävention veröffentlichte 2014 Präventiv- und Kontrollempfehlungen in medizinischen Einrichtungen und empfiehlt eine „*Kategorisierung der Einrichtung hinsichtlich der überwiegenden Patientenstruktur und der durchgeführten Maßnahmen*" (www.rki.de/DE/Content/Infekt/Krankenhaushygiene/Kommission /Downloads/MRSA_Rili.pdf?_blob=publicationFile).

Wesentlich länger hat der zweite Punkt bei uns gedauert: die theoretische Konzeption der *ICF* in die Umsetzung zu bringen. Die angesprochene und von der Weltgesundheitsorganisation entwickelte Klassifikation ist eine (länder- und fachübergreifende) Nomenklatur ohne konkreten Nutzen für den Patienten. Sie ist mehr ein Konzept. Vor diesem Hintergrund haben wir alltagstaugliche Fragen nach den Vorgaben der *ICF* zusammengestellt, die den Alltag unserer Patienten und das potenzielle Ausmaß ihrer Beeinträchtigungen widerspiegeln. Wir unterteilen dabei das Maß der Einschränkung aus Sicht des Patienten und des Therapeuten im Verlauf des Aufenthaltes in verschiedene Stufen. Der aufnehmende Arzt stellt 31 Kernfragen zu wesentlichen Beschwerden und Fähigkeiten, die Profil und Ausmaß der Einschränkung („Behinderung") aufzeigen. Die Anamnese flankiert die Förder- und Barriere-Faktoren aus dem sozialen Umfeld des Patienten sowie seine wirtschaftlichen Verhältnisse. In den folgenden 48 Stunden wird der Patient fünf Therapeuten (Physiotherapeut, Logopäde, Arzt, Ergotherapeut und Psychologe) vorgestellt, die den Patienten aus ihrem Gebiet detaillierter befragen. Eine Zwischen- und Enduntersuchung dokumentiert den Therapiefortschritt (TumorDiagnostik & Therapie, 2017, im Druck).

Seit ein paar Jahren werden nur noch zertifizierte Reha-Einrichtungen von der Deutschen Rentenversicherung belegt. Die Auditoren der Zertifizierungsunternehmen interessiert, ob die Mitarbeiter wissen, wo die Feuerlöscher hängen, wie eine Evakuierung abläuft, und wollen sich in regelmäßigen Abständen ein Bild von der inhaltlichen Weiterentwicklung verschaffen. Zuerst war ich den Prozessen gegenüber skeptisch eingestellt. Ich hatte davor mit zu vielen „Fachleuten" zu tun, deren Aufgabe es vor allem war, Einsparpotenziale ausfindig zu machen. Einmal hätten vorgeschlagene Stelleneinsparungen meiner Klinik fast das Rückgrat gebrochen. Ich ließ das nicht zu. Solche Leute haben im Gesundheitswesen nichts zu suchen. Ähnliches befürchtete ich beim Zertifizierungsverfahren. Kann man eine Industrienorm (ISO-EN 9001) auf einen bestimmten Teil des Gesundheitswesens herunterbrechen? Unter Umständen bekommt man Rettungsringe aus Beton zertifiziert, wenn sie nur zuverlässig genug hergestellt werden. Können externe Mitarbeiter ohne Expertise die Qualität unserer Arbeit beurteilen? Nur bedingt meiner Meinung nach. Am besten, die Auditoren konzentrieren sich auf simple Vorgänge und einfach zu durchschauende Prozesse. Unseren Auditoren war es beispielsweise wichtig zu erreichen, dass die Mitarbeiter ihre Arbeit selbst besser verstanden und in die Lage versetzt wurden, sie Außenstehenden zu vermitteln. Natürlich bräuchte niemand auf der Welt Zertifizierungen, wenn alles seine Richtigkeit hätte. Doch die Welt sieht nun mal anders aus. Zu den Auditoren, die einmal im Jahr unser Unternehmen mit geschultem Blick unter die Lupe nehmen, haben wir mittlerweile ein vertrauensvolles Verhältnis entwickelt.

Andere wissenschaftliche Projekte gehen der Frage nach, ob das, was wir tun, sinnvoll ist. Inzwischen gibt es dazu eine Fülle von Beweisen aus dem medizinisch-psychologischen, finanziell-ökonomischen sowie dem sozialen Bereich. Wie in der Akutmedizin gibt es auch in der Reha-Medizin gute und schlechte Wissenschaftler, gute und weniger gute Kongresse, brauchbare oder weniger brauchbare Daten zu unterschiedlichsten Fragestellungen. Heute ist vieles von dem, was wir in der Reha-Medizin tun, wissenschaftlich erprobt. Manche Rätsel bestehen weiter. Warum durchlaufen so wenige Patienten mit Lungenkrebs ein Reha-Verfahren? Sollte der Effekt unserer Angebote gut sein, müssten viel mehr Patienten ein solches Verfahren antreten. Profitierten sie etwa doch nicht besser davon, als es dem natürlichen Heilungsverlauf entspricht?

Dieser Fragestellung gingen wir einmal genauer nach. Zum Teil gab es durch das Reha-Verfahren erhebliche Verbesserungen (Support Care Cancer, 2010, Nr. 18, S. 877–882). Doch wie sieht es bei Patienten aus, die keines durchlaufen? Sie bessern sich, erreichen jedoch nicht das Niveau wie nach einer Rehabilitation (Doktorarbeit Helena Bagnyuk, Philipps-Universität Marburg, 2012). Von 20.000 Lungenkrebspatienten in Deutschland durchlaufen lediglich 2.500 (12,5 Prozent) ein stationäres Reha-Verfahren. Wissenschaftler aus England fanden heraus, dass lange Wartezeiten und die Unkenntnis über die geeigneten Maßnahmen, ihre positiven Effekte und die am besten geeigneten Kliniken für diese Nichtwahrnehmung einer Rehabilitation verantwortlich sind sowie die Vorstellung von Ärzten und Schwestern, Patienten würden sie nicht benötigen (Support Care Cancer, 2012, Nr. 20, S. 3247–3254).

Die Rolle des Arztes und des Personals

Ich habe schon anklingen lassen, wie wichtig es ist, die Patienten als Personen in ihrer Umwelt und Lebenswirklichkeit zu verstehen. Jeder Arzt oder Therapeut, der in einer Rehaklinik tätig ist, sollte sich demnach in möglichst viele Lebenswelten seines Gegenübers hineinversetzen können. Dazu bedarf es bestimmter Eigenschaften und Fähigkeiten. Man kann sich das am Beispiel unserer Logopädinnen vielleicht besonders gut klarmachen.

Logopäden sind vor allem für die Verbesserung der Schluck- und Sprechfähigkeit zuständig. Dafür bedarf es speziell ausgebildeter, qualifizierter, menschlich gebildeter und charakterlich integrer Personen. Diejenigen, die sich für eine Tätigkeit bei Krebspatienten entscheiden, müssen in der Lage sein, sich in deren spezielle Situation und ihre nicht immer einfache soziale und berufliche Lage hineinzuversetzen. Sie müssen auch im übertragenen Sinne die Sprache des Patienten sprechen.

Die Rolle des Arztes in einer Rehaklinik unterscheidet sich in mehrfacher Hinsicht von der in einem Akutkrankenhaus oder in einer Praxis. Zwar hat er etwas mehr Zeit für den einzelnen Patienten, dafür muss er ihn und seine Kontextfaktoren so gut kennenlernen, dass die richtigen Anwendungen schnell den gewünschten Effekt haben. Der Stationsarzt begleitet meinen Stellvertreter oder mich bei der ersten Visite wenige Tage nach der Anreise. Danach steht der Arzt dem Patienten im Rahmen der Sprechstunden zur Verfügung. Er muss sich über den Fortgang der Entwicklung bei den Therapeuten erkundigen und jederzeit zur Verfügung stehen, wenn Probleme auftauchen.

Der Arzt in der Rehaklinik koordiniert also mehr als in einem Krankenhaus und verlässt sich darauf, dass andere ihm zuarbeiten. Für ihn sind das Aufnahme- und das Entlassungsgespräch zusammen mit den Visiten die wichtigsten Bausteine seiner Tätigkeit. Hinzu kommen die Besprechungen und die Erstellung des Entlassungsberichts. Weil frühere Erkrankungen oft hinten anstehen und es mehr um die sozialen Belange geht, sind nicht nur ein gutes deutsches Sprachvermögen wichtig, sondern auch das Verständnis der sozialen und rechtlichen Hintergründe. Mangelhafte Kenntnisse zum deutschen Sozialrecht können sonst in finanzielle Einbußen für den Patienten münden.

Es ist in einer Rehaklinik nicht weniger zu tun als in einem Krankenhaus (einige meiner Kollegen dort sollten sich das durchaus bewusst machen!), doch man kann sich seine Zeit besser einteilen. Somit ist die Rehabilitationsmedizin etwas für Ärzte, die lange anstrengende Dienste leid sind und die im Regelfall pünktlich nach Hause kommen wollen. Hinsichtlich der Vergütung werden allerdings Unterschiede gemacht, was nicht einzusehen ist. Doch auch in diesem Bereich sieht die Realität manchmal anders aus.

Die vier Säulen der Prävention oder Vorbeugung eines Rückfalls

Prävention bezeichnet die Verhütung unerwünschter künftiger Ereignisse und Entwicklungen oder deren Vorbeugung. Bei der Primärprävention geht es um die Verhütung von Krankheitsentstehung bei Personen oder Populationen mit und ohne Risikofaktoren (Deutsche Medizinische Wochenschrift, 2007, Nr. 132, S. 2196–2198). Durch eine gesunde Lebensführung lebt man länger, wird seltener krank und ist für längere Zeit leistungs- und genussfähig. Die Frage, wie man sich ernährt und bewegt oder ob man raucht und trinkt, beantwortet sich nicht von selbst. Es hängt ganz wesentlich davon ab, welche Grundlagen einem in den ersten Lebensjahren vermittelt werden. Prävention ist daher zunächst eine Sache der Eltern und Erzieher und wirkt sich bereits im Alter von ein bis drei Jahren nicht etwa nur kurzfristig auf die Gesundheit, die Entwicklung und das Wohlbefinden des Kindes aus. Sie prägt die Ess- und Bewegungsgewohnheiten langfristig und vermindert dadurch Zivilisationskrankheiten (Deutsches Ärzteblatt, 2015, Nr. 112 [41], S. 1358–1359). Gehört das Zähneputzen bereits im Kleinkindesalter zur Routine, werden Süßigkeiten nur zu bestimmten Anlässen gereicht, kommt Fleisch nur ein, zwei Mal in der Woche auf den Tisch, rauchen die Eltern nicht, trinken Alkohol nur in Maßen und geben somit ein gutes Vorbild ab, wird erfolgreiche Prävention betrieben, ohne sie beim Namen zu nennen. Viele Gewohnheiten sind keine Zufallsprodukte – sie zeigen, in welcher Gesellschaft wir leben. Gewohnheiten bilden sich im Rahmen vorhandener Strukturen. Auch dem Glauben, Ungesundes würde schlechter schmecken als Gesundes, kann man begegnen. Wenn Kinder hören: *„Wenn du deine Portion brav aufgegessen hast, bekommst du dein Vanilleeis"*, heißt das nichts anderes als: *„Erst die Arbeit, dann das Vergnügen."* Wie sollen Kinder das Gemüse lieben lernen, wenn ihnen suggeriert wird, dass das Essen von Broccoli oder Möhren oder Rosenkohl eine lästige Notwendigkeit ist und das Beste zum Schluss kommt?

In meinen Vorträgen verdeutliche ich den Patienten, dass sie ihr Rückfallrisiko durch ihren zukünftigen Lebensstil deutlich beeinflussen können, so wie man das Risiko eines zweiten Verkehrsunfalls durch seine Fahrweise nach dem ersten beeinflusst. Es gibt Daten von unzähligen Patientenstudien, die durch Interventionen im Vergleich zu einer Kontrollgruppe deutlich günstigere Rückfallraten aufwiesen.

> Körperliche Bewegung etwa und ein aktiver Lebensstil wirken sich günstig auf das Rückfallrisiko aus (Der Onkologe, 2016, Nr. 2, S. 127–134).

Die erste große Untersuchung hierzu führte man an identisch behandelten amerikanischen Krankenschwestern mit Brustkrebs durch, die man nach der Therapie in zwei Gruppen unterteilte. Die eine Gruppe wurde lediglich beobachtet und untersucht, die andere einem gemäßigten Trainingsprogramm unterzogen. Ihr Rückfallrisiko ließ sich um fast die Hälfte senken. Untersuchungen bei anderen Tumorarten haben diese Ergebnisse bestätigt (www.onkologie-heute.de und jurgen.steinacker@uniklinik-ulm.de sowie m.h.schoenberg@swmbrk.de sowie die BEATE- und die BEST-Studie nach Chemo- bzw. Strahlentherapie, www.nct-heidelberg.de/praeventive-onkologie/download/ Synopse_BEATE.pdf). Es lohnt sich also, körperliche Aktivitäten in seinen Tagesablauf einzuplanen. Bei Herrn Grotkopf habe ich Grundsätzliches bereits dazu geschildert.

90 (bis 120) Minuten Aktivität in der Woche durch eine selbstge-
wählte körperliche Aktivität unter Einbezug verschiedener Muskelgruppen mit einer vom Lebensalter abhängigen Herzfrequenz pro
Minute (180 minus Alter) reichen aus. Und: Es darf Spaß machen!

Ratsam ist es die 90–120 Minuten auf drei bis sechs Tage zu vertei-
len. Da die Herzfrequenz ein Maß für den Trainingszustand darstellt, steigert sich bei konstanter Zielpulszahl allmählich die Leistungsfähigkeit. Das trägt zum Wohlbefinden bei. Nimmt der Patient
Medikamente ein, die den Pulsschlag senken (Betablocker), liegt die
Zielpulszahl um zehn Schläge tiefer. Ist der Pulsschlag unter Ruhebedingungen bei über hundert, sollte man den Hausarzt konsultie-
ren (Onkologie, 2011, Nr. 1 oder auch Journal of the American Medical Association [JAMA], 2009, Nr. 301 [19], S. 2014–2035).

Die zweite Säule konzentriert sich auf die Grundlagen der Mittel-
meerdiät. Sie enthält viel frisches Gemüse, Obst und Salat, pflanzli-
che oder tierische Öle, wie sie zum Beispiel in Nüssen vorkommen
und fetten Fisch. Gegenüber Fleisch sollte man Zurückhaltung
üben.

Die Deutsche Gesellschaft für Ernährung empfiehlt, nicht mehr als
300–600 Gramm Fleisch und Wurst pro Woche (www.dge.de). Die
amerikanische Gesundheitsbehörde hat in der sogenannten *„Diet
and Health"*-Studie mit mehr als 500.000 Teilnehmern im Alter von
50 bis 71 Jahren, die zehn Jahre nachbeobachtet wurden, gezeigt,
dass diejenigen Personen, die viel rotes Fleische aßen (Rind- und
Schweinefleisch), eine insgesamt um 30 Prozent höhere Sterblichkeit hatten. Das Risiko, an einer Krebskrankheit zu sterben, war um
20 Prozent erhöht. In der großen europäischen Studie *„EPIC"* wurden mehr als 500.000 Personen im Alter von 35 bis 70 Jahren über
neun Jahre untersucht. Auch hier trat Krebs bei den Fleischessern
deutlich häufiger auf (www.dkfz.de/epidemiologie.../arbeitsgr/...
EPIC_P05_Ergebnisse, www. dietandhealth.cancer.gov/history).

Auch auf die Produktqualität kommt es an. Deutsche geben, gemessen an dem, was wir zur Verfügung haben, weniger Geld für Lebensmittel aus als alle anderen Europäer. Dabei wollen wir im Supermarkt eigentlich etwas Gesundes einkaufen. Um die Entscheidung zu steuern, wofür sich der Konsument am Ende entscheidet, geben Marketingunternehmen große Geldbeträge aus. Neben dem günstigen Preis ist es etwa die Farbe und die Schriftart der Verpackung (Frankfurter Allgemeine Sonntagszeitung, Nr. 23, 2016). Um gesund und sportlich zu wirken, bieten sich gelbe und grüne Farben sowie filigrane Schriften an. Noch dominieren allerdings ungesunde Produkte, die zu niedrigen Preisen ihre Abnehmer finden. Und wir essen zu schnell. Für Franzosen, die sich doppelt so viel Zeit lassen, ist Essen eher ein Genuss und nicht notwendiges Übel.

Fertigprodukte sind zu meiden. Auf das Kochen kommt es an. Untersuchungen aus Japan, wo die Menschen am längsten leben, haben gezeigt, dass das Krebsrisiko bei gesunder Ernährung deutlich geringer ist. Ein gutes Programm geht auf Ancell Keys zurück. Er hat im Rahmen der *„Seven Countries Study"* bereits vor vielen Jahren festgestellt, dass die Bewohner Kretas und Salernos (bei Neapel) weniger Herz-Kreislauf-Erkrankungen aufwiesen als Nordeuropäer. In seinem Buch *„Das Dilemma der Allesfresser"* sind von Michael Pollan ein paar einfache und vernünftige Regeln zusammengefasst worden.

In neun Worten fasst er zusammen: *„Essen Sie echte Lebensmittel, nicht zu viel, vorwiegend Pflanzen."*

Und man soll kochen. Das Kochen sei wie das Gärtnern eine Kunst des Verwandelns. Beides bewahre den Bezug zur Natur.

Sein Credo: *„Iss frische Lebensmittel (also nicht Produkte der Lebensmittelindustrie) und nicht zu viel, vor allem Pflanzen und wie ein Allesfresser. Zahle (für die Nahrungsprodukte) mehr und iss weniger, sitze immer an einem Tisch und möglichst nicht alleine. Koche selbst und lege dir einen Garten an. Vermeide Nahrungsmittel mit Inhaltsstoffen,* *die dir nicht vertraut oder unaussprechbar sind oder mehr als fünf an der Zahl sind und Glukose- oder Fruktose-Sirup enthalten. Vermeide Nahrungsmittel mit gesundheitsbezogenen Behauptungen und lass den Supermarkt, so oft wie möglich, links liegen."*

Die besten Ergebnisse zu gesundheitsbewusstem Verhalten bilden sich aus, wenn es früh im Leben und wie selbstverständlich vermittelt wird. Wenn das Kind gar nichts anderes kennt, als sich regelmäßig die Zähne zu putzen, wird das später auch nicht hinterfragt. Wer als Kind Süßigkeiten nur zu besonderen Gelegenheiten angeboten bekommen hat, wird sich später diesen Produkten gegenüber zurückhaltend verhalten. Süßstoffe wie Aspartam, Cyclamat, Saccharin und Sucralose in *„Light-Produkte"* sind ungesund und fördern die Zuckerkrankheit. Sie machen nicht automatisch schlank, dafür sind die Zusammenhänge zu komplex und die Rolle von Darmbakterien und Esszentrum im Gehirn alles andere als geklärt. In qualitativ hochwertige Produkte zu investieren, bedeutet nicht unbedingt mehr auszugeben. Große Mengen von Fleisch aus der Massentierhaltung, das zu Kampfpreisen auf dem Markt angeboten wird, sind nicht günstiger als kleinere Mengen von gesunden freilaufenden Tieren.

Gute Produktqualität bedeutet mit hochwertigen tierischen Erzeugnissen sorgsam umzugehen und zugleich auf artgerechte Haltung und natürliche Zuchtbedingungen zu setzen. Abgesehen davon ist es natürlich auch ein ökologisches und ethisches Anliegen.

Mit der dritten Säule appelliere ich an die persönliche Lebensroutine, man könnte es auch Achtsamkeit nennen. Wie sehr bestimme ich immer selbst, was ich tue? Fühle ich mich gehetzt? Schlafe ich genug? Nehme ich Auszeiten? Achte ich auf meine Umwelt? Höre ich, was mir mein Gegenüber sagen will? Bin ich ansonsten achtsam genug? Verfüge ich über Möglichkeiten, es mir gut gehen zu lassen (Resilienz)? Die letzten fünfzig Jahre mit Arbeitsverdichtung und

Schnelllebigkeit in Verbindung mit Konsum und bröckelnden zwischenmenschlichen Beziehungen haben dazu geführt, dass sich bestimmte Krankheiten endemisch ausbreiten konnten. Das innere Gefüge von Körper, Geist und Seele wird in der modernen Lebenswelt fortwährend aus der Balance geworfen. Der Verstand diktiert dem Körper, wie er wann zu funktionieren hat. Schlafen und Essen sind zu lästigen Notwendigkeiten geworden, anstatt zu leidenschaftlichem Genuss. Und so zieht sich die Schlinge im Laufe eines Lebens immer enger zu, bis der Körper rebelliert. Dann ist es oft zu spät. Stress im Alltag in Kombination mit falschem Essen, viel Alkohol und Tabak haben längst die Grundlagen für Verschleiß und Erkrankung gelegt. Unsere Patienten sind älter und verfügen über die Zeit und die Möglichkeiten, nach der individuellen Balance zwischen Körper, Geist und Seele bei sich zu suchen. Doch niemand kann das auf Knopfdruck. Wie soll man genießen können, wenn man das nie gelernt hat? Viele Patienten sind Nachkriegskinder und in entbehrungsreichen Zeiten groß geworden. Sie haben hart gearbeitet und gelernt, sich zurückzunehmen. Sie wissen mit dem Begriff Selbstverwirklichung nicht viel anzufangen. Hier gebe ich Tipps und benenne Hilfsangebote.

Die vierte Säule berührt den Hauptrisikofaktor für das Auftreten bösartiger Erkrankungen, auch von Rezidiven: Tabakkonsum in jeder Form. Ein respektabler Teil unserer Patienten hat sich bereits das Rauchen abgewöhnt. Einige wollen oder können es nicht lassen. Wer nicht aufhören will, muss nicht bekehrt werden. Rauchen ist für manche ein Bekenntnis zum Genuss. Und der hat mit Lebensqualität zu tun. Besteht der dringende Wunsch aufzuhören und schafft man es nicht, sollten psychotherapeutische Ansätze in Kombination mit Nikotinersatzpräparaten oder dem Arzneimittel Champix systematisch probiert werden.

Für Informationen Tel. 06221/424224 oder www.tabakkontrolle.de.

Wie schon im Einführungskapitel kurz angesprochen hat die Deutsche Rentenversicherung seit dem Präventionsgesetz 2015 ihren

Leitsatz „*Rehabilitation vor Rente*" um den Zusatz „*Prävention vor Rehabilitation*" erweitert. Zielgruppe sind sozialversicherte Personen, „*die aktiv im Erwerbsleben stehen*" (Bundesrahmenempfehlungen der Nationalen Präventionskonferenz, www.gkv-spitzenverband.de/.../Praevention_NPK). Bereits bestehende verhaltenspräventive Programme hatte man in den letzten Jahren in Kooperation mit den Betriebs- und Werksärzten in Großbetrieben erprobt und evaluiert. Mit den Themen Bewegung, Ernährung, Stressbewältigung, Resilienz und Suchtprophylaxe finden sich die oben beschriebenen vier Säulen wieder. Präventionsmanager, also Sportlehrer oder Therapeuten, fungieren als Ansprechpartner und Bindeglied zwischen den Institutionen (Deutsches Ärzteblatt, 2016, Nr. 113 [21], S. C846–847).

Für Präventionsangebote infrage kommen besonders Menschen, die eine körperlich oder seelisch belastende Tätigkeit ausüben, unter ersten gesundheitlichen Beeinträchtigungen ohne Krankheitswert leiden, etwa beginnenden Funktionsstörungen des Bewegungsapparates, innerer Organe oder im psychischen Bereich, und auffällige Zeichen von Arbeitsunfähigkeit, Schmerzproblematiken, Gewichts- oder Stoffwechselprobleme aufweisen.

Damit erreicht man vor allem Männer mit eher niedrigem Sozialstatus und wenig gesundheitsförderlichen Verhalten (siehe hierzu auch die Nationale Verzehrstudie, www.bmel.de/DE/.../NationaleVerzehrstudie_Zusammenfassung.htlm). Dem Präventionsgesetz ist übrigens zu verdanken, dass immer mehr Fitnessstudios aus dem Boden schießen. Gegenwärtig gibt es etwa 8.500 von ihnen, rund tausend mehr als vor vier Jahren (Frankfurter Allgemeine Sonntagszeitung, Nr. 13, 2016). Krankenkassen sind dazu angehalten, rund 490 Millionen Euro für Gesundheitsförderung und Prävention aufzuwenden. Sieben Euro pro Person beträgt der Richtwert. Bis zu 80 Prozent der Kosten für Fitnesskurse können auf diese Weise von den Kassen übernommen werden. Etliche Institute und Netzwerke sind mittlerweile gebildet worden, um innerbetriebliche Gesundheitsförderung zu unterstützen (www.dnbgf.de, www.iso-institut.de, www.lago-projekt.de, www.inqa.de).

Alle vier Jahre, zum ersten Mal 2019, wird ein trägerübergreifender Präventionsbericht erstellt werden, der dem Bundesgesundheitsminister zugeleitet wird. Die Vorbereitungsgruppe der Nationalen Präventionskonferenz berät derzeit gemeinsam mit dem Robert-Koch-Institut über Gliederung und Inhalte. Sie entwickelt gemäß §§ 20d und 20e SGB V die Präventionsstrategie.

Visiten und Improvisation

Montags und dienstags führen wir unsere regulären Visiten durch und tacken die Zeiten auf etwa sechs Minuten pro Patient. Bei 30 Patienten ist man dann drei Stunden unterwegs. Manche Begegnungen dauern nur zwei Minuten. Der Patient ist wortkarg, ihm geht es gut oder seine Signale deuten darauf hin, dass er in Ruhe gelassen werden will. Andere haben großen Redebedarf und so kann sich die Visite dort schon eine Viertelstunde hinziehen. Selten gerät der Plan durcheinander. Therapieangebote werden für den jeweiligen Patienten außerhalb der Visitenzeiten gelegt, um Terminkollisionen zu vermeiden. Jeder Visitentag ist ein Abenteuer. Die Menschen sind unterschiedlich und die Krankheiten sowie Behandlungen vielfältig und interessant. Im Rahmen der Visite überprüfe ich den Therapieplan und schlage Veränderungen vor. Die Festlegung der Abfolge diagnostischer und therapeutischer Leistungen ist komplex und mit einer Zimmerreservierung nicht zu vergleichen.

Apropos Zimmerreservierung: Still im Hintergrund, aber essenziell wichtig für jede Klinik sind die Mitarbeiter im Aufnahmebüro. Sie stellen den ersten Kontakt zum Patienten her und regeln die Modalitäten der An- und Abreise. Nicht zuletzt von ihrer Freundlichkeit und Kompetenz hängt ab, ob Patienten zu uns kommen. Sie koordinieren die Reha mit den Sozialarbeitern in den Akuthäusern und verpassen der jeweiligen Klinik ihren Stempel. Normalerweise erhalte ich von ihnen erste Informationen zu den Patienten. Nach Aktenlage entscheide ich dann, ob die Patienten rehabilitationsfähig sind. Die Motivation des Patienten und manches andere kann man, wie bereits angesprochen, daraus nicht ablesen. Die Damen an der Rezeption sind für die nicht medizinischen Dinge zuständig und erfüllen die Funktion eines Wegweisers und Ratgebers. Auch sie sind Visitenkarte und Thermometer zugleich, repräsentieren das Haus und setzen mit der Begrüßung den Standard. Sie weisen durch die Klinik und den Ort, tauschen Geld oder deponieren Schlüssel. Schließlich erfassen sie die Atmosphäre im Haus. Worüber unterhalten sich die Leute, gibt es am Essen etwas zu bemängeln, klappt es mit den Anwendungen nicht oder hat sich jemand daneben benommen? Wichtige Informationen werden direkt an mich weitergegeben, unwichtige zur Kenntnis und mittelwichtige selber in die Hand genommen.

Im Gegensatz zur Palliativstation muss ich in der Cecilien-Klinik mit ihren über 200 Personen mit mehr Autorität die Richtung vorgeben und Grenzen sowie Möglichkeiten aufzeigen. So scheren einzelne nicht aus und beeinträchtigen die Stimmung im Haus nachteilig. Zur Autorität gehören nach meiner Auffassung Präsenz und Kompetenz, Warmherzigkeit und ein offenes Ohr für Mitarbeiter und Patienten. Zugleich muss ich delegieren und das große Ganze im Auge behalten. Zur Autorität gehört nicht, mit Macht seinen Einfluss durchzusetzen, ständig seine Mitarbeiter zu kontrollieren oder sie als Zeichen seiner Macht vor der geschlossenen Tür warten zu lassen, Termine für Patienten in unerreichbarer Ferne zu vergeben und dergleichen. Autorität ist nicht autoritäres Gehabe. Am Ende gehört dazu, Verantwortung zu übernehmen und sie nicht wegzuschieben.

Als Arzt hat man immer Verantwortung zu übernehmen, als Chefarzt trägt man sie auch für seine Mitarbeiter und die eigene Klinik oder Abteilung. Schließlich gehört auch die Fähigkeit zu überzeugen zur Autorität. Sie ist schon seit Hippokrates Bestandteil des Arztseins. *„Weh dem Arzt, dem sich der Kranke nicht fügen will, dem der Patient nicht vertraut, den er nicht davon überzeugen kann, dass er ihm helfen wird."* (Hans Hellner, *„Arzt, Kranker, Krankheit",* J.F. Lemanns Verlag, 1970).

In diesem Büchlein entdeckt man ferner ein Grundprinzip der Rehabilitation: *„Der sorgfältige Arzt untersucht körperlich immer den ganzen Menschen. Er soll ihn von allen Seiten betrachten. Er sollte den Menschen aber auch seelisch, geistig nicht nur von oben ansehen, sondern immer auch von unten her anleuchten. (...) Der Arzt darf also kein Menschenverächter sein und nur die schlechten Seiten der Natur sehen."*

Meine Zeit ist kostbar. Vieles läuft über meinen Schreibtisch. Urlaubsanträge, Dienstpläne, Schriftverkehr, Telefonate mit Kliniken, Ärzten, Patienten und Kostenträgern, Anforderung und Kontrolle von Medikamenten, die letztverbindliche Unterschrift unter die Entlassungsbriefe. Dann die Visiten, Vorträge und Besprechungen, Anforderung und das Befunden von Röntgenbildern, Patientengespräche zwischendurch, die Verlängerung oder Verkürzung von Aufenthalten.

Im Buch von Hellner heißt es jedoch: *„Niemals sollte der Arzt bei einem Kranken den Eindruck hinterlassen, er hätte keine Zeit. Er muss für den Kranken Zeit haben, auch wenn dieser mit seiner, des Arztes Zeit oft sehr freizügig schaltet und waltet. Ein gehetzter Arzt ist kein Arzt. Manager sind gehetzt und verbreiten den Eindruck des ‚Besetztseins'."*

Der Arzt soll kein Manager sein. So paradox es klingen mag, aber es bestätigt sich mir in gewisser Weise: Je mehr man arbeitet, desto mehr Zeit steht einem zur Verfügung. Die Entschuldigung, keine Zeit zu haben, kommt meistens aus dem Mund derer, die eher zu wenig arbeiten. Der Fleißige geht mit seiner Zeit sparsam um und arbeitet konzentriert. Ich habe kein Verständnis für Kollegen, die mir offen ins Gesicht sagen: Zeit sei Geld. Sie erledigen ihre Arbeit am Kranken im Fließbandverfahren.

Der französische Philosoph und Lyriker Paul Valéry meint: „*Die Meinung, Zeit ist Geld, ist der Gipfel der Gemeinheit. Zeit ist Reifung, Einteilung, Ordnung, Vollendung.*"

Die Köchin Susanna Kirsch verliert ihr Riechvermögen

Zur Heilung war es bei Susanna Kirsch ein weiter Weg. Wegen einer Krebserkrankung der Mundhöhle wurde sie mehrere Male operiert und anschließend einer Radiochemotherapie unterzogen. Durch die Bestrahlung war die Speiseröhre so eng geworden, dass man zur Sicherstellung der Nahrungs- und Flüssigkeitszufuhr vorübergehend eine PEG anlegen musste. Durch monatelanges Dehnen der Speiseröhre (Bougierungen mit immer dickeren Gummischläuchen) gelang das Schlucken immer besser. Ihre Körperkraft war dennoch deutlich reduziert, die Tagesmüdigkeit groß und die Schluckstörungen ausgeprägt. Vor allem anderen jedoch litt Frau Kirsch an ihrem Geruchs- und Geschmacksinn, den sie vollkommen verloren hatte. Das war umso schlimmer, weil sie als Köchin für ein in Düsseldorf gut bekanntes Speiselokal tätig war. Das Riechvermögen ist bei vielen älteren Menschen eingeschränkt (ab 50 Jahren besitzt ein Viertel der Bevölkerung ein verschlechtertes Riechvermögen) und es wird durch viele Erkrankungen und Arzneimittel nochmals herabgesetzt. Besonders schlimm ist es, wenn man beruflich auf ein untrügliches Sensorium angewiesen ist.

Riechen ist Teil eines multisensorischen Geschehens (Deutsche Medizinische Wochenschrift, 2004, Nr. 129 [46], S. 2458–2460). Beim Essen und Trinken wird das Zusammenspiel von mindestens drei wichtigen Sinneskanälen deutlich: Der geschmackliche Sinneskanal vermittelt die Geschmacksqualitäten süß, sauer, salzig, bitter und umami (dazu weiter unten), der trigeminale (basiert auf einem Hirnnerven) die Schärfe von Senf oder das Prickeln von Kohlensäure und der olfaktorische für Tausende von Gerüchen. Die meisten bemerken ihr verringertes Riechvermögen durch einen verminderten Geschmack. Jeder Zwanzigste kann von Natur aus nicht richtig riechen. Menschen mit aufgehobenem Geruchssinn (Anosmie) und einer Geschmackstörung (Dysgeusie) können zwar die Ostsee rauschen hören und die Wolken am Horizont erblicken, aber sie sind nicht fähig, den Geschmack und das Aroma eines gebratenen Dorsches zu genießen. Wie auch der Geruchssinn ist die Geschmacksempfindung eine sehr individuelle Sache. Warum Menschen manche Gerichte schätzen und andere nicht, lässt sich nicht leicht erklären. Genetische Unterschiede, Bedingungen im Mutterleib und erworbene Verhaltensweisen spielen offenbar eine Rolle (Tagesspiegel, Nr. 21732, 2013). Wir verfügen über mehr als 350 Duftsensoren und man kann auf der Riechschleimhaut Rezeptoren für unzählige Duftmoleküle nachweisen. 2004 erhielt die Physiologin Linda Buck den Nobelpreis für die Erforschung des Riechsystems. Sie fand die molekularbiologischen Grundlagen, wodurch Gerüche im Limbischen System des Gehirns alle möglichen Gefühle und Stimmungen auslösen. Ist das Riechvermögen eingeschränkt, leidet die Gefühlswelt, die Paarungsbereitschaft, die Kommunikation und die räumliche Orientierung.

Die Klassifizierung von Gerüchen bereitet Schwierigkeiten. Wie will man etwas beschreiben, das nach etwas riecht, ohne das, wonach es riecht, gleich als Erklärung mitzuliefern? Es fehlen die Worte. Gemessen wird der Geruch durch die Olfaktometrie mit der Einheit „Olf". Ihre Definition gehört zu den kuriosesten, die ich kenne:

Ein „Olf" gibt die Verunreinigung an, die eine erwachsene Person mit 1,8 Quadratmeter Hautoberfläche in sitzender Tätigkeit mit einem Hygienezustand von 0,7 Bädern pro Tag erzeugt.

Qualitative Riechstörungen bezeichnet man als Parosmie und Phantosmie, die quantitativen als Anosmie. Dann kann man gar nicht mehr riechen. „Hyposmie", verminderte Riechfähigkeit, ist das, was im Alter passiert. Die „Hyperosmie" begegnete mir heute. Eine Patientin erzählte mir, nach ihrer Rachenoperation sei das Geruchsempfinden viel besser als vorher. Sie könne jetzt „riechen wie ein Hund". Patienten, die schlecht riechen, unterziehen wir einem Ge-

ruchs- und Geschmackstestverfahren. Bei eingeschränktem Riechvermögen folgt die Pflege der Nasen- und Mundschleimhäute durch
Inhalationslösungen, Nasenduschen und die richtige Atemtechnik.
Schließlich können Duftessenzen in ansteigenden Konzentrationen
das Riechvermögen trainieren. Manchmal helfen Corticoid-Sprays
oder Vitamin-B-Substitution.

Mundtrockenheit begegnen wir durch logopädische und ernäh-
rungstherapeutische Hilfestellung, Inhalationen mit Kochsalzlö-
sung, spezielle Mundspüllösungen sowie mit dem Medikament Pi-
locarpin. Zinksulfat kann innerhalb von zwei Wochen eine Geschmackstörung verbessern. So besserten sich auch bei Susanna
Kirsch langsam ihre Riechfähigkeit, das Schluckvermögen, die Genussfähigkeit und damit die Lebensqualität.

Kehlkopflose Patienten, die nur noch durch ein Tracheostoma atmen, aber nicht mehr durch die Nase atmen können, „gähnen höflich", um zu riechen. Dabei öffnen und schließen sie bei geschlossenem Mund ihren Kiefer in kurzen Abständen, um Luft aus der Nase
in die Mundhöhle zu saugen. Hierzu haben wir in meiner Klinik einen sogenannten Riechtrainer entwickelt (eine Apparatur), an dem
die kehlkopflosen Patienten üben können. Auch starker Wind kann
dazu beitragen, dass man ohne Kehlkopf wieder etwas besser riechen kann. Oder man lässt die Luft durch den geöffneten Mund
strömen und atmet durch die Nase aus. Auch gutes Kauen verbessert
Geruch und Geschmack (Im Focus Onkologie, 2017, im Druck).

Die Geschmacksqualitäten süß, sauer, bitter und salzig, deren
Verteilung sich auf der Zunge unterscheidet, wurden bereits vor
über hundert Jahren von dem japanischen Chemiker Kikunae Ikeda
durch umami ergänzt. Es ist eine Wohlfühlempfindung, die auf Ei-
weiße reagiert. Das Geschmackserlebnis entfaltet sich nicht auf der
Zunge, sondern im Bereich hinter der Nase, wo 3.000 bis 10.000 Ge-
schmacksknospen die groben Qualitäten der Speisen ordnen. Der
gemischte Sinneseindruck von umami durchkreuzt bekannte Wege
im Gehirn. Er wird erlernt und seine Intensität spiegelt die Individualität eines Menschen wider. Er begründet die verschiedenen Ess-
kulturen der Welt. Was unsere Mütter während der Schwangerschaft
zu sich genommen haben, verfestigt sich. Umami hält die Japaner

vermutlich so dünn und so lange am Leben. Sie meiden Kohlehydrate und Fette und setzen auf Frische, Geschmack, Kreativität und Ästhetik. Wissenschaftler erkunden heute, inwieweit die Qualität des Essens Einfluss auf Appetit und Sättigungsgefühl hat. Wohlschmeckende Mahlzeiten rufen ein schnelles Sättigungsgefühl hervor und geschmacklose aus minderwertigen Zutaten nicht. Deswegen braucht man mehr davon. Die Gesamtkomposition eines japanischen Essens dagegen ist wichtig, also Zutaten, Dekoration, Geschirr, Raumgestaltung und Jahreszeit. Alles kommt hübsch dekoriert und zugleich auf den Tisch. 2013 wurde die japanische Küche von der UNESCO zum immateriellen Kulturerbe erklärt.

Die Finger einer Klavierspielerin versagen

Frau Karparovas Brusttumor war relativ klein, als man ihn entdeckte. Sie war gerade 34 Jahre alt geworden und als Rechtsanwaltsgehilfin fest angestellt. Vor allem war sie eine leidenschaftliche Klavierspielerin. Mit über 70.000 Neuerkrankungen jährlich ist die Brustkrebserkrankung die häufigste bösartige Neubildung der Frau. Etwa eine von neun Frauen erkrankt im Laufe ihres Lebens daran. Jede Vierte ist bei Diagnosestellung jünger als 55, jede Zehnte unter 45 Jahre alt. Im Schnitt liegt das Alter bei 64 Jahren. Frauen, die Kinder bekommen und diese gestillt haben, haben ein geringeres Risiko, was auf einen Zusammenhang zwischen Hormonen und Erkrankung deutet. Zur Früherkennung wird ab dem 30. Lebensjahr die jährliche Tastuntersuchung beim Frauenarzt empfohlen. Noch immer rät man Frauen zwischen dem 50. und 70. Lebensjahr dazu, sich alle zwei Jahre einer Röntgenuntersuchung der Brust zu unterziehen. Die meisten von ihnen werden über Nutzen und Risiko der Untersuchung nicht richtig aufgeklärt, ein Drittel der befragten Frauen meint sogar, man könne durch die Mammografie Brustkrebs verhindern. Ihr Nutzen wird auch von vielen Ärzten überschätzt. Von Tausend Untersuchten sterben ein bis zwei Frauen weniger an Brustkrebs. Dagegen werden durch falsche positive Befunde unnötige Untersuchungen und Behandlungen durchgeführt und die Gesamtsterblichkeit über einen langen Zeitraum betrachtet sinkt durch das Mammografie-Programm nicht. Deswegen wird sein Sinn zu Recht kritisch hinterfragt (The New England Journal of Medicine, 2017, Nr. 376, S. 93–95). Die Sterblichkeit an Krebs sinkt durch Inanspruchnahme des Screening-Programms nicht nennenswert. Der Risikoforscher Gerd Gigerenzer sagt, die meisten Menschen könnten nicht mit Wahrscheinlichkeiten und damit auch mit Risiken richtig umgehen (ZEIT, Nr. 30, 2016). Dass aber gar keine Hoffnung für sie besteht, es je zu lernen, bestreitet er. So verdeutliche ich Nutzen und Risiken medizinischer Maßnahmen bei jeder Gelegenheit.

Untersuchungen legten bei Ludmilla Karparova das Ausmaß der Erkrankung, die Prognose und damit das Behandlungskonzept fest. Man versprach ihr die Brust zu erhalten. Um ein Lymphödem (unerwünschte Flüssigkeitsansammlung im Gewebe) zu vermeiden, injizierte man vor der Operation eine radioaktive Substanz. Sie wird von einem Wächterlymphknoten aufgenommen, bevor es die anderen tun. Enthält dieser Krebszellen, muss man auch die anderen entfernen. Ist er frei, belässt man es dabei. Früher litten viele Patientinnen nach einer Brustkrebsoperation erheblich unter einem Lymphödem infolge radikaler Lymphknotenentfernung (The New England Journal of Medicine, 2009, Nr. 361, S. 664–673). Heute ist das kaum noch der Fall. Lediglich Schmerzen bestehen nach der Operation noch für eine gewisse Zeit (Journal of the American Medical Association [JAMA], 2009, Nr. 302 [18], S. 1985–1992). Bei Frau Karparova waren der Wächterlymphknoten und einer von zwanzig entnommenen Lymphknoten befallen. Der primäre Tumorherd war nur anderthalb Zentimeter groß. Der brusterhaltenden Operation schloss sich eine Chemotherapie über vier Monate an. Sie sollte die Prognose verbessern. Dann folgte sechs Wochen lang die Strahlentherapie. Zwei Wochen später stellte sich die Patientin bei uns vor.

Der lange Behandlungsverlauf führt bei vielen Patientinnen zu körperlichen, aber auch zu kognitiven und seelischen Belastungen. Frau Karparova konnte ihre Schulter nicht mehr richtig bewegen, hatte im Verlauf der Monate fünf Kilogramm an Gewicht zugelegt und gab Gefühlsstörungen an den Füßen und Händen an. Seit ihrem fünften Lebensjahr hatte Frau Karparova Klavier gespielt. Ihre Eltern hielten es für selbstverständlich, ihr schon so früh Unterricht zukommen zu lassen, da sie selbst ausgezeichnete Musiker waren. Sie erwies sich als talentiert und wäre vielleicht sogar eine passable Konzertpianistin geworden, sagte sie mir, doch beruflich wollte sie nicht als befristet angestellte und umhervagabundierende Künstlerin tätig sein. Sie liebte die Musik, die ihr auch während der Therapie die nötige Kraft gab, alles durchzustehen. Doch als sie sich während der Chemotherapie einmal selbst ans Klavier setzte, verspürte sie ein fremdes, andersartiges Gefühl in ihren Fingern. Sie waren berührungsunempfindlicher, beinahe taub geworden und das Gefühl war von einer Kälte begleitet. Andere Patienten beklagen eine Überempfindlichkeit bis hin zu einem brennenden Schmerz. Bei wieder anderen sind die Gliedmaßen „eingeschlafen" oder sie reagieren ungewohnt auf Kälte und Wärme. Man bezeichnet alles das als Polyneuropathie. Im Magen-Darm-Trakt äußert sie sich in Störungen von Magenentleerung, Darmbewegung und durch Probleme beim Wasserlassen. Auch Muskelnerven können beeinflusst sein. Dann werden die Patienten gangunsicher. Polyneuropathien werden auch durch die Zuckerkrankheit oder durch langjährigen Alkoholkonsum hervorgerufen (Im Focus Onkologie, 2005, Nr. 6, S. 59–65 und Journal of Neurology, 2002, Nr. 249, S. 9–17).

Unser Vorgehen beinhaltet die genaue Erfassung der individuellen Störung sowie ein Spektrum weiterer Maßnahmen. Die Behandlung liegt nicht nur in den Händen der Ärzte. Unsere Ergotherapeutin etwa bietet verschiedene Materialien mit unterschiedlicher Temperatur und Konsistenz, Größe und Beschaffenheit an und übt mit den Patienten feinmotorische Tätigkeiten (Schnürsenkel zubinden, Hemden zuknöpfen) ein. Die Physiotherapeuten bieten Warm-/Kaltanwendungen für die Arme oder Unterschenkel an.

Folge der Gefühlsstörungen sind nicht nur unangenehme Empfindungen, sondern auch Störungen der Körperfunktionen. Das sind neben einer Gangunsicherheit bis hin zur Sturzgefahr auch allgemeine Kraftlosigkeit und, wie bei Frau Karparova, die Unfähigkeit, Blusen zuzuknöpfen, mit Besteck zu essen oder Klavier zu spielen. Klinische Studien gibt es so gut wie keine. Vieles in der Therapie ist Empirie und Erfahrung. Gegen Schmerzen helfen Medikamente (Opioide, Carbamazepin, Gabapentin oder Pregabalin), die man unter Anleitung eines erfahrenen Arztes an zweiter oder dritter Stelle einsetzen sollte. Auch trizyklische Antidepressiva, Serotonin-Wiederaufnahme-Hemmer oder Lokalanästhetika können zur Anwendung kommen. Die meisten Patienten leiden eher unter der Taubheit oder der Gefühllosigkeit. Hier können Vitamin-B-Präparate sowie die bei Diabetikern bekannte Alpha-Liponsäure helfen. Beides soll die Nervenfunktion unterstützen. Therapeutische Verfahren mit elektrischem Strom setzen wir selten ein, wie auch elektrische Stimulationsverfahren und hydroelektrische Bäder. Alles kann im Einzelfall jedoch sinnvoll sein.

Nach zwei Wochen teilte mir Frau Karparova mit, sie habe den Eindruck, ihre Gefühlsstörungen würden sich langsam bessern. Darüber freute ich mich natürlich und bot ihr unser etwas verstaubtes und in die Jahre gekommenes Klavier an, das ich in den Aufenthaltsraum der Cafeteria bringen und stimmen ließ. Die Möglichkeit, wieder am Klavier sitzen zu können, trug wesentlich dazu bei, dass sich unsere Patientin in allen Belangen wohler fühlte. Als die ersten Töne dem Instrument entwichen und aus den Tönen Melodien wurden, die auf ihre großartige Fingerfertigkeit verwiesen, wussten wir, dass wir gute Arbeit verrichtet hatten.

Ludmilla Karparova stand noch im Beruf. Die Vernetzung von medizinischen und beruflichen Reha-Leistungen wird bei längerer Lebensarbeitszeit immer wichtiger, sodass man versucht, die Rehabilitation stärker an den beruflichen Gegebenheiten der Patienten auszurichten. Es ist bekannt, dass ein verstärkter Berufsbezug den Erfolg einer Rehabilitation hinsichtlich der beruflichen Teilhabe positiv beeinflusst, insbesondere bei Patienten mit *„besonderen beruflichen Problemlagen"*. Trotzdem erscheint eine flächendeckende Umsetzung der theoretischen Erkenntnisse aus verschiedenen Gründen noch immer schwierig. Zugleich prüfen immer mehr Rehakliniken bei ihren Patienten frühzeitig den Bedarf für eine Kombination von medizinischer Rehabilitation und beruflicher Orientierung (*„MBOR"* für medizinisch-beruflich-orientierte Rehabilitation, www.deutsche-rentenversicherung.de/cae/servlet/contentblob/.../

mbor_datei.pdf) oder für Leistungen zur Teilhabe am Arbeitsleben. Es besteht bei einigen sogar die Möglichkeit, an Modellarbeitsplätzen berufliche Problemlagen zu erkennen und eventuelle Veränderungen der Ist-Situation zu diskutieren und zu erproben. Schön wäre es, wenn bereits im Rahmen der medizinischen Rehabilitation mit Einrichtungen der beruflichen Rehabilitation kooperiert und der Kontakt zum Arbeitgeber gepflegt würde.

Neben dem relativ neuen Konzept der „MBOR" gibt es die Berufsförderungswerke schon lange. In Gegensatz zu den Berufsbildungswerken, die häufig die Ausbildung von Jugendlichen mit Einschränkungen ins Auge fassen, besteht ihr Auftrag insbesondere in der Umschulung erwachsener Menschen mit Behinderungen.

Das war zum Beispiel bei Maik Weber der Fall. Er arbeitete zunächst jahrelang in einer Tierfuttermittelfabrik und bewegte dort täglich einige Tonnen. Nach einer Operation am Ellenbogen und einer darauf basierenden chronischen Entzündung lautete plötzlich die Frage für den erst 46-Jährigen: *„Was machst du mit deinem Leben? Plötzlich standen Begriffe wie Teilrente im Raum."* Über das Berufsförderungswerk informierte er sich über Leistungen zur Teilhabe am Arbeitsleben und wurde auf Kosten der Deutschen Rentenversicherung zur Arbeitserprobung eingeladen (www.zweite-chance.info). Neben Berufsfindung und Arbeitserprobung werden auch berufsvorbereitende Maßnahmen sowie Umschulungen zu geeigneten und zukunftsträchtigen Berufen durchgeführt. Eigene Werkstätten dienen zur Erprobung der praktischen Arbeit parallel zur theoretischen Unterweisung. Zu ihnen gehören medizinische, psychologische, pädagogische und soziale Fachdienste sowie Freizeiteinrichtungen und Internate.

In Deutschland gibt es etwa 30 Berufsförderungswerke für insgesamt knapp 20.000 Plätze. Damit der berufliche Neustart gelingt, bieten sie konkrete Angebote zur Orientierung an. Das Angebot „Berufsfindung und Arbeitserprobung" entwickelt mit den Betroffenen neue Perspektiven für die Wiedereingliederung und Experten unterstützen die Teilnehmer dabei, ihre Kenntnisse, Fähigkeiten und Interessen genau einzuschätzen. Es besteht sogar die Möglichkeit, sich in verschiedenen Berufsfeldern auszuprobieren. In der Regel dauert eine solche Maßnahme 14 Tage. Hat man die 50 noch nicht erreicht, ist es für solche Maßnahmen nicht zu spät.

Fragen zum Leistungsspektrum beantworten Experten unter der Nummer 0800/2220003.

Cornelia Zimmermann etwa hat mit 47 Jahren den Quereinstieg in den Einzelhandel geschafft. Jahrelang litt die gelernte Diätköchin unter Rückenschmerzen. In der Zeitschrift „2. Chance" 2017/1 beschreibt sie, wie sie eine Krisensituation dazu genutzt hat, eine neue Ausbildung im Berufsförderungswerk in Dortmund zu beginnen. Sie nutzte einen dreimonatigen Reha-Vorbereitungskurs, um sich an den neuen Alltag zu gewöhnen, und bezeichnet die neue Herausforderung als einen „Volltreffer" (www.zweite-chance.info).

Musik als Therapie und Folgen der Schwerhörigkeit

Während Frau Karparova vorübergehend nicht mehr Klavier spielen konnte, wurde Peter Tabler leider irreversibel schwerhörig. Bei Krebspatienten lösen Schwerhörigkeit unter Umständen bestimmte Zytostatika und Bestrahlungsverfahren aus, bei unzähligen anderen ist sie eine Folge des Alters. Wir Nicht-Eingeschränkten können es uns kaum vorstellen, wie belastend es sein muss, wenn man ständig nachfragen muss oder man deswegen seinen Beruf nicht mehr ausüben kann. Herr Tabler war Berufsmusiker geworden. Er hatte es in einem renommierten deutschen Sinfonieorchester zum Konzertmeister gebracht und war durch seine Position Vermittler zwischen Dirigent und Orchester. Jetzt hatte man ihm zwar erfolgreich seinen Tumor im Hals entfernt und sogar seine als Violinist benötigte Schulterbeweglichkeit erhalten, doch im Hoch- und Mitteltonbereich konnte er kaum mehr hören. Er kam zu uns und wir bestätigten den Befund durch eine Audiometrie. Die Substanz Cisplatin war schuld. Dagegen lässt sich nichts machen und so blieb uns nichts anderes übrig, als uns um die anderen körperlichen Defizite zu kümmern, die psychische Belastung zu thematisieren und eine berufliche Neuorientierung des 50-Jährigen zu planen.

Nichts war für Herrn Tabler mehr so wie zuvor. Musik war sein Leben. Er hätte sich vielleicht noch damit abgefunden, nicht mehr selber aktiv seinen Beruf auszuüben, doch nicht einmal mehr passiv Musik genießen zu können, bedeutete für ihn den Zusammenbruch seiner Welt. Ich kann Menschen nur dafür bewundern, wenn es ihnen gelingt, mit Tapferkeit ihr Schicksal anzunehmen. Für Herrn Tabler bedeutete das, sich mit den Verlusten seiner Hörfähigkeit abzugeben. Manche finden für sich eine Alternative, andere nicht.

Nichts sei mehr so wie früher, heißt es denn auch von den meisten Patienten, die nach ihrer Tumorbehandlung zu uns gelangen. Den Entstellten sieht es jeder Laie an. Gesicht, Haltung und die Art, wie sie sich bewegen, zeugen davon. Anderen, wie Peter Tabler, sieht man nichts an und doch hat sich für sie die Welt verändert. Gedanken und Gefühle sieht man nicht. Manche arrangieren sich und geben die Hoffnung nicht auf, andere hadern. Für sie zerrinnt das Leben zwischen den Fingern. Selbst nach erfolgreicher Therapie verändert der Krebs für viele die private oder die berufliche Welt. Angehörige und Freunde zu haben, die einen trösten, die Belastungen, aber auch Bewältigungsstrategien mittragen und einen dabei unterstützen, ist manchmal nur ein frommer Wunsch. Wie ich in meinem Palliativbuch *„Für ein gutes Ende"* schildere, leben viele Erwachsene heute alleine und haben niemanden, der sich um sie kümmert. Das ist besonders in den Großstädten der Fall, in denen das Leben ohnehin anonymer ist als in Dorfgemeinschaften, wo die Kneipe als Austauschplatz dient und wo man von Gartenzaun zu Gartenzaun sprechen kann. Dazu aber muss man hören können.

Hören bedeutet ein Schallsignal aufzunehmen und aktiv zu verarbeiten. Es pflanzt sich über die Luft zu unserem Trommelfell fort, das in Schwingungen gerät und den Schall über winzige Knöchelchen im Mittelohr zum Innenohr transportiert. Dort sitzt die empfindliche Hörschnecke (Cochlea), in der Schwingungen der Lymphflüssigkeit in elektrische Impulse umgewandelt werden. Jetzt ist das Hören ein aktiver Prozess geworden. Wird Musik wahrgenommen, löst das physikalische, chemische, elektrische und emotionale Reaktionen aus. Zum Hörerlebnis gehören neben der Schallwelle mechanische Schwingungen verschiedener Strukturen. Kinder nehmen sie bereits im Mutterleib wahr. Man schätzt, dass die Hälfte dessen, was wir von der eigenen Stimme hören, auf Vibrationen in uns zurückgeht, der Rest basiert auf Schallwellen. Daher kommt einem die eigene Stimme so verzerrt vor, wenn man sie einmal vorgespielt bekommt.

Beim Musizieren kommt der Körperschall ins Spiel, wenn der Kontakt zwischen Musiker und Instrument eng ist wie bei der Geige. Über den schwerhörigen Beethoven wird die anrührende Anekdote überliefert, der zufolge er im Konzertsaal die Stirn an das hölzerne Podest lehnte, um seine eigene Musik wahrzunehmen (The Lancet, 1996, Nr. 347, S. 160–170). Die Elastizität des Gewebes bestimmt, wie gut Tonhöhen zum Innenohr geleitet werden. Obwohl der ungarisch-amerikanische Physiologe Georg von Békésy die Grundlagen der Knochenschallleitung schon Mitte des 20. Jahrhunderts entdeckt hat, wurde sie bisher fast nur im Hinblick auf Sprache und Hörgerätetechnik erforscht. Insofern ist die Erforschung des Höreindrucks der durch Knochenschall vermittelten Sinnesreize noch immer Neuland. Vielleicht erklärt das, warum Profimusiker die Violinen berühmter italienischer Geigenbauer nicht von denen moderner Geigenbauer unterscheiden können. Vielleicht ist eher die Gewöhnung des Musikers an sein Instrument dafür ausschlaggebend, wie er es spielt, weil er es anders hört, als der, der seinem Spiel mit Abstand beiwohnt.

Apropos Hörgeräte: Hörgeräte erreichen, global gesehen, bislang maximal lediglich zehn Prozent der Bedürftigen. Hersteller und die zwischengeschalteten Hörgeräteakustiker erleben in den alternden Wohlstandsgesellschaften goldene Zeiten. 5.500 Fachgeschäfte für Hörakustik gibt es allein in Deutschland. Und nachdem das Bundessozialgericht Schwerhörigen das Recht auf eine bessere Versorgung zugesprochen hat, haben die Kassen ihre Erstattung für Hörgeräte von 420 auf knapp 800 Euro beinahe verdoppelt (Stand 2016). Dafür bekommt man heute leistungsstarke Minicomputer mit Digitaltechnik, mehreren Kanälen, einer Unterdrückung von Rückkopplungen und störendem Schall sowie mindestens drei Hörprogramme. Wer mehr will, etwa Geräte, die im Ohr verschwinden, über Bluetooth-Verbindungen mit dem Smartphone verfügen, oder Modelle, die automatisch erkennen, aus welcher Richtung Geräusche kommen und darauf reagieren, muss eigenes Geld ausgeben. Bei Kindern und Jugendlichen übernehmen die Kassen häufig die Kosten solcher Hightech-Geräte.

Online-Anbieter stellen neuerdings unter Umgehung niedergelassener Akustiker auf Anordnung des Hals-Nasen-Ohren-Arztes die Geräte her und wickeln daher das Geschäft unter dem Slogan der *„verkürzten Versorgungswege"* selber ab. Das erspart den Kassen einen Teil der Kosten. Für die Patienten ist das natürlich ein Nachteil, weil die Geräte häufig nicht gut sitzen und immer wieder nachjustiert werden müssen.

Heute besitzen 2,5 Millionen Menschen in Deutschland ein Hörgerät und man schätzt den tatsächlichen Bedarf auf über sechs Millionen. Darunter fallen zunehmend junge Leute, deren Hörschäden Folge von lauter Musik und Computerspielen sind. Obwohl oder weil Erwachsene alle sechs Jahre (Kinder und Jugendliche alle vier) ein neues Hörgerät erhalten können, liegen fast 1,5 Millionen funktionstüchtige Hörgeräte unbenutzt in den Schubladen, totes Kapital im Wert von 1,5 Milliarden Euro.

Wer sein Leben lang schwer oder gar nicht hören konnte, für den sind Hörprothesen ein Wunder. Allerdings dauert es ein paar Monate, bis diese Menschen das Hören neu gelernt haben, aber dann können die meisten sogar Musik genießen. Cochlea-Implantate registrieren Schallwellen über Mikrofone und nutzen Audioprozessoren, um die ankommenden Signale in elektrische Pulsmuster umzuwandeln. Diese werden durch die Haut zum eigentlichen Implantat weitergeleitet, das hinter dem Ohrknochen im Schädel verborgen liegt. Das Implantat entschlüsselt die Pulsmuster und überträgt sie auf Elektroden, die in der Hörschnecke platziert werden und verschiedene Hörnervenfasern elektrisch stimulieren. Schwierigkeiten entstehen durch die im Vergleich zum gesunden Ohr erheblich reduzierte Frequenzauflösung. Das liegt daran, dass nur 12 bis 22 Elektroden die Aufgabe von Hunderten feiner Haarsinneszellen übernehmen müssen.

Patienten müssen das Hören mit dem Implantat trainieren. Denn während Hörgeräte lediglich Hörhilfen sind, die den Schall verstärken und an das (intakte) Innenohr weiterleiten, ersetzt das Cochlea-Implantat das Innenohr. Das Gehirn lernt somit erst nach und nach, die Signale als akustische Ereignisse einzuordnen und korrekt als Sprache, Musik oder Umgebungsgeräusch zu deuten. Logopädische Übungen gehören daher zum regelmäßigen Programm der ambulanten Rehabilitation. Die Kosten von rund 40.000 Euro für Operation und Reha übernehmen in der Regel die Kassen. Gehörlose Erwachsene, die noch vor oder während des Spracherwerbs ertaubt sind, werden auch von ihrem Implantat nicht profitieren und vermutlich niemals die Sprache der Hörenden verstehen. Auch wenn der Hörnerv geschädigt oder das Innenohr gar nicht angelegt ist, helfen die Implantate nicht weiter. In Heidelberg hat man sich seit 2014 auf Patienten nach Cochlea-Implantation spezialisiert. Dort gibt es sogar ein Ensemble, in das man ohne musikalische Vorkenntnisse eintreten kann. Patienten berichten, dass die Cochlea-Implantation ihnen „ein Universum" eröffnet habe.

Hören zu können ist der Weg zur Partizipation und damit zur Erfassung der Wirklichkeit unseres Gegenübers. Da Zuhören Kommunikation und Teilnahme erlaubt, ist damit eine Hermeneutik verbunden. Das Dahinter und der Sinn sollen im Bewusstsein erscheinen und zumeist auch etwas auslösen und bewirken. Hören ist die dominierende Wahrnehmung, zumindest in den ersten Jahren, und spielt eine entscheidende Rolle für Erziehung und Bildung, für den Glauben und die Emotion, für die Sprache und das Gewissen.

> Immanuel Kant hat gesagt, nicht zu sehen trenne von den Dingen, nicht zu hören von den Menschen.

Schwerhörigkeit als Krankheit ist im doppelten Sinn unsichtbar. Man kann sie nicht sehen und der Betroffene wird unsichtbar. In einem Brief an seinen Freund Dr. Franz Gerhard Wegeler schreibt van Beethoven: „(...) *Seit zwei Jahren meide ich alle Gesellschaften, weils mir nicht möglich ist zu sagen, ich bin taub. Hätte ich irgend ein ande-*

res Fach so gings noch eher, aber in meinem Fach ist es ein schrecklicher Zustand. (...) Manchmal auch hör ich den Redner, der leise spricht, wohl, aber die Worte nicht, und doch, sobald jemand schreit, ist es mir unausstehlich." Hier beschreibt der Komponist seinen Verlust der Sprachverständlichkeit. Nur sein Komponieren rettet ihn. Denn bei der Taubheit geht ein bestimmender Teil des Menschseins verloren. Suizidgedanken kommen auf. Schwerhörigkeit bedingt Stille und die Stille Einsamkeit. Isolation zieht die Menschen von den Menschen weg und überlässt sie sich selbst. Kommt Schwerhörigkeit früh, führt sie zur Sprachlosigkeit.

Beim Erlernen der Sprache kommt dem Gehör eine Schlüsselrolle zu. Erschreckend, wenn man in der Rückblende erfährt, dass gerade die Kinder, die die Sprache ihrer Eltern oder Geschwister nicht wahrnahmen und damit ihren Inhalt nicht verstehen konnten, in unserem Land einmal als *„tumb"* oder *„nicht ganz richtig"* im Sinne einer geistigen Entwicklungsstörung angesehen wurden. Welchen Vorurteilen, nein, Fehlurteilen diese Generationen taub oder schwerhörig zur Welt Gekommener ausgesetzt gewesen sind, will man sich besser nicht vorstellen (Deutsche Medizinische Wochenschrift, 2014, Nr. 139, S. 2030–2034). Noch bis 1950 galt in Deutschland der Grundsatz, dass ein hörgeschädigtes Kind erst dann mit einer individuellen Hörhilfe zu versorgen sei, wenn es bereits gut zu sprechen begonnen habe. Man wollte das Kind wohl vor dem Hören seiner eigenen Sprache schützen und drehte sich damit jahrzehntelang im Kreis.

Wenn es stimmt, dass uns Musik von Geburt an prägt, uns im tiefsten Inneren berühren und sogar zu Höchstleistungen treiben kann, zeigt das, wie wichtig das Hören ist. Musik ist therapeutische Kraft im Alltag und hilft bei der Bewältigung von Erkrankungen. Es gibt nur wenige Dinge, die uns auf so einfache Weise mit Glück erfüllen und die zugleich einen so großen Einfluss auf uns haben, wie die Musik. Manche Melodien und Harmonien berühren uns ganz besonders, andere lassen uns einfach kalt. Musik hilft uns dabei, sich in einer von Worten und Verstand geprägten Umwelt besser zurechtzufinden und versöhnt uns mit unseren emotionalen Bedürfnissen. Vermutlich hat Musik schon vor 30.000 Jahren das Gefühl der Zusammengehörigkeit von Stammesgruppen gefördert und diente sogar der Entwicklung des Menschen, indem sie Neugeborene an die Mutter band. Wenn sich die Mütter in den Anfängen der Menschheitsgeschichte mit ihrem Säugling verständigen wollten, gelang das durch ein Säuseln oder Gurren, Summen oder Singen leichter. Spätestens mit acht Jahren entwickelt sich beim Menschen das Gespür von Harmonien. Musik kann Hirnstrukturen formen und man sagt ihr nach, sie würde die Intelligenz fördern.

Wegen ihrer stimmungsaufhellenden Wirkung wird Musik für therapeutische Zwecke in Pflegeheimen, Kindergärten, Krankenhäusern und Schulen eingesetzt. Sie ist ein starkes Gegenüber und fordert uns emotional. Durch elementare, improvisierte Musik kann man mit autistischen Kindern oder dementen Patienten in Kontakt treten oder nach schwerem Schädel-Hirn-Trauma. Weil in den USA eines von 68 Kindern eine Autismus-Diagnose aufweist, hat sich das Bildungsprogramm „Sesamstraße" nun mit Julia sogar eine Autistin ins Programm geholt, um das Angebot um eine weitere Lebensrealität zu erweitern. Welchen Weg Peter Tabler für sich einschlagen wird, vermag ich nicht zu sagen. Ich habe den Kontakt zu ihm verloren.

1908 errichtete Ernst Jacob Christoffel in Malatia, Türkei, eine Schule für Blinde, Gehörlose und andere Schwerstbehinderte, ohne Unterschied von Rasse und Religion. Er gab sich nicht mit seinem Luxus zufrieden, um das Leben selbstgefällig an sich vorbeiziehen zu lassen, sondern widmete sich den Unterprivilegierten. 2008 feierte die von ihm gegründete Organisation ihr 100-jähriges Bestehen. Über tausend Projekte sind bis dahin in allen Kontinenten mit dem Ziel der medizinischen, schulischen und beruflichen Rehabilitation ins Leben gerufen oder gefördert worden. Sein Credo war: „Vielleicht hat das Reinigen eines Straßenkindes mehr Wert als eine Predigt." Ein weiteres Prinzip und damit das Thema dieses Buches lautete: „Wer Behinderten helfen will, muss die Umwelt an sie anpassen."

Diagnose Burn-out und der heutige Mangel an Zeit

Die Welt dreht sich immer schneller, die politischen Ereignisse überschlagen sich und wir selbst versuchen, die Anforderungen des Alltags irgendwie zu bestehen. Der Stress, dem wir uns aussetzen, wird immer weiter nach vorne geschoben und erreicht inzwischen sogar das Kindergartenalter. Man will dort neben der Sozialkompetenz gleich auch noch die Lernkompetenz fördern und möglichst mit einer Fremdsprache beginnen. Selbst das Spielen soll nicht mehr zweckfrei sein, sondern am besten einen übergeordneten Sinn ergeben. Zu bedauerlich, wenn bei der Verkürzung der Schulzeit nicht zugleich das Curriculum entrümpelt wird. Um mitzuhalten, nimmt heute fast jedes zweite Kind Nachhilfe in Anspruch. Die Schnelllebigkeit führt aber auch zur körperlichen Überforderung. Für einen Dauerleistungsbetrieb über Jahrzehnte ist unser Organismus gar nicht ausgelegt. Irgendwann streikt er oder unsere Seele gibt auf. Die Folgen sind Erschöpfungsreaktionen und Depressionen, zwei häufige Diagnosen und zwei der häufigsten Gründe für frühzeitige Berentung. Ich plädiere somit im Einklang mit anderen für die Wiederentdeckung der Muße.

Die Zeit, die wir haben, ist endlich und niemand von uns weiß, wie lang sie ist. Gegenüber der Tierwelt verfügen wir über das Wissen über unsere Endlichkeit, doch unsere Reaktion darauf ist bizarr. Die einen versuchen möglichst viel in das Leben hineinzustecken, andere sehen das viel gelassener. Manche sind sich der Endlichkeit gar nicht wirklich bewusst, obwohl sie von Todesfällen umzingelt sind. Den meisten von uns mangelt es jedenfalls an Auszeiten, die Gehirn und Körper benötigen, um sich zu regenerieren.

Papst Benedikt XVI. meinte bei seinem Deutschlandbesuch 2011, „Erfolg" müsse nicht immer des Menschen Ziel sein. Am gleichen Tag seiner Rede kündigte der Trainer eines Fußball-Bundesligaklubs an, er habe nicht mehr die Energie, seinen Verpflichtungen nachzukommen. Sein Körper habe ihm signalisiert, dass es so nicht mehr weitergehen könne. Es ist keine neue Erkenntnis, dass seelische Belastungen auf den Organismus sich niederschlagen. Aus diesem Grund wurde das Gebiet der Psychosomatik vor über hundert Jahren ins Leben gerufen. In Deutschland haben die Forschungsarbeit darüber Jacob und Thure von Uexküll maßgeblich vorangetrieben.

In verhaltensmedizinisch ausgerichteten Abteilungen für Orthopädie („*VMO*") wie der Teutoburger Wald-Klinik des MZG-Westfalen in Bad Lippspringe werden psychotherapeutische Ansätze vermittelt, die Patienten mit chronischem Rückenleiden helfen. Unzählige Menschen leiden durch jahrelange berufliche oder sportliche Belastungen oder Fehlverhalten im Alltag unter Rückenschmerzen und darauf basierend unter psychischen Problemen und umgekehrt haben viele Personen mit psychischen Leiden Rückenprobleme. Ein weiteres Beispiel für eine typische psychosomatische Indikation sind Menschen mit Herzschmerzen ohne organische Ursachen.

20–50 Prozent aller Patienten, die zum Arzt gehen, leiden an psychosomatischen Diagnosen. Häufig sind es Gesundheitsängste, die in somatoforme Störungen münden. Die Ausbildung bereitet uns Ärzte nicht besonders gut auf diese Fälle vor. Zu wenige Patienten landen deswegen in psychosomatischen Abteilungen. Viele Jüngere lassen sich von überzogenen Ansprüchen im System verleiten und akzeptieren nicht, dass gelegentliche körperliche Missempfindungen etwas vollkommen Normales sind. In Schmerzambulanzen ist jeder dritte Patient ein Fall für die Psychotherapie. Nicht selten sind es erfolgreiche Menschen, die unter Druck stehen, deren große Sorge es ist, als Simulant dazustehen. Während Hypochonder erleichtert sind, wenn der Arzt nichts findet, fallen Patienten mit Somatisierungsstörungen in ein tiefes Loch. Sie sitzen in einem Widerspruch fest, an dem sie zu zerbrechen drohen, und sind subjektiv krank und dabei (körperlich) objektiv gesund. Depressionen und Suizide gehören zu den typischen Spätfolgen, wenn solche Patienten nicht zeitnah einer wertschätzenden Psychotherapie zugeführt werden. Chronischer Schmerz führt zu nachweisbaren Umbauten des Gehirns. Patienten werden mit der Zeit immer ängstlicher. Nicht selten lassen sich Stressfaktoren bis in die Kindheit hinein zurückverfolgen.

Verfahren wie Yoga, autogenes Training oder kompetentes Achtsamkeitstraining können gute Hilfe leisten. Durch sie wird die Aufmerksamkeit weg von den eigenen Gefühlen gelenkt. Mit der Zeit können sich die Veränderungen des Gehirns auch wieder zurückbilden. Leider erhalten die wenigsten Patienten Zugang zu kompetenten Therapeuten. Es gibt schlicht zu wenige. Die Wartezeiten sind lang. Manchmal ist es für eine wirkliche Besserung zu spät.

Als man den Bedarf an psychosomatischer Versorgung in Deutschland vor 20 Jahren endlich erkannt hatte, fanden sich Klinikbetreiber, die gerne neue Kliniken für diese Patienten erstellten. Heute sind viele von ihnen nicht kostendeckend ausgelastet. Die Kostenzusage wird nicht erteilt und man verweist auf ambulante Therapieplätze. Die Lösungen, die Zahl der niedergelassenen Therapeuten für die ambulante Versorgung zu erhöhen oder die Therapien zu verkürzen, um mehr Patienten zu behandeln, oder durch verbesserte Rahmenbedingungen in der Arbeits- und Lebenswelt gar nicht erst so viele Patienten aufkommen zu lassen, erscheinen für die Entscheidungsträger zu komplex, zu unbequem, zu teuer und zu langwierig.

Es erst gar nicht dazu kommen zu lassen, müsste also die Devise sein. Am besten man tritt der hektischen Welt mit mehr Gelassenheit entgegen – eine Kunst angesichts der Rahmenbedingungen. Doch Gehirn und Körper danken es einem. Bill Clinton sagte einmal, die meisten Entscheidungen seiner Präsidentschaft habe er im Zustand der Übermüdung getroffen. Für viele von uns ist es normal geworden, permanent verfügbar zu sein. Zugleich haben wir Angst, etwas zu verpassen. Wir fühlen uns überfordert, fürchten jedoch die Langeweile und glauben unter Umständen, ohne ein Mindestmaß an Aktivitäten gar nicht existieren zu können. Wo soll die Zeit hergenommen werden, nachzudenken, innezuhalten und ausgeruht Urteile zu fällen? Der Mangel an Muße durchzieht nahezu sämtliche Lebensbereiche. Der Begriff Beschleunigungsgesellschaft entstand.

Zeitmangel ist eine der Ursachen für Kinderlosigkeit. Mit der Erziehung von Kindern verbringt man viel Zeit, meinen viele, die einem dann für einen selbst verloren geht. Ein kurzsichtiger Blick, denn andererseits geben Kinder einem später Zeit und unendlich viel Freude zurück. Jeder Mensch benötigt Auszeiten für seine Fantasie und seine Kreativität, für seine Beziehungen und für sich selbst.

Um das zustande zu bringen, kann man vielleicht unterschiedlich belastende Zeitsorten umschichten, weg von dem, was uns unsinnige Zeit kostet. Neurobiologische Experimente zeigen auf, wie viel Zeit das Gehirn benötigt, um sich zu sortieren. Im 21. Jahrhundert ist nicht nur die Beschleunigung besorgniserregend. Dass für sie vor allem wirtschaftliche Gründe verantwortlich sind, zeigt allein der Konsumrausch, dem Menschen verfallen, sobald sie sich etwas leisten können. Kaufte ein Amerikaner vor 20 Jahren im Durchschnitt 34 Kleidungsstücke im Jahr, sind es heute doppelt so viele. Was für eine Art Wohlstand ist das? Die neue Kleidung wird nicht wirklich benötigt. Sie wird nur noch besessen.

Langsam beginnt ein Umdenkungsprozess. Das kluge Bremsen, Diversifizieren und Umsteigen lohnt sich. Formen der Gemeinwirtschaft und des Leasens kommen auf, das Um-Nutzen, Reparieren, das Pause-Machen, das Couchsurfing. Man kauft wieder mehr langlebige Güter, nimmt ein Sabbatjahr. Öffentliche Stadtgrundstücke werden nicht neu bebaut, sondern bepflanzt und gemeinsam genutzt. Menschen stellen ihre Arbeitszeit in Kontingenten zur Verfügung und bleiben zugleich unabhängig. Oder man zieht aufs Land, statt sich in der Stadt im Hamsterrad zu drehen. Wohlstand bedeutet ja auch eine Vervielfältigung der Möglichkeiten. Der Müßiggang beendet das trügerische Versprechen von mehr Freiheit in der Multioptionsgesellschaft. Wer sich diese Form der Selbstbestimmung bewahren kann, dürfte am ehesten zu jener inneren Ruhe finden, nach der wir uns eigentlich sehnen. Schalten wir unser Handy für ein paar Stunden am Tag auf „stumm" und entfliehen an Orte, wo Stille herrscht. Zufällige Einfälle und spontane Inspiration lassen sich nicht erzwingen oder verordnen.

Ein moderner Weg, um das Burn-out-Symptom zu behandeln und im arbeitsverdichteten Alltag zu sich selbst zu finden, ist Achtsamkeitstraining im Rahmen der Meditation. Es verfolgt durch Wiederholung und Aufmerksamkeit die Absicht, den Geist zur Ruhe kommen zu lassen. Man kann drei Herangehensweisen kombinieren.

Durch *fokussierte Aufmerksamkeit* konzentriert man sich auf ein Mantra wie *„Om"*, die Nasenspitze oder auf den eigenen Atem. Eine weitere Herangehensweise ist *„offenes Gewahrsein"*: Man beobachtet alles, was geschieht, ohne es zu bewerten, zum Beispiel aufsteigende Gefühle oder Gedanken, die sich aufdrängen. Schließlich übt man im Rahmen der Metta-Meditationen das *„Gefühl der liebenden Güte"*. In der Vorstellung lässt man es zuerst für Menschen entstehen, die man gerne mag, später für solche, zu denen man ein neutrales Verhältnis hat, und schließlich für Personen, denen man eigentlich aus dem Weg gehen möchte.

Bei der Achtsamkeit werden Körperempfindungen, Gedanken oder Gefühle beobachtet, ohne sie zu bewerten. Hinzu kommt die Akzeptanz dessen, was man erlebt. Verfahren wie *„MBSR" (Mindfulness Based Stress Reduction)* oder auch *„achtsamkeitsbasierte Stressreduktion"* nach Jon Kabat-Zinn zeigen ihren Erfolg bei Angst, Depressionen und psychosomatischen Beschwerden. Meditation kann bei gesunden Menschen stärker wirken als andere Entspannungsverfahren. Man kann sogar nachweisen, dass durch sie Gene an- und abgeschaltet werden, weil Transmitterstoffe freigesetzt werden, Endorphine und Serotonin etwa.

Einmal am Tag autogenes Training kann bei Stressempfinden ebenfalls nicht schaden. Probieren Sie es. Suchen Sie sich zunächst eine ruhige Umgebung. Legen oder setzen Sie sich bequem hin, legen Sie Ihre Uhr ab und öffnen Sie die Schuhe. Jetzt lockern Sie Ihre Muskulatur, richten sich noch einmal entspannt auf und lassen sich wieder in die bequeme Position zurückfallen. Fühlen Sie in Ihre Beine hinein. Vielleicht können Sie jetzt schon Verspannungen Ihrer Muskulatur lösen. Fühlen Sie in Ihre Arme hinein, lockern Sie die Muskulatur wieder. Schauen Sie dann ins Gesicht hinein und versuchen Sie, sich auch hier ganz bewusst zu entspannen. Die Stirn ist ganz glatt und die Augen gelöst. Das Kiefergelenk ist locker. Sprechen Sie jetzt zu sich selbst und konzentrieren Sie sich auf das entsprechende Körpergebiet: *„Ich bin vollkommen ruhig und gelassen. Arme und Beine sind ganz schwer."* Das Ganze drei Mal. Dann kommen die Hände und die Füße die Reihe, anschließend die Atmung, der Puls, das Sonnengeflecht, zum Schluss die Stirn.

Voraussetzungen für gelingende Rehabilitation

Manche Patienten befinden sich vor Antritt eines Reha-Verfahrens in einem so schlechten körperlichen Zustand, dass sie kaum rehabilitationsfähig sind. Ihr Barthel-Index ist dann oft niedrig. Der Barthel-Index differenziert die Pflegebedürftigkeit von Patienten. Zehn Fragen werden mit null, fünf oder zehn Punkten bewertet. Ist der Patient bei der Benutzung von Geschirr und Besteck beim Essen unabhängig, erhält er zum Beispiel zehn Punkte. Benötigt er Hilfe, gibt es fünf, kann er beim Essen gar nichts selbstständig, gibt es keinen Punkt. Nach ähnlichem Schema wird auch das Baden, Waschen, An- und Auskleiden, die Stuhl- oder Harninkontinenz eingestuft oder der Bett-/(Roll-)Stuhl-Transfer. Klappt das Gehen 50 Meter weit (auch mit Gehhilfe), werden 15 Punkte gutgeschrieben, ist Unterstützung erforderlich, gibt es zehn, ansonsten keinen Punkt. Ein Rollstuhlfahrer bekommt fünf Punkte, wenn er sich unabhängig mindestens 50 Meter fortbewegen kann. Der Test endet mit dem Treppensteigen. Die maximal erreichbare Zahl liegt bei hundert. Nach Punktzahl und damit der Pflegebedürftigkeit richten sich die Phasen der Rehabilitation, die Kostenträger und die Höhen der finanziellen Erstattungen.

Der Barthel-Index ist im Bereich der Pflege demnach eine wichtige Bezugsgröße. Er muss eine bestimmte Höhe aufweisen (> 80), bevor die Rentenversicherung die Kosten für das Reha-Verfahren bei Menschen im erwerbsfähigen Alter (auch bei berenteten Krebspatienten) übernimmt. Ist er niedriger, ist die Krankenkasse zuständig. Trotzdem werden über die Rentenversicherung immer wieder teils erheblich pflegebedürftige Patienten in Reha-Einrichtungen angemeldet und aufgenommen, für die eigentlich die Krankenkassen zuständig sind. Man hatte sich dann bei der Einschätzung vertan oder die Anträge wurden falsch ausgefüllt. In solchen Fällen berate ich mich mit meiner Pflegedienstleitung, wie wir vorgehen.

So erinnere ich mich an einen 85-jährigen Mann mit einem Barthel-Index von 40, der in Begleitung seiner Ehefrau im Krankenwagen zu uns kam. Er war operiert worden, beginnend dement und sehr geschwächt. Aber er war wach und wir hatten den Eindruck, er sei motiviert. Vor allem die Ehefrau machte uns Mut und teilte uns glaubhaft mit, vor einer Woche sei er noch aufgestanden. Ich entschied mich dafür, ihn bei uns zu behalten. Nach einer Woche hatte er es mit Hilfe seiner Frau und unserer Mannschaft geschafft, am regulären Reha-Verfahren teilzunehmen.

Bei einer 70-jährigen Patientin aus Nürnberg war das anders. Sie kam nach einer Chemotherapie mit fortgeschrittenem Tumorerleiden fast sterbend bei uns an. Es gab einen Sohn in Regensburg, zu dem der Kontakt abgebrochen war. Man hatte sie von Zuhause abgeholt und wir haben nie herausbekommen, unter welchen Bedingungen sie dort eigentlich gelebt hatte. Wir sahen eine arme, alte und außerordentlich kranke Frau mit niedrigem Barthel-Index. Natürlich konnten wir sie nach der langen Fahrt nicht wieder zurückschicken. Wir behielten sie über das Wochenende und pflegten sie so gut es ging, bevor wir sie auf unsere Palliativstation verlegten. Wir hätten uns aus fachlicher Sicht wohl um sie kümmern können, doch wir sind weder von der Anzahl der Pflegekräfte noch von der Ausstattung der Zimmer her auf eine palliativmedizinische Versorgung eingerichtet.

Ohnehin stellt sich die grundsätzliche Frage, wie man palliativmedizinische Konzepte bei Menschen mit Beeinträchtigungen optimal umsetzt. Die durchschnittliche Lebenserwartung von Menschen mit schwerer geistiger oder körperlicher Behinderung gleicht sich seit Jahrzehnten der Lebenserwartung der Gesamtbevölkerung an. Jetzt liegen erste Konzepte vor, wie die Palliativmedizin in Wohngruppen für schwerstkranke Menschen mit Einschränkungen umgesetzt werden kann (Zeitschrift für Palliativmedizin, 2017, Nr. 18, S. 152–169). Eigentlich müssten Krankenkassen die Kosten für die Behandlung bei besonders pflegebedürftigen und behinderten Patienten in Reha-Einrichtungen übernehmen. Verhandlungen, um die Betroffenen wenigstens teilweise besser zu versorgen und sich zum Beispiel die Kosten mit den Rentenversicherern zu teilen, wenn sich ihr Zustand gebessert hat, sind in den meisten Fällen gescheitert.

Welche Voraussetzungen lassen ein Reha-Verfahren eher gelingen? Der Patient sollte motiviert sein, aktiv an der Rehabilitation mitwirken und in der Lage sein, mit öffentlichen Verkehrsmitteln oder dem PKW anzureisen. Hinzu kommt eine günstige Prognose. Es heißt gelegentlich, die Schwere einer Krankheit könne den langfristigen Erfolg einer Reha gefährden. Andere sagen, die Prognose des Erfolgs einer Reha-Maßnahme sei schlecht, wenn individuelle Ressourcen kaum noch vorhanden seien oder wenn die Ziele in der vorgesehenen Zeit nicht erreicht werden könnten. Hätte ich mich immer daran orientiert, wären unzählige Patienten bei uns nicht mit Erfolg versorgt worden. Das Glas kann schließlich halb voll oder halb leer sein. Etliche meiner Patienten haben nur noch eine kurze Lebenszeit vor sich und ihre Ressourcen sind sehr beschränkt. Wenn ihnen das Reha-Verfahren irgendwie helfen kann, ist es einen Versuch wert.

Manchmal ist die Prognose einfach aussichtslos. Niemand weiß, welche Fähigkeiten Michael Schumacher jemals wieder erlangen wird. Doch man wird gewiss alles tun, um Restfunktionen zu aktivieren. Man sollte also die Prognose nicht zu leichtfertig zu negativ zeichnen.

Im Gegensatz zu anderen Patienten müssen bei Krebspatienten die persönlichen Voraussetzungen nicht vorliegen, wodurch sie wieder in die Erwerbstätigkeit zurückkehren. Eine weitere Besonderheit bei dieser Patientengruppe ist die erwähnte Übernahme der Kosten durch die Rentenversicherung, selbst wenn der Patient bereits Altersrente bezieht. Das gilt auch für alle von ihr abhängigen Versicherten, die keinen eigenen Anspruch haben (§ 31 Sozialgesetzbuch VI). Ich bin also abschließend der Meinung, dass die Schwere einer Behinderung kein Grund für die Ablehnung einer Rehabilitation sein darf. Um das zu ermöglichen und Streitigkeiten wegen der Kostenübernahme zu vermeiden, plädiere ich für die Finanzierung der Rehabilitation in Deutschland aus einer Hand. Es wäre ein Paradigmenwechsel.

Rehabilitation bei psychischen Erkrankungen

Die Einteilung der Menschen in gesund und krank ist nicht einfach. Weder das Altersgemäße vom Kranksein zu trennen noch länderübergreifend einen Konsens über das Wesen von Krankheiten zu erhalten, gelingt ohne Weiteres. Einige Diagnosen sind Modeerscheinungen, andere ändern sich alle paar Jahre, etwa wenn Normwerte per Abstimmung verändert werden. Manche Krankheiten gibt es in einigen Ländern gar nicht. Auch die Stigmatisierung von Kranken und Menschen mit Behinderungen ist unterschiedlich. In den meisten Gesellschaften werden psychisch Kranke ausgegrenzt. In Russland etwa sind die Bedingungen besonders ungünstig. Es geht damit los, dass wenn eine Mutter ihr behindertes Kind bei sich behält, in acht von zehn Fällen ihr Mann verschwindet. Behindertenschulen sind oft weit weg und wenn sich die Großeltern nicht kümmern, muss die Mutter ihre Arbeit aufgeben. „Psychoneurologischen Internaten" („Pni") geht ein extrem schlechter Ruf voraus. Sie sind ein Relikt aus Sowjetzeiten, in denen man über Behinderte nur eines wissen musste: Es gibt keine. Das war die Begründung dafür, 1980 in Moskau zusätzlich zu den Sommerspielen nicht auch die Paralympics auszurichten. Von Geburt an Behinderte wurden versteckt, oft fernab der Städte und hinter hohen Mauern. Kriegsinvalide kann man nicht verschweigen. Einige wurden zu Helden, die meisten sah man als verstümmelte Bettler auf den Straßen. Die Situation in den Heimen und im Land wird in der 1. Dezemberausgabe der Frankfurter Allgemeinen Sonntagszeitung eindrücklich beschrieben. Der Bericht lässt Verbesserungen nicht aus. Putin wirbt schon länger für mehr Toleranz und auf dem Papier ist Moskau schon fast barrierefrei. Seit 2011 läuft ein großangelegtes Programm zum behindertengerechten Umbau von Schulen, Bussen und öffentlichen Einrichtungen.

Depression, Epilepsie, Demenz, Angstzustände, Neurosen und Psychosen sowie Suchterkrankungen stehen zusammen mit 13 Prozent weit oben auf der Liste weltweiter Erkrankungen. Die Weltgesundheitsorganisation betrachtet die Depression mit Blick auf das Jahr 2030 als das bedeutendste weltweite Gesundheitsproblem. Jeder dritte Deutsche ist angeblich jedes Jahr von zumindest einer klinisch bedeutsamen psychischen Störung betroffen (Deutsches Ärzteblatt, 2015, Nr. 112 [24]). Zwar sei die Prävalenz in den vergangenen 25 Jahren etwa gleich geblieben, doch angestiegene Fehlzeiten sowie Reha- und Rentenanträge verraten einen veränderten Umgang mit psychischen Störungen. Sie standen 2015 im Mittelpunkt des Deutschen Kongresses für Rehabilitationsforschung in Augsburg. Häufig erhalten die Betroffenen keine adäquate Behandlung. Die ökonomische Belastung ist sehr hoch. Niedrigen direkten Kosten (weniger als fünf Prozent der Gesamtlast entfallen auf ambulante und stationäre Kosten) stehen hohe indirekte und soziale Kosten, wie Fehlzeiten und Produktivitätsverluste, gegenüber. Infolge der Unter- und Fehlversorgung durchlaufen viele Patienten erst spät ein stationäres psychosomatisches Reha-Verfahren, wenn überhaupt. Dann ist die Krankheit längst chronifiziert. Notwendig sind daher auch mehr ambulante und teilstationäre Angebote. Doch nicht nur in den Industrieländern beklagt man das mangelnde Bewusstsein für psychische Erkrankungen, vor allem in Entwicklungsländern werden diese Patienten vernachlässigt. 400 internationale Experten für psychische Gesundheit haben für die kommenden zehn Jahre 25 Schwerpunkte identifiziert, durch die sich das Leben von Menschen mit psychischen oder mentalen Problemen verbessern ließe (Nature, 2011, Nr. 475, S. 27–30). Die Initiative betrifft 184 Länder und generiert eine weltweite Datenbank.

In Deutschland hat die Psychiatrieenquete 1975 die Enthospitalisierung von Heiminsassen beschlossen. Damit begann ein neues Zeitalter in der Versorgung psychisch kranker Menschen. Aber erst zwischen 1993 und 2001 hatte man zum Beispiel in Berlin durch Schließung der großen Anstalten 2.500 Betten abgebaut. Die Stadt spannte ein Netz von sozialpsychiatrischen Einrichtungen und betreutem Wohnen für seine psychisch kranken Bürger. Jeder Bezirk verfügt heute über ein Steuerungsgremium, das für die Wiedereingliederung zuständig ist. Dennoch fallen die Austherapierten, die schwierigen Fälle, die unangenehmen Systemsprenger unten durch. Immer mehr landen in Pflegeheimen, Krankenhäusern oder Obdachlosenheimen. Schätzungen zufolge verschwinden in Berlin auf diese Weise zehn Menschen pro Tag. Der Berliner Psychiater Peter

Bräunig vermutet, dass inzwischen mehr Menschen in diesen Unterbringungsstätten leben als damals in den großen Anstalten. So unterschiedlich ihre Schicksale sein mögen, jeder psychisch kranke Patient besitzt ein Gehirn, das aus den Fugen geraten ist, und damit eine Perspektivlosigkeit, die erschüttert. Inklusion für diese Menschen würde bedeuten, die teilweise entwürdigenden Zustände in den Heimen als Zeichen der falschen Priorisierung in unserer Gesellschaft anzuklagen. Was fehlt, ist die gewollte politische Kontrolle und Inklusion dieser Bürger. Gefordert wird mehr Transparenz durch eine zentrale Gutachterstelle, die alle Kranken vor ihrer Einweisung durchlaufen. Im Tagesspiegel Nr. 21625 war 2013 von einem solchen *„Geheimheim"* zu lesen. Es geht um den Geheimtipp unter Einweisenden, wo man psychiatrisch schwierige Patienten am besten unterbringen kann. *„Geheim"* aber auch deswegen, weil es die Heime offiziell gar nicht geben dürfte.

Viele Patienten verlaufen sich im Dschungel der Therapiekonzepte und unseres Gesundheitssystems. Das ist besonders schwer zu ertragen, wenn man psychisch ohnehin labil ist. Stationäre und ambulante Institutionen kämpfen mit Gemeindepsychiatrien und Betreuungsgruppen um Umsätze und Deutungshoheit. Psychiatrische Erkrankungen bedeuten nicht nur gesellschaftliche Ausgrenzung auf der Basis von Unverständnis, sondern auch Existenz am Limit und Leben am Abgrund unter erbärmlichen sozialen Verhältnissen. Überall gibt es zarte Pflanzen verbesserter Versorgungsketten, wie sie in England schon lange Zeit Usus sind, indem Kooperationen aufgebaut und Komplettpauschalen mit den Krankenkassen ausgehandelt werden. Auf diese Weise kann man viel Geld für „Stabilisierungskosten" vermeiden.

Ein Patient mit Angstzuständen und Panikattacken bei bekannter Herzkrankheit stellt den klassischen Fall einer psychosomatischen Störung dar. Sie bedarf einer Spezialbehandlung. Die Realität ist allerdings wochenlanges Warten, bis man endlich die richtige Abteilung gefunden hat. Die Wartezeit bei niedergelassenen Psychotherapeuten dauert in Deutschland knapp fünf Monate, sodass sich jetzt durch Sprechstundenangebote immerhin Lösungen per Gesetz finden lassen. Die Misere beginnt damit, dass Betroffene kaum die

Möglichkeit haben herauszufinden, welcher Psychologe oder Therapeut sich worauf spezialisiert hat.

Neben unterschiedlichen Schulen gibt es gerade auf diesem Gebiet viele selbsternannte Experten, Heilpraktiker und Esoteriker, die sich zuständig fühlen. Und in der Bevölkerung herrschen nach wie vor Vorbehalte vor psychischen Erkrankungen und Therapien. Zentrales Problem bleibt die soziale Ächtung. Erst wenn die ausgeräumt ist, kann eine niederschwellige Psychiatrie in der Gemeinde funktionieren. Wo sich offiziell aber niemand zuständig fühlt, öffnet sich die Tür für die pharmazeutische Industrie. So bot die AOK vor ein paar Jahren integrierte Versorgungsmodelle für rund 13.000 Schizophrenie-Patienten an. Fachgesellschaften, Angehörigenverbände und Betroffene, Bundesärztekammer und Kassenärztliche Vereinigung gingen viel zu spät auf die Barrikaden. Zuvor haben sie aber auch nichts dagegen unternommen, suizidgefährdeten, psychisch instabilen und nicht allein lebensfähigen Patienten etwas anzubieten.

Rehabilitation und Herausforderungen im Alter

In den letzten hundert Jahren ist die Lebenserwartung der Menschen deutlicher gestiegen als jemals zuvor. Sie liegt global bei etwas über 70 Jahren. Mit höherem Lebensalter nimmt die Zahl der Menschen zu, die an mehreren Krankheiten leiden, pflege- und hilfsbedürftig werden. Jeder dritte Hochbetagte (über 80 Jahre) ist pflegebedürftig. Schon die Arzneimitteltherapie bei Betagten ist anspruchsvoll. Oft sollen zahlreiche Medikamente zugleich, regelmäßig, zu verschiedenen Verabreichungszeitpunkten und -modalitäten über einen langen Zeitraum gegeben werden. Neben Wechselwirkungen zwischen den Arzneimitteln sind eingeschränkte Adhärenz und Fehler in der Anwendung häufig und führen zu unnötigen Krankenhausaufenthalten sowie Todesfällen. Allein dieses herausgegriffene und altbekannte Problem zeigt auf, dass der alte Mensch eine noch viel größere Hinwendung zur krankheitsfolgenorientierten Medizin erfordert. Ziel muss eine gute Lebensqualität der älteren Mitbürger sein. Die Fokussierung auf einzelne Körperteile oder Organe oder Krankheitsgebiete wird älteren Menschen nicht gerecht. Ihre verminderte körperliche und geistige Belastbarkeit erfordert spezielle Angebote.

Bevor ein Reha-Verfahren für ältere Menschen beginnt, sollte also geklärt werden, in welcher Weise der Patient in seinen Aktivitäten und seiner Teilhabe gegenwärtig beeinträchtigt ist oder beeinträchtigt zu werden droht. Wie hoch ist sein Barthel-Index? Ist eine Rehabilitation erfolgversprechend und der Patient dazu fähig? Kann er sich äußern und ist er einwilligungsfähig? Sind seine Begleiterkrankungen gut genug eingestellt? Was sind die konkreten Ziele? Zu diesen selbstverständlichen Punkten gehört die Frage der Mobilität, der geistigen Aktivität sowie der Ernährung. Vor allem die mobile Rehabilitation bei Patienten zu Hause kann für geriatrische Patienten sinnvoll sein. Aber auch der Übergang von einer geriatrischen Abteilung in die Rehabilitation scheitert zuweilen an der Schnittstelle oder Verfügbarkeit. Dabei wäre es so einfach, eine Krankenschwester und Pflegetherapeutin zur Mobilisation und zum Toilettentraining nach zu Hause zu bestellen. Man könnte die Bedingungen zu Hause viel besser mit dem Reha-Bedarf koordinieren und das Leben dort vereinfachen, wo sich die Menschen vor allem aufhalten. Das eigene Zuhause ist nämlich in den meisten Fällen nicht behindertengerecht gestaltet (Deutsches Ärzteblatt, 2008, Nr. 105 [33–35], S. B1529–1530).

In unserem System haben die Krankenkassen den alleinigen Auftrag, die Reha-Bedürftigkeit zu prüfen. Ärzte können das Verfahren nur anregen.

Auf der Basis des Sozialgesetzbuchs IX (Rehabilitation und Teilhabe behinderter Menschen) besteht Reha-Bedürftigkeit, *„wenn bei Vorliegen einer gesundheitlich bedingten drohenden oder bereits manifesten Beeinträchtigung der Teilhabe über die kurative Versorgung hinaus der mehrdimensionale und interdisziplinäre Ansatz der Rehabilitation erforderlich ist, um Beeinträchtigungen der Teilhabe zu beseitigen, zu bessern, auszugleichen oder eine Verschlimmerung zu verhüten"* (www.deutsche-rentenversicherung.de/Allgemein/de/Inhalt/3_ Infos_fuer_Experten/01_sozialmedizin/08_sozmed_glossar/ Functions/Glossar.html?cms_lv2=238982&cms_lv3=216872).

Geht es um die Behandlung im teuren Krankenhaus, weisen die Ärzte ihre Patienten ein und die Kassen haben zu zahlen. Hält der Arzt ein Reha-verfahren für sinnvoll, entscheidet sich der Medizinische Dienst der Krankenkassen leider häufig gegen eine Rehabilitation, obwohl die mobile Rehabilitation bereits seit 2007 als Bestandteil des § 40 SGB V verankert ist. Dort wird die ambulante Rehabilitation *„durch"* wohnortnahe Einrichtungen erwähnt. Früher hieß es *„in"* wohnortnahen Einrichtungen (www.bag-more.de). Es mag kurzfristig Kosten sparen, Patienten ein Reha-Verfahren zu verweigern, doch langfristig werden Krankenhausaufenthalte vermieden und Ausgaben verringert. Abgesehen davon ist es natürlich eine ethische Frage. Eine bedarfsgerechte Rehabilitation mit dem Ziel vorhandene Kräfte zu stärken und Hilfen für den Alltag kennenzulernen, um sich selbst zu helfen und den gebrechlichen Ehepartner zu unterstützen, sollte Zeichen einer humanen Gesellschaft sein.

Durch das Verfahren sollen beim alten Menschen drohende Beeinträchtigungen der Teilhabe abgewendet, beseitigt oder vermindert werden. Es zielt darauf ab, die basalen körperlichen und mentalen Funktionen wie Gehen, Essen und Körperpflege zu stärken. Der Reha-Bedarf wird normalerweise bereits bei der Aufnahme in das Akutkrankenhaus festgestellt und begleitend zur Akutbehandlung geplant. Wegen der Schwierigkeit in der Frühphase der Rehabilitation eine verlässliche Prognose zu stellen, wird es bereits als ausreichend angesehen, wenn nur die Möglichkeit besteht, das Reha-Ziel zu erreichen. In der Praxis zeigt sich aber, dass zwischen hausärztlicher Versorgung, Klinik, geriatrischer Rehabilitation und Anschlussversorgung Probleme auftreten, die sich negativ auf die Patienten auswirken, vor allem in Ländern mit zweistufigen geriatrischen Versorgungskonzepten (§ 108 und § 111 SGB V). Immerhin hat der medizinische Dienst des Spitzenverbandes der Krankenkassen mittlerweile eine *„Begutachtungs-Richtlinie Vorsorge und Rehabilitation"* herausgegeben. Sie ist verbindlich. Einige Patienten können sich nicht selbst versorgen und haben dennoch keinen Anspruch auf Reha-Leistungen. Krankenhäuser werden dann mit der Erwartung konfrontiert, die Patienten so lange bei sich zu behalten, bis die Reha-Fähigkeit erreicht, das Verfahren bewilligt und eine aufnehmende Einrichtung gefunden worden ist. Diese stehen aber in einigen Bundesländern mit geriatrischer Versorgung nach § 108 des Fünften Sozialgesetzbuches wiederum nicht ausreichend zur Verfügung.

Aber auch wir Ärzte sind noch zu wenig auf die Bedürfnisse unserer älteren und chronisch kranken Mitbürger eingestellt. *„Die Medizin der Zukunft wird Altersmedizin sein"*, heißt es nicht zu Unrecht. Dabei wollen die Menschen *„gehört, gesehen, berührt und ernst genommen werden"* (Eckard von Hirschhausen). Dementgegen stehen *„die Vielfalt und Unübersichtlichkeit aller Versorgungsangebote und die dazwischen bestehenden Sektorengrenzen"* (Gerhard Nordmann, 2. Vorsitzender der KV-Westfalen-Lippe). Wir benötigen zum Beispiel mit der gleichen Rechtfertigung mehr Geriater (Altersärzte), mit der sich einst die Pädiater (Ärzte für Kinder- und Jugendmedizin) gegen die „Normalärzte" durchsetzen konnten. Während Deutschland insgesamt über viele gute rehabilitative Einrichtungen verfügt, wächst der Bereich der Geriatrie nur langsam. Die Medizin muss sich aber mit dem Alterungsthema verändern und anpassen.

Idealerweise erfolgt die ärztliche Versorgung abgestuft und in einem regionalen Netzwerk, in dem ambulante und stationäre Einrichtungen zusammenarbeiten. Gegenwärtig hat die kassenärztliche Bundesvereinigung eine Zwischenstufe zwischen spezialisierter Versorgung durch Geriater an Kliniken und Niedergelassenen skizziert (www.kbv.de/htlm/1150_24816.php). Und seit Juli 2016 können Hausärzte Patienten die Chance auf eine spezialisierte geriatrische Beratung und Diagnostik eröffnen (Deutsche Medizinische Wochenschrift, 2017, Nr. 142, S. 794–798).

Voraussetzung für eine geriatrische Eingangsuntersuchung ist das vollendete 70. Lebensjahr und mindestens zwei geriatrie-typische Morbiditäten (Mobilitätsstörung, Frailty-Syndrom, Dysphagie, Inkontinenz, chronisches Schmerzsyndrom, kognitive, emotionale oder verhaltensbezogene Beeinträchtigung).

Obligate Inhalte der Versorgung sind neben der Vorabklärung durch einen Vertragsarzt die Durchführung mehrerer geriatrischer Assessmentverfahren auch die Einbindung mindestens eines Physiotherapeuten, Ergotherapeuten und Logopäden sowie die Erstellung eines schriftlichen Behandlungsplans. Alter ist dabei immer auch subjektiv. Manche fühlen sich nie alt, andere nur körperlich, wieder andere nur im Geiste. Der dem Alter zugrunde liegende schleichende Verfall von Funktionen umfasst alle Bereiche des Körpers. Bereits ab dem 40. Lebensjahr beginnen diese Abläufe.

> Die genetische Ausstattung spielt bei dem Alterungsprozess zu einem Viertel eine Rolle, 75 Prozent von Schnelligkeit und Intensität schulden wir unserem Lebensstil.

Das führt uns zu den vier Präventionssäulen zurück. Wie wir essen und uns bewegen, ob wir rauchen und mit wem wir zusammenleben, stehen im Zentrum dieser Überlegungen. Beim alten Menschen geht es neben der Linderung von Beschwerden vor allem um die Selbstständigkeit. Krankheiten, die lange bestehen und sich verschlimmern, können nicht mehr beseitigt werden. Weil die verschiedenen Erkrankungen zusammenwirken, ist die Rehabilitation ein wichtiger Bereich, um die Folgen zu begrenzen.

Aber wie kann man die Würde kranker, pflegebedürftiger und manchmal auch sterbebereiter Menschen bewahren, wenn die Kommunikation mit ihnen kaum noch möglich ist oder sich die Charaktereigenschaften des Patienten nachteilig verändern? 50 Millionen Bürger unseres Landes äußern, dass sie für den Fall eines schweren Unfalles oder aufgrund von Krankheit vorab festlegen wollen, unter welchen Bedingungen sie lebensverlängernde Maßnahmen ablehnen. Tatsächlich aber haben bislang nur etwa neun Millionen Patientenverfügung verfasst. Und sie ist bisher auch nur eindimensional verstanden worden. Denn zu der Patientenverfügung gehört auch die Fähigkeit, gegebenenfalls gegen sie zu votieren. Ist sie von guter Qualität, ergibt sich aus ihr ein Einblick in die Wertewelt und Biografie des Menschen, seine Gewohnheiten und Wünsche, Ideen, Ängste und Hoffnungen. Ein Patient mit fortgeschrittener Demenz jedoch kann Sinn und Wirkung seines Handelns nicht mehr begreifen. Weil die dementielle Entwicklung schleichend einsetzt und die Erinnerung an Vergangenes langsam verglüht, ist der Zeitpunkt, ab dem seine vorab getroffene Entscheidung nicht mehr der aktuellen entspricht, nicht klar festzulegen.

> Der 2009 im Gesetz zur Patientenverfügung verankerte Wille der jederzeitigen Widerrufbarkeit berücksichtigt demente Patienten unzureichend.

Patientenverfügungen müssten mit dem Erkennen einer Demenz durch Dritte ihre Wirksamkeit verlieren. Das ist noch eine offene Wunde und hebt den Sinn einer Vorsorgevollmacht noch einmal hervor. Es erscheint besonders wichtig, jemanden an seiner Seite zu haben, der einen gut kennt und in der Lage ist, den mutmaßlichen Willen der dementen Person zu erheben. Irgendwann wird jeder dritte Mann und jede zweite Frau von einer Demenz heimgesucht. Vielleicht wird erst die folgende Generation von einer ordentlichen Versorgung in den zuvor mühselig erkämpften Strukturen profitieren. Dazu gehört, dass die Gesellschaft anerkennt, dass Menschen mit geistigen Beeinträchtigungen das Recht auf Achtung haben und dass man sich um sie unter Wahrung der Menschenwürde kümmert.

> Ein an die Ressourcen und Defizite angepasstes Kraft-, Funktions- und Balancetraining führt bei älteren Menschen mit leichter bis mittelgradiger Demenz zu einer Verbesserung der motorischen Leistungen. Defizite in der Aufmerksamkeit kann man durch solche Trainingsansätze verbessern (Deutsche Medizinische Wochenschrift, 2012, Nr. 137, S. 1552–1555).

Die Ruhigstellung von verwirrten Menschen durch Psychopharmaka, freiheitsentziehende Maßnahmen und mangelhafte ärztliche Versorgung in Pflegeheimen ist Experten schon lange ein Dorn im Auge. Auch der Pflegenotstand darf nicht weiter als Entschuldigung für Versäumnisse an anderer Stelle herhalten. Einen Nutzen freiheitsentziehender Maßnahmen konnten Studien bislang nicht feststellen. Im Gegenteil: Stürze nehmen zu und zeigen häufiger schwere Folgen wie Knochenbrüche. *„Weil fixierte Patienten kaum laufen, geht ihre Beweglichkeit verloren und die Muskeln bauen ab. Wenn sie sich dann ausnahmsweise mal bewegen, stürzen sie schnell. Zugleich nimmt ihr Bewegungsdrang durch die erzwungene Immobilität zu. Sie werden aggressiver und verhaltensauffälliger"*, berichtet der Psychiater Wilhelm Stuhlmann aus Erkrath.

Ein Hauptproblem bleibt die Einsamkeit im Alter. Abgeschoben und alleine gelassen zu werden, das Gefühl zu haben, man sei wertlos, ist nach Ansicht des Psychologen John Cacioppo von der University of Chicago eine Art *„sozialer Schmerz"*. Er soll uns daran erinnern, dass wir den Kontakt zu anderen Menschen nicht verlieren sollen. Emotionale und soziale Einsamkeit kann man behandeln. Um dem schmerzlichen Gefühl der Einsamkeit zu entrinnen, empfiehlt der Psychologe sein *„ease"*-Konzept. Dazu muss man allerdings in der Lage sein.

Das *„ease*-Konzept": Schritt 1 (das E) lautet: Erweitern Sie den Aktionsradius. Wer sich einsam fühlt, läuft Gefahr, sich passiv zu verhalten. Man soll sich bewegen. Schritt 2 (das A): Aktionsplan. Erst wer erlebt, dass das eigene Verhalten bisweilen eine freundliche Reaktion weckt, kann Mut fassen und sich regelmäßig in die Gemeinschaft einbringen. Schritt 3 (das S): Selektieren. Einsamkeit schärft die Wahrnehmung für Signale der Mitmenschen. Doch um Worte oder Gesten richtig zu verstehen und angemessen darauf zu reagieren, ist es wichtig zu spüren, welche Beziehung aussichtsreich ist – und welche als Ablenkung dient. Schritt 4 (das E): Erwartung des Besten. Je freundlicher man auf andere zugeht, je mehr man bereit ist, seine eigenen Empfindungen zu offenbaren, desto eher werden ähnliche Reaktionen geweckt. Es hilft, möglichst optimistisch gestimmt vorzugehen und nicht zu erwarten, von anderen seine Probleme gelöst zu bekommen.

Geht man offensiv mit seinen größer werdenden Defiziten um, kann ein wenig Humor den Alltag vielleicht aufhellen.

Wenn sich die Zahl der zurzeit in Deutschland an Demenz leidenden Patienten bis 2030 auf bis zu drei Millionen erhöht haben sollte, wird eine beträchtliche Zahl rund um die Uhr versorgt sein müssen. Doch die Sozialversicherungssysteme ächzen aufgrund der niedrigen Geburtenrate bereits heute und der Pflegeberuf ist nicht attraktiv genug. Überhaupt habe ich den Eindruck, dass der Bereich der Pflege in Salongesprächen zwar hochgehalten wird, doch dort, wo es darauf ankommt, werden die Bedürfnisse kaum gewürdigt und Entscheidungen zugunsten des Pflegeberufs nach hinten geschoben.

Anfang 2017 hat das Zentrum für Qualität in der Pflege (ZQP) die Ergebnisse einer ersten deutschen repräsentativen Studie veröffentlicht, nach der fünf Prozent der Jugendlichen zwischen 12 und 17 Jahren regelmäßig pflegerische Aufgaben übernehmen. Hochgerechnet wären das etwa 230.000. In anderen westlichen Ländern ist das nicht viel anders. Die Dunkelziffer dabei dürfte recht hoch sein. Auch wenn die internationale Definition, wer denn nun ein *„Young Carer"* ist, unterschiedlich ist und wann aus einem Helfen und Unterstützen ein Pflegen wird, manchmal auch Ansichtssache ist, so finden die betroffenen Kinder und Jugendlichen kaum Beachtung, Rückhalt oder Unterstützung. Die meisten machen das wie selbstverständlich, doch viele ziehen sich eben auch aus ihrem Freundeskreis zurück und verheimlichen ihren ‚Zeitvertreib‘.

Vielleicht sollte man hier die sozialen Netzwerke bemühen und darüber Hilfs- und Unterstützungsangebote machen. Über Foren könnten sie sich auch international austauschen. In Großbritannien gibt es schon seit 2015 *„Babble"* und *„Matter"*, in Österreich haben die Johanniter die Seite *„superhands"* initiiert.

In Deutschland gibt es für helfende Kinder und Jugendliche, die zu Hause Pflegearbeiten übernehmen, immerhin lokale Angebote wie www.echt-unersetzlich.de, www.stiftung-familienbande.de, www.Kidkit.de und www.youngcarers.de für Kinder mit kranken oder behinderten Eltern oder Geschwistern in Bad Bramstedt und Umgebung.

Man muss kein Prophet sein, um am Horizont düstere Wolken zu erkennen. Man kann auch nicht feststellen, dass den vielen 80-Jährigen in unserer Gesellschaft die Chance zur Inklusion der Gesellschaft gegeben wird, die den Namen verdient. Wie lange hat es gedauert, bis Mobilfunktelefone konstruiert wurden, die von sehbehinderten älteren Menschen einigermaßen tauglich bedient werden konnten? Die Ausrichtung von alltäglichen Gegenständen und Abläufen auf die Bedürfnisse der älteren Mitbürger lässt sehr zu wünschen übrig. Sei es eine neue IBAN-Nummer oder das Update eines neuen Browsers auf seinem PC.

Unsere Gesellschaft sollte sowohl kinderfreundlicher als auch altenfreundlicher werden. Das heißt, mehr Rücksicht zu nehmen auf die sich erst entwickelnden oder bereits wieder schwindenden Körperkräfte und Sinne. Dann könnten die Vorteile der „Internetmedizin" älteren Menschen noch viel besser zugutekommen. Die Palette heute reicht von der Unterstützung der ambulanten häuslichen Pflege (z. B. über www.curendo.de) bis hin zu einer speziell für Senioren entwickelten Kommunikationsplattform, die sämtliche Register von der digitalen Gesundheitsversorgung bis hin zum Smart-Home auf der Basis eines Tablet-Computers integriert (www.asinatablet.de). Auch das sogenannte „Apple Care-Kit" erlaubt es, dass Patienten, Angehörige und Pflegedienste und alle, die sich sonst um das Wohl des Patienten kümmern, miteinander kommunizieren können. Die „Apple Watch" mit ihrer Notfallfunktion ermöglicht den Zugriff auf Notfalldaten und verständigt selbstständig den Rettungsdienst oder die Angehörigen des Patienten. Unser Gesundheitswesen musste sich hier wieder einmal von der Industrie vorführen lassen.

93 Prozent aller Deutschen wollen in einer inklusiven Gesellschaft leben und finden das Miteinander von „Behinderten" und „Nichtbehinderten" wichtig. Trotzdem glauben nur 14 Prozent der Bevölkerung im beruflichen oder privaten Umfeld häufig Kontakt zu Menschen mit Einschränkungen zu haben („50 Jahre Aktion Mensch", Beilage der Frankfurter Allgemeinen Zeitung, Nr. 10, 2014). Sie reduzieren offenbar den Begriff der „Behinderung" auf Kinder, Jugendliche oder Erwachsene mit angeborenen Einschrän-

kungen. Barrieren in Schulen, Firmen und nicht zuletzt in den Köpfen abzubauen, ist daher die Devise.

Es gibt viele richtungsweisende Projekte. Eines davon ist das *„Haus im Viertel"* aus Bremen. Dort leben rund 100 teils pflegebedürftige Senioren mitten in der Stadt. Das Miteinander funktioniert bestens. 85 barrierefreie Wohnungen sowie zwei Wohngemeinschaften (eine für Demenzkranke und eine für körperlich Beeinträchtigte) stehen neben einem Bio-Restaurant, einem Kindergarten und Räumen der Volkshochschule. Die Idee lautet: Die verschiedenen Partner bringen Leben in die Gemeinschaft und die Senioren bleiben aktiv. Es gibt einen 24-Stunden-Notruf und die Kosten liegen unter der Hälfte von denen eines konventionellen Heimes. Die Warteliste ist lang. Weitere Informationen finden Sie unter: www.bremer-heimstiftung.de und www.aktion-mensch.de/zukunftskongress.

Im Netzwerk „*SONG*" („*Soziales neu gestalten*") haben sich zehn traditionsreiche und gemeinnützige Sozialunternehmungen mit der Bertelsmann-Stiftung, dem Kuratorium Deutsche Altershilfe und der Bank für Sozialwirtschaft zusammengeschlossen, um für den wachsenden Pflegebedarf bei schrumpfendem Personalangebot für die Zukunft festzulegen: So viel ambulante und vernetzte Wohn- und Pflegeangebote im Quartier wie möglich sollten geschaffen werden und so wenig stationäre Plätze wie nötig. Die Politik der Bremer Heimstiftung gründet sich auf folgenden Prüfsteinen: Wie viel Normalitätsbezug und Generationenkontakt sind möglich? Was ist die kleinstmögliche wirtschaftliche Betriebsform, um Demenz- und Palliativversorgung zu leisten? Wie hoch ist die Zivilquote? Steht das Primat des Wohnens im Vordergrund? Gibt es Kooperationen mit Wohnungsbaugesellschaften und Volkshochschulen? Ist das stationäre Angebot organisatorisch und inhaltlich für die Öffnung in jeweiligen Stadtteilen vorbereitet? Projekte und Modellprogramme, die mehreren Generationen ermöglichen, selbstbestimmt und gemeinschaftlich zusammenzuleben, werden vom Bundesfamilienministerium bis 2019 gefördert.

Im Umgang mit Demenzerkrankten braucht es mehr Wissen und bessere Pflege, kein Gerede über Suizidbeihilfe. Als ob es nichts zwischen dem hochgeistigen Menschen, der Demenz und dem Tode gäbe. So sind es die Zwischentöne, die fehlen, die Zeit und der Raum dazwischen. Das Heidelberger Institut von Andreas Kruse hat herausgefunden, dass scheinbar apathische Menschen messbar mehr Glück und Zufriedenheit empfinden, wenn man sich um sie kümmert und auf ihre Erlebnisse eingeht. Gewichte verschieben sich bei Menschen mit Demenz von der Geisteswelt in die Gefühlswelt. Pflegende Angehörige brauchen zugleich ausreichend Zeit für sich, sonst verschleißen sie. Sie müssen ohnehin viel lernen, zum Beispiel über die Malheurs zu lachen und nicht zu weinen und schon gar nicht zu schimpfen. Alle Beteiligten benötigen ein ethisches Koordinatensystem.

Von Friedrich Schiller stammen die Sätze: *„Zu essen gebt ihm, zu wohnen. Habt ihr die Blöße bedeckt, gibt sich die Würde von selbst."*

Ärzte, Pflegende und Ehrenamtliche brauchen moralischen Rückhalt für ihre lohnende Aufgabe. Wo und von wem erhalten sie ihn heute, in einer immer anonymer werdenden Gesellschaft? Es geht weniger darum, als Mitbürger für sein Engagement einen Preis zu erhalten, als darum, in unserer schnelllebigen Gesellschaft ein anderes Selbstverständnis einzuführen. Eine neue Grundfärbung der Hilfsbereitschaft in der Bevölkerung. Eine Art neue Gesinnung in der Bürgergesellschaft, die auf das Selbstverständliche und das Gute zurückgreift, das Urchristliche oder auch das Urmuslimische (in wesentlichen ethischen Belangen unterscheiden sich die monotheistischen Religionen nicht). In Zeiten der Not und der Armut hat es auf allen Erdteilen und zu allen Zeiten eine Rückbesinnung auf das Miteinander gegeben. Bei uns in Deutschland hieße das eine Umkehr von der durch Selbstbestimmung geprägten Individualgesellschaft hin zu einer nicht erzwungenen Solidargemeinschaft. In solch einem Land gibt derjenige, der anderen etwas gibt, deswegen, weil er weiß, was es bedeutet zu helfen. Hilfe ohne Gegenleistung dem anderen gegenüber verleiht einem selbst Bedeutung und ist weder altmodisch noch überflüssig.

Solidarisches Handeln ist eine wichtige Brücke zwischen Privatheit und Vergesellschaftung. Sie macht Privatheit erst möglich und begrenzt sie zugleich. An ihren Grenzen lässt sich erkennen, was der Mensch heute mit sich tun darf. Er darf ja heute fast alles. Aber ohne Solidarität ist weder die Freiheit noch die Privatheit einen Cent wert. Solidarität macht Räume privaten Handelns sicherer. Wo unsere Bereitschaft, solidarisch zu handeln, ein Ende hat, findet der Raum, in dem ich mit mir tun kann, was ich will, seine Wand. Wenn wir uns für die Stunde der Not nicht mehr auf die solidarische Reaktion verlassen können, würden wir Risiken gar nicht erst eingehen. Dass Menschen Drachen fliegen oder Skipisten hinunterpreschen, hat sehr wohl etwas mit der zwar anonymen, aber letztlich außerordentlich bequemen Solidarität der Gesellschaft zu tun, nämlich einer funktionierenden Krankenversicherung, die einem im Fall des Falles zur Seite steht.

Wo aber verlaufen die Grenzen dessen, was wir mit uns tun dürfen? Wo sind Grenzen der Solidarität? Wo beginnt die Verantwortung für einen selbst? Wann und wie begreift es der Bürger? Die Grenzen sind beweglich und sie verändern sich mit der Zeit, wie auch die Kultur dem Einfluss der Zeit unterliegt. Normalerweise, so eine Erkenntnis der Humanisten, sind wir nicht mit dem solidarisch, der sich über die anderen und zu deren Schaden erhebt, sondern mit den Armen, den Verunglückten, den Kranken, also jenen, aus deren Umgang mit sich selbst eine Verletzung erwächst, die sie nicht eingeplant haben. Solidarität ist ein Projekt, auf das sich die meisten einlassen (ohne sich dessen bewusst zu sein) und an dem alle mittragen. Sie ist jedoch überall und immer eine überaus zarte Pflanze.

Älteren Menschen ist zu lange die Chance verwehrt worden, in der Gesellschaft gegen Vergütung auch weiterhin Verantwortung zu tragen. Volksvertreter tun sich schwer damit, ihre Lebens- und Berufserfahrung anzuerkennen. Für sie sind ältere Menschen vor allem Arbeitnehmer, die nicht mehr arbeiten können. Irregeleitete wollen sie durch eine Lebensleistungsrente für ihr Rentendasein belohnen, obwohl es dem Staat gar nicht zusteht, Rentenleistungen zu vergeben. Dass ältere Arbeitende durch die Übernahme von Verantwortung Erfüllung erfahren, wurde lange Zeit nur als freundliches Angebot missverstanden, anstatt zu berücksichtigen, dass der Gesellschaft ohne sie insgesamt etwas Wichtiges fehlen würde. Manche vertreten die Auffassung, dass wir ohne unsere älteren Mitbürger bald kaum noch im internationalen Wettbewerb bestehen können. Ich habe bis heute nicht verstanden, warum in unserer freien Gesellschaft ältere Arbeitnehmer nicht so lange arbeiten dürfen, wie sie es wollen. Wie flexibel ist unser Arbeitsmarkt, der eine solche Anpassung nicht verkraftet? Sicherlich gibt es Branchen, in denen die Arbeiter mit 55 Jahren ausgebrannt sind, doch in anderen lebt man ab 65 erst auf. Nur einer von sechs Berufen ist mit höherem Lebensalter nicht zu vereinbaren, aber fünf von sechs können über das 67. Lebensjahr hinaus weiter ausgeübt werden. Man macht bei uns gerne die Ausnahme zur Regel. Jetzt gibt es mit der sogenannten „Flexi-Rente" ein überaus zaghaftes Angebot, auch nach Bezug der Altersrente etwas hinzuzuverdienen. Warum müssen ältere deutsche Lehrer und Wissenschaftler immer noch ins Ausland auswandern? Sie erhalten dort erstklassige Rahmenbedingungen. Wir verbieten es ihnen qua Anweisung.

Qualitätssicherung in der Rehabilitation

Auf dem Rehabilitationswissenschaftlichen Kolloquium der Deutschen Rentenversicherung treffen sich jährlich über 1.000 Rehabilitationsmediziner, Vertreter der Kostenträger, Klinikeigner, Verwaltungsleiter, Therapeuten und Wissenschaftler, um sich auszutauschen und weiterzubilden. Die Deutsche Rentenversicherung hat bereits 1994 mit der Entwicklung der Qualitätssicherung begonnen, nicht zuletzt, um in Zeiten evidenzbasierter Erkenntnisse dem Image einer zweitklassigen Medizin etwas entgegenzusetzen. Man wollte die Versorgung der Versicherten verbessern, die Rehabilitation effizienter gestalten und die Forschung in die Praxis umsetzen. Die Entwicklung und Erprobung geeigneter Instrumente und Verfahren der Qualitätssicherung erfolgt seit dieser Zeit wissenschaftlich gestützt und mit Hilfe von Experten aus der Praxis und Sozialmedizin. So werden zum

Beispiel die Instrumente der Qualitätssicherung durch ein Peer-Review-Verfahren (Chefärzte beurteilen anonym die Arbeit anderer Chefärzte) und aufgrund neuer Erkenntnisse weiterentwickelt. Weitere Qualitätssicherungsmaßnahmen umfassen die direkte Befragung der Rehabilitanden, die Visitationen durch Kostenträger, die Etablierung evidenzbasierter Mindestanforderungen im Rahmen von Therapiestandards, die Erfassung von Informationen zur Leistungsmenge und -dauer sowie -verteilung der Behandlungen und die Auswertung soziodemografischer und krankheitsbezogener Merkmale der Rehabilitanden.

> Grundlage ist das Sozialgesetzbuch, das alle Rehabilitationsträger und -einrichtungen verpflichtet, die Qualität zu sichern und weiterzuentwickeln. Die in § 20 SGB IX formulierten Aufgaben gelten sowohl für die medizinische als auch die berufliche Rehabilitation (Leistungen zur Teilhabe am Arbeitsleben, LTA).

Weil nicht nur medizinische Hochschulen die Rehabilitation in Forschung und Lehre bis heute sträflich vernachlässigen, finanziert die Rentenversicherung diese seit 1975 selbst.

Zusammen mit dem Bundesministerium für Forschung sind in den letzten zwanzig Jahren mehrere Hundert Projekte in acht regionalen Forschungsverbünden gefördert worden. Es geht zum Beispiel um die Sinnhaftigkeit und Nachhaltigkeit von Patientenschulungen, Aspekte der *„medizinisch-beruflich orientierten Rehabilitation"*, das Thema *„chronische Krankheiten und Patientenorientierung"* und vieles Weitere. Auch die Verknüpfung mit anderen Bereichen der Medizin spielt eine große Rolle, etwa die integrierte Versorgung und Zusammenarbeit zwischen Haus-, Werks- und Betriebsärzten, der Selbsthilfe und dem Arbeitgeber. Es hat lange gedauert, bis Rehabilitation und Sozialmedizin in den medizinischen Fachgesellschaften angekommen sind. Im Jahr 2000 wurde die *„ASORS"* („Arbeitsgemeinschaft für Supportive Onkologie, Rehabilitation und Sozialmedizin") innerhalb der Deutschen Krebsgesellschaft endlich voll akzeptiert.

Die Qualität in der medizinischen Rehabilitation wird nicht nur ständig weiter verbessert. Die Versicherten sollen auch die Gewähr haben, dass sie in allen von der Rentenversicherung belegten Einrichtungen einen vergleichbaren Grundstandard vorfinden. Man versucht daher, die Qualität der Leistung anzugleichen und sichtbar zu machen. Neben der Strukturqualität, in der den Trägern bauliche, technische und personelle Rahmenbedingungen vorgegeben werden, ist die vorhandene Prozess- und die Ergebnisqualität von Bedeutung. Durch Visitationen werden die Vorgaben mit der Realität abgeglichen und Therapiekonzepte sowie Prozessabläufe diskutiert. Auch durch die Erfassung von Vorher- und Nachher-Vergleichen und Befragungen der Rehabilitanden wird die Qualität einer Einrichtung geprüft. Auf dieser Basis lassen sich transparente und faire Vergleiche zwischen den Kliniken herstellen. Das sollte man auch für Krankenhäuser einführen.

Harninkontinenz und Scham bei Harry Vogel

Millionen Deutsche leiden unter Erkrankungen im Becken. Viele von ihnen haben Beschwerden bei jedem Gang zur Toilette. Dazu gehören Menschen mit funktionellen Störungen wie Harn- und Stuhlinkontinenz. Das betrifft jeden Zwanzigsten. Vier Millionen Bundesbürger können ihren Urinabgang nicht kontrollieren. Die Dunkelziffer dürfte hoch sein. Wer äußert sich schon zu diesem schambehafteten Thema? Hinzu kommen Beschwerden als Folge chronisch entzündlicher Darmerkrankungen oder von Operationen. Zwischen 2 und 17 Prozent aller Menschen und jeder zweite Pflegeheimbewohner leidet unter Stuhlinkontinenz, vor allem Frauen (The New English Journal of Medicine, 2007, Nr. 356, S. 1648–1655).

Erfreulicherweise haben sich die Möglichkeiten der Behandlung verbessert. Über Pflegemittel (Zinkoxid, Antipilzmittel, polymertragende Vorlagen), pharmakologische Maßnahmen (etwa Loperamid zur Erhöhung des Sphinktertonus), Ansätze aus der Verhaltenstherapie (Nahrungsaufnahme und Stuhlentleerungen durch Abführmittel nach Plan), Biofeedback (zur Verbesserung der Wahrnehmung der Schließmuskeln) bis hin zu chirurgischen Interventionen kann man der Stuhlinkontinenz beikommen. Dennoch lassen sich nicht immer alle Probleme beseitigen. Die Organe hängen über ihre zentralen Schaltstellen im Körper biologisch eng zusammen und Störungen bedingen sich oft gegenseitig. Das bedeutet, Erkrankungen im Enddarm- und Beckenbodenbereich betreffen das harnableitende System oder die Geschlechtsorgane und umgekehrt. Man betrachtet das Becken als Organsystem.

Fast jede zweite Störung der Blasenentleerung hat nervliche Gründe. Sie lassen sich nicht gut behandeln. Es gibt die Belastungsinkontinenz, bei der Harnmengen abgehen, ohne dass der Blasenmuskel aktiv ist. Sie ist oft die Folge von Geburten oder Verschleiß. Der Widerstand unterhalb der Blase ist nicht ausreichend hoch, um eine Druckerhöhung in der Blase auszugleichen. Beim Husten und Niesen geht Urin ab. Bei der Dranginkontinenz kommt es zu Urinverlusten, die unabhängig von der Belastung sind. Ursache hier ist eine Überaktivität des Blasenöffnungsapparates. Der Harndrang lässt sich nicht unterdrücken. Häufig spielt hier die Prostata eine Rolle. Sie vergrößert sich bei älteren Männern durch gutartiges oder bösartiges Wachstum und behindert den Abfluss. Bei vielen Menschen liegen Mischformen vor.

Bei Harry Vogel war die Blase von bösartigen Zellen befallen. Das Blasenkrebsleiden gehört neben der Nierenbecken- und der Harnleiterkrebserkrankung zu den Urothel-Karzinomen. Die weitaus meisten von ihnen (93 Prozent) betreffen die Blase. Das sind etwa 30.000 Menschen im Jahr in Deutschland. Die Krankheit bevorzugt im Geschlechterverhältnis die Männer mit 3:1. Eines Tages erzählte mir Herr Vogel seine Geschichte. Im Urlaub mit seiner Frau auf der Insel Kreta im Auto unterwegs verspürte er den Drang, auf die Toilette zu gehen. Die Eheleute suchten eine Taverne auf und während sie auf ihren Frappé (griechischer Kaffee) wartete, kam Herr Vogel niedergeschlagen von der Toilette zurück. Sein Urin war blutig. Der Urologe zu Hause entnahm im Rahmen einer Blasenspiegelung Gewebsproben. Ultraschalluntersuchung und Röntgendarstellung der Harnwege folgten. Das Stadium seiner Erkrankung kannte Herr Vogel nicht. Es hieß lapidar, man müsse ihn operieren und dabei die

Blase entfernen. Der Krebs habe bereits die Muskelwand der Blase durchdrungen.

Man bildete bei Harry Vogel aus einem Stück Dünndarm eine neue Harnblase (Ileo-Neoblase), die man an Harnleiter und Harnröhre anschloss. Man kann den Urin auch über die Harnleiter durch eine Öffnung in der Bauchdecke nach außen ablassen, an die man dann einen Katheter anschließt. Auch bei der Bildung eines solchen Urostomas verwendet der Arzt ein Stück Darm, an das er Harnleiter und Stoma (zum Beispiel über dem Bauchnabel) knüpft. Das bezeichnet man als Ileum-Conduit. In diesem Reservoir (Pouch) kann der Urin für eine gewisse Zeit gespeichert werden. Selten lässt man die verbliebenen Harnleiter in den Mastdarm münden. Dann ist der Urin optisch nicht zu beurteilen und die Harnleiter müssten für die Kontrolle der Entleerung weit vor dem Schließmuskel implantiert werden. Das kann zu Veränderungen des Säure-Basen-Haushaltes führen, weil die Darmwand auf den Urin reagiert. Es gibt also bei jeder Operation unterschiedliche Folgestörungen.

Herr Vogel lernte mit der Ersatzblase aus dem Darm gut zurechtzukommen. Aber der Urin aus der neu gebildeten Blase wollte sich nicht kontrolliert entleeren. Wir verordneten Beckenbodengymnastik und Biofeedback-Training. Er bekam dabei die Möglichkeit, die Aktivitäten seiner Muskulatur auf einem Bildschirm zu verfolgen, wie bei Herrn Lüdge. Diese Übungen verrichtete Herr Vogel alleine auf seinem Zimmer. War die neue Blase mit Urin gefüllt, verspürte Herr Vogel zuerst einen Druck im Unterbauch, nicht das vertraute Spannungsgefühl der Blase, später dann ein Ziehen in der Nierengegend. Das neue Gefühl war unzuverlässiger und das besorgte Herrn Vogel zunächst.

Das war ein Fall für unseren Psychologen. Es gibt Untersuchungen zur Lebensqualität nach Behandlung eines Prostata- und Blasenkrebsleidens. Vor allem die Harninkontinenz und die eingeschränkte oder aufgehobene Fähigkeit zur Erektion macht den Männern zu schaffen. Vorsichtig erkundigte sich der Psychologe, ob der Patient darüber sprechen wollte. Beide fanden eine Gesprächsebene und der Patient berichtete mir davon. Es sei zwar schön, wenn die Erektionsfähigkeit wieder zurückkäme, doch andererseits sei er ja auch schon 72 und die „*wilden Zeiten*" seien ohnehin vorbei, hieß es. Herr Vogel hatte eine verständnisvolle Ehefrau. Ihr war bewusst, dass Sexualität nicht nur aus der geschlechtlichen Vereinigung besteht. Zu ihr gehören auch weitere Erlebnismöglichkeiten, die von Zärtlichkeit über Erotik bis zum Geschlechtsverkehr reichen. Viele Männer sind in ihrem Innersten getroffen, wenn die funktionellen Abläufe nicht mehr funktionieren. Der Psychologe verdeutlichte, dass sich eine gute Partnerschaft durch Vertrauen auszeichnet und dass man sich mit seinen Stärken und Schwächen angenommen fühlt. Wenn es gelingt, die Unsicherheit in Neugier und Experimentierfreude zu wandeln, kann Sexualität die Zweisamkeit auch weiterhin beglücken.

Das Gefühl der Scham begleitet Menschen mit Einschränkungen häufig. Veränderungen des Äußeren, der Stimme, der Bewegungen oder der kognitiven Fähigkeiten geben dazu Anlass. Manche schämen sich sogar für ihre veränderte Stimmungslage und bitten um Entschuldigung, wenn ihnen Tränen herunterlaufen. Andererseits gehen Patienten heute mit ihren Veränderungen auch viel offener um und kaschieren sie nicht mehr so wie früher. Das lässt zwar auf mehr Offenheit im Umgang mit „Behinderungen" schließen, doch es hängt sehr vom jeweiligen Landstrich ab und ob man auf einem Dorf wohnt oder in einer Großstadt. Allgemein finde ich, dass unsere Gesellschaft etwas toleranter geworden ist, was Entstellungen oder körperliche Veränderungen betrifft.

Hier und da mangelt es jedoch auch an Schamgefühl. Die strengen Gesetze der Scham und der Schuld haben beim Durchschnittsbürger ihre richtungsweisende Kraft längst verloren. Das hat gute und befremdliche Seiten. Das ungeschriebene Regelwerk unseres Zusammenlebens wird immer subtiler und Peinlichkeit findet sich heute überall. Das einst schamhaft Verborgene sucht seinen Weg und stellt sich sogar zur Schau. Dabei ist keinem von uns das Gefühl der Peinlichkeit fremd. In ihr steckt ja die Pein, der Schmerz, den man mitempfindet, wenn sich jemand entblößt. Da keiner von uns von gelegentlichen Peinlichkeiten verschont bleibt, empfinden wir mit anderen, weil wir uns gut in die Situation versetzen können.

Scham kann man nur empfinden, wenn man gegen eine Norm verstoßen hat, die innerlich akzeptiert wird. Der Verstoß beschädigt dann das Bild, das man von sich selber hat. Man kann sich fürchterlich schämen, ohne dass es jemand bemerkt. Die Scham kann ein so tiefes und bedrohliches Gefühl sein, dass jemand vor Scham sogar sterben kann. Das hat Thomas Mann beim übermäßig korpulenten jungschönen Luischen beschrieben, der ihr Mann, ein Rechtsanwalt, vollkommen hörig war. Ihn mit einem Schlagerkomponisten zu betrügen, war ihr nicht genug. Sie fordert ihren Mann sogar noch auf, das geplante Sommerfest mit einem Auftritt zu schmücken, bei dem er ein rosafarbenes Babykostüm tragen und zu einem Lied tanzen sollte, dessen Melodie der Liebhaber komponiert und das sie singen wollte. Er tut das auch, weil er sie auf eine unterwürfige Art liebt, bricht vor Scham aber zusammen und stirbt. Hier stirbt der Betroffene, heute schämen wir uns für andere Leute, die vor laufender Kamera merkwürdige Dinge veranstalten. Das ist das Fremdschämen.

Das Gefühl der eigenen Scham für das, was andere anstellen, ist umso größer, je näher wir der Person stehen. Auch die Maßstäbe dessen, was noch als normal durchgeht, verschieben sich. Was mir peinlich vorkommt, ist anderen noch lange nicht peinlich. Zur Peinlichkeit gehören Zeugen. Es lässt sich nachweisen, dass die Fähigkeit zur Scham mit dem sozialen Status abnimmt. Wem durch Erziehung oder Schicksal beinahe alles an Selbstachtung genommen wurde, dem bedeutet die Scham nichts mehr. Schamempfinden geht die Erkenntnis des Selbst voraus. Man bezeichnet die Scham neben der Schuld und dem Stolz auch als Selbstbewusstseins-Emotion. Der Mensch bewertet sich selbst und sein Handeln. Die Funktion starker Schamgefühle erfüllt sich darin, sie nicht empfinden zu wollen. Insofern können sie dazu beitragen, uns vor einer Bloßstellung zu schützen.

Sowohl die Körperscham als auch die Sozialscham haben Einfluss auf die Nähe und Distanz in Beziehungen. Indem wir uns an moralische Werte und Normen einer Kultur oder Gruppe halten, beugen wir der Beschämung vor und sichern unser Ansehen. Die ständische Gesellschaft hatte genaue Regeln für das je nach Rang gebotene Verhalten, und der über die subjektive Empfindung hinausreichende Begriff der Ehre sorgte für eine symbolisch erhärtete Abgrenzung, unabhängig vom jeweiligen Wohlstand. Auch wenn wir wahrlich nicht behaupten können, es gäbe eine solche Ständegesellschaft noch, so sind die Systeme der Ausgrenzung in ihren Abstufungen feiner und anders geworden. Manche verstecken sich hinter der Ehre, weil sie erwarten, dass man sich an einen geschriebenen oder überlieferten Kodex hält. Wer gegen ihn verstößt, hat schlechte Karten. Man schämt sich für ihn. Ausgegrenzt wurden Menschen mit Beeinträchtigungen zu allen Zeiten und in allen Kulturen. Man schämte sich für seinen Sohn mit Down-Syndrom, wenn man mit ihm durch die Straßen ging, denn die Blicke der Mitmenschen, die mitleidvollen wie die verachtenden, hinterließen ihre Spur.

Doch die Identitäten des Bürgers heute sind multifunktional. Am Morgen im Bäckereigeschäft nach dem Laufen bin ich ein anderer als in der Klinik und muss jeweils unterschiedlichen ungeschriebenen Regeln folgen. Diese variieren mit Geschlecht, Alter und Aufenthaltsort. Nirgends kann ich mich ganz sicher fühlen in dem, was ich bin. Die Situationen und Anforderungen ändern sich genauso schnell wie die Fettnäpfchen, die überall aufgestellt sind. Diese hohen Ansprüche treiben uns in ein kollektives Wir-Gefühl, das entsteht, wenn wir uns an denjenigen weiden, die einem Sender durch peinliche Unbeholfenheit die Quote sichern. Das kollektive „Wir sind aber nicht so" ist nicht ohne Grund im Fernsehen so beliebt. Die Grenze nach unten ist offen und wirft ein zweifelhaftes Bild auf unsere Gesellschaft und ihren Normen, denen man auf diese Weise entfliehen kann. Was dahinter steht, ist der Versuch in einer Welt mitzuhalten, die ohne Konkurrenz und Wettbewerb offensichtlich nicht auszukommen vermag.

Wo potenziell alles peinlich ist, bleibt die Ironie. Sie wird zum neuen Standard der Unverbindlichkeit. Und sie führt zu einer Distanz, die eigentlich nicht zum Menschen gehört. Menschen benötigen Nähe. Alles zu relativieren, um immer auf der sicheren Seite zu sein, sich jederzeit ein Hintertürchen offen zu lassen, süffisant das Getane zu relativieren, das alles sind Wege zur Entfremdung. Die neue Kultur der Sprache der Unverbindlichkeit wird hoffentlich irgendwann auslaufen. Sie befreit ja nicht, sondern engt vielmehr ein.

Eine Liebeserklärung mit Hintertürchen, um der Peinlichkeit eines Scheiterns zu entkommen, kann es nicht geben. Auch der erwähnte Begriff „I-Kind" für das zu inkludierende Kind relativiert und bagatellisiert. Das Nachäffen eines stotternden Ministers ersetzt kein politisches Statement und Kirchenvertretern eine rote Nase zu malen, kann jeder – sich zum Glauben zu bekennen, nicht. Das Affirmative, auf das wir im Miteinander nicht verzichten können, bleibt ein Wagnis und gegenseitige Verbindlichkeit die Voraussetzung für ein gutes Miteinander.

In Fall von Einschränkungen im schambehafteten Bereich, etwa den Geschlechtsorganen, raten Psychologen in einer Partnerschaft zu einem offenen, aktiven Umgang mit den Folgen der Krankheit nach dem Motto: *„Klar, dass das jetzt schwierig ist, aber machen wir das Beste draus!"* Das Thema Bodyimage ist heute zu einem Schlagwort geworden, das viele bewusst oder unbewusst auf sich übertragen. Bei Frauen nach Brustkrebsoperationen ist es zum Beispiel von Bedeutung. Auch hier ist ein offener Umgang ratsam sowie Fantasie im Umgang mit körperlichen Veränderungen. Wer jemanden an seiner Seite hat, der ihn stützt, fühlt sich wohler.

Ich versuche Betroffenen manchmal zu verdeutlichen, dass es vor allem die inneren Werte sind, die im Miteinander zählen. Das ist leichter gesagt, als getan und gelebt und ich kann es mir nur leisten zu sagen, wenn ich mir sicher bin, dass ich mein Mitgefühl der betroffenen Person gegenüber bereits zum Ausdruck gebracht habe. Aber ist es nicht so? Menschen, die einen lieben, schätzen mehr als das Aussehen. Was einen verbindet, die Interessen, die Vergangenheit, die Pläne für die Zukunft, die „Chemie" – das alles ist wertvoller als der äußere Eindruck und der mit Alter und Gebrechen schwindende körperliche Glanz.

> Beim Umgang mit beeinträchtigten Menschen lassen sich im Grundsatz drei voneinander unabhängige Einstellungen finden. Man kann Einschränkung als unabänderlichen Irrtum der Natur oder als erlebten Schaden begreifen; man kann sie als grundsätzlich behebbar verstehen; und man geht davon aus, dass jedem Menschen

> unabhängig von seinen Grenzen und Beeinträchtigungen eine unbedingte Anerkennung zukommt.

Wo immer einem Menschen Würde zuerkannt wird, kommt der letzten Position ein normativer Vorrang zu. Mit ihrer Anerkennung ist die Gleichheit der Verschiedenen zu einem zentralen ethischen Prinzip der Neuzeit geworden. Von der Antike her sind uns die Tugenden der Klugheit, der Gerechtigkeit, der Mäßigung und der Tapferkeit erhalten geblieben, vom Christentum die des Glaubens, der Liebe und der Hoffnung. Sie alle, wie auch die bürgerlichen Tugenden der Verantwortung und der Vernunft, der inneren Gelassenheit und der Solidarität, aber auch die des Gehorsams, der Disziplin, des Pflichtbewusstseins, der Zuverlässigkeit und der Friedfertigkeit, verteilten sich in alle Winkel der Welt und betreffen alle Menschen, diejenigen mit und diejenigen ohne Einschränkungen.

Wie wichtig ist die Nachsorge?

Nach einer Krebsbehandlung wollen Patienten und Ärzte wissen, ob die ergriffenen Maßnahmen erfolgreich waren und das Tumorleiden beseitigt werden konnte. Aus diesem Grund sehen die Leitlinien Nachuntersuchungen vor. Sie sind mehr eine Empfehlung als eine Pflicht. Unterzögen sich geheilte Patienten den Untersuchungen nicht, hätten sie keinen Nachteil. Der Sinn der Nachsorge besteht darin, einen Rückfall frühzeitig zu erkennen, bevor er sich zu erkennen gibt. Es geht also um das Ziel, ein Rezidiv möglichst früh zu behandeln, um dann im nächsten Anlauf das Leben zu retten oder die Prognose zu verbessern.

Patienten können in Ergänzung zum Nachsorgeprogramm der Fachgesellschaften in Eigeninitiative selbst das operierte oder bestrahlte Gebiet in regelmäßigen Abständen (vielleicht einmal pro Woche) betrachten und abtasten, um ihrem Arzt Auffälligkeiten zu melden. Es macht Sinn, auf Blut im Auswurf, Urin oder Stuhl zu achten und sein eigenes Befinden zu hinterfragen. Die Fragen, die man sich stellen kann, sind: Ist mir unwohl, wie ist mein Appetit, esse ich genug, schwitze ich mehr als sonst, habe ich Schmerzen oder andere Beschwerden, kann ich irgendetwas nicht mehr so verrichten wie gewohnt? Liegt eine Veränderung oder Auffälligkeit länger als ein paar Tage vor, sollte man seinen Arzt aufsuchen.

Eine grobe Richtschnur ist besser, als planlos zu sein. Vielen Menschen fällt eine solche Eigenbefragung schwer. Es gibt viele gute Gründe, warum es einem heute so und nicht anders geht. Kein Mensch fühlt sich immer gleich wohl. Unpässlichkeiten, ein Ziehen hier, ein komisches Gefühl dort, sind normal und umso häufiger, je älter man wird. Es macht aber wenig Sinn, bei gewissen Unpässlichkeiten sofort die überfüllte Arztpraxis aufzusuchen.

Fachgesellschaften haben in Form von Leitlinien festgelegt, wann welche Untersuchungen bei welchen Erkrankungen zu empfehlen sind. Die Broschüren der Krebshilfe *(„die blauen Ratgeber")* dienen für Tumorpatienten als Orientierungshilfe. Auch die Selbsthilfeorganisationen anderer Fachrichtungen veröffentlichen wertvolle Tipps zur Nachsorge. Das Wichtigste ist, einen Arzt zu finden, der sich mit der jeweiligen Krankheit einigermaßen gut auskennt und zu dem man Vertrauen hat. Die gezielte Befragung zum Wohlbefinden und Zustand des Patienten und die richtige Interpretation der Antworten ermöglichen mit hoher Wahrscheinlichkeit (70 Prozent), einen Patienten mit Rezidiv (Rückfall) ausfindig zu machen. Die körperliche Untersuchung und die sich anschließenden technischen Untersuchungen erhöhen die Wahrscheinlichkeit, einen Patienten mit Rückfall zu entdecken, auf etwa 90 Prozent.

Ich möchte meine Patienten auf die Nachsorgeuntersuchungen gut vorbereiten. Dazu gebe ich ihnen Hinweise, wie sie ihre Ärzte nach dem Ergebnis der Untersuchung befragen können. So verschaffen sie sich selbst Klarheit und damit Sicherheit. Viele Patienten sind nach einer Krebsbehandlung verängstigt und nicht alle Ärzte Meister der Kommunikation. Manche Patienten werden sogar zu häufig nachuntersucht. Die Patienten glauben sich dann in besonders sicheren Händen. Doch das ist ein Trugschluss. Es ist also auch wichtig, die richtigen Zeitpunkte der Kontrolluntersuchung festzusetzen. Das ist frühestens sechs Wochen, zumeist drei Monate nach

Abschluss der Therapie der Fall. Ist es zu früh, kann es sein, dass die Raumforderung noch nicht vollständig verschwunden ist, etwa nach einer Bestrahlung. Schließlich müssen die abgetöteten Krebszellen von den Abwehrzellen über längere Zeit erst abtransportiert werden. Unterzieht man den Patienten zu früh einer Kontrolluntersuchung, lässt man sich unnötigerweise verwirren. Bedingt durch normale postoperative oder strahlenbedingte Folgen könnte man Reste abgestorbenen und noch nicht beseitigten Zellmaterials nicht von Tumorzellen unterscheiden, die sich der Behandlung widersetzt haben. Also wartet man drei Monate ab, um eine zuverlässige Aussage treffen zu können.

Entdeckt man dann etwas im Röntgenbild oder in der Computertomografie, sollte das abgeklärt werden. Würde man in solch einer Situation zuwarten und wäre der Befund positiv (handelte es sich um lebende Krebszellen), käme eine Therapie unter Umständen zu spät. Um das zu vermeiden, rate ich dem Patienten nach jeder Untersuchung konkret nachzufragen, ob man noch etwas sehen kann, dort, wo einmal etwas war, um darauf zu bestehen, die Bösartigkeit im Fall eines Nachweises auszuschließen, anstatt eine weitere Untersuchung sechs Wochen später abzuwarten. Dazu eignet sich neben der Gewebeprobe (Goldstandard) die Durchführung eines *„PET-CT"* oder *„PET-NMR"*.

„PET" steht für das Untersuchungsverfahren *„Positron-Emissions-Tomografie"*, bei dem radioaktiv markierter Traubenzucker in die Vene injiziert wird, die sich in bösartigen Zellen anreichert und im Bild leuchtet. In Kombination mit einer Computer- oder Kernspintomografie kann man mit über 90-prozentiger Sicherheit die Bösartigkeit einer verdächtigen Raumforderung nachweisen oder ausschließen.

Die Kosten der Untersuchung werden nach einem Antrag auf Kostenübernahme meistens genehmigt, wenn durch ein bildtechnisches Verfahren nach durchgeführter Therapie der Verdacht auf ein Tumorrezidiv geäußert worden ist und sich eine Probeentnahme als nicht zweckmäßig erweist. Unter Umständen muss der Patient in die Praxis oder Ambulanz einer anderen Klinik, selten muss der Patient stationär aufgenommen werden. Sollte sich ein Tumorrückfall bestätigen, ist das kein Todesurteil. Die Behandlung sollte möglichst nach Einholen einer zweiten Meinung bei einem Onkologen allerdings zügig eingeleitet werden. Viele Patienten haben zur erstbehandelnden Klinik ein vertrauensvolles Verhältnis.

Hoffnung auf ein Wunder: Christian Zisenis

Herr Zisenis kam mit mehreren Folgestörungen zu uns. Bei der Visite fielen mir in seinem Zimmer zunächst die vielen Medikamentenpackungen auf. Sie passten nicht zu den Arzneimitteln, die wir in seiner Krankenakte vermerkt hatten. Durch die Visite im Zimmer des Patienten gewinne ich einen Eindruck davon, wie die Menschen organisiert sind. Das lässt Rückschlüsse auf den Charakter, ihr Wesen, mithin die Zuverlässigkeit und Compliance in der Zusammenarbeit zu. Überraschungen gibt es an jedem einzelnen Tag. Ich habe in der Regel reichlich Gesprächsstoff, um die Visite einzuleiten.

Hinter den Packungen von Herrn Zisenis verbargen sich Vitamintabletten und Mistelspritzen, kleine Fläschchen mit Extrakten der Apfel- und Aprikosenmistel in verschiedener Konzentration. Ich sprach ihn darauf an. Er relativierte und meinte, es seien ja nur Mistelpräparate und die würde er schon ein paar Monate einnehmen. Seine Hausärztin habe sie ihm empfohlen, um das Immunsystem zu verbessern, und er würde sie gut vertragen. Ich hakte nach und wollte wissen, was er sich genau davon verspricht. Er wurde unsicher, er wollte wohl nur, dass es ihm besser geht. Wichtig war ihm vor allem, dass er sie gut vertrug.

Vorträge für Patienten halte ich immer montags um 17 Uhr und dienstags um 11 Uhr jeweils für die Dauer von einer Stunde. In vier Wochen werden auf diese Weise acht unterschiedliche Themen behandelt. Auch das liefert Gesprächsstoff im Haus und gibt Anlass zu persönlichen Fragen. Die Vorträge sind ein Spezifikum des Hauses, weil sie von mir initiiert wurden. Ich halte es für wichtig, wenn Patienten möglichst viel wissen und das Wissen für sich selbst, ihre Familie oder für Menschen aus ihrem Bekanntenkreis nutzen. Die Vorträge berühren auch die verschiedenen Therapiemöglichkeiten bei Krebserkrankungen. Ich streife die etablierten, wissenschaftlich fundierten und weltweit anerkannten und praktizierten Behandlungen (Operation, Bestrahlung, Chemotherapie, antihormonelle Prozeduren, biologische Ansätze wie zum Antikörper, Tyrosinkinase-Hemmer und immunmodulierende Verfahren) sowie ihre jeweiligen Besonderheiten. In einem separaten Vortrag spreche ich zu Medikamenten und Verfahren nicht bewiesener Wirksamkeit. Sie haben sich in der internationalen Medizin nicht durchgesetzt und keinen Eingang in die evidenzbasierte und leitliniengerechte Behandlung von Krebspatienten gefunden. Zugleich machen viele Patienten davon Gebrauch. Fragt man Menschen auf der Straße, spricht sich die Mehrheit für Alternativmedizin aus.

Alternative Medizin ist positiv besetzt. Genau betrachtet kann Alternativmedizin sehr gefährlich sein, etwa wenn man bei einer bösartigen Krankheit auf etablierte Verfahren verzichtet und stattdessen, „alternativ", einen Heilpraktiker aufsucht und sich der wissenschaftlichen Medizin entzieht. So erging es 2016 einer Patientin mit Hodgkin-Lymphom aus Köln, die eine Heilpraktikerin der Uniklinik vorzog. Sie verstarb wenige Monate später. Der Fall ging durch die Medien wie auch die Todesfälle in einer „alternativen", „biologischen" Krebsklinik im Rheinland, in der Heilpraktiker Krebspatienten ganz offensichtlich mit fragwürdigen Methoden behandelten. Neuerdings kursiert Methadon in den Medien, nachdem eine Chemikerin der Universität Ulm in Zellkulturen und Mäuseversuchen herausgefunden zu haben glaubte, eine Chemotherapie könne durch Methadon wirksamer sein. Leider bekamen zu viele falsche Leute davon Wind und im Nu zirkulierte das Wundermittel Methadon in den sozialen Netzen. Inzwischen haben amerikanische Wissenschaftler retrospektiv festgestellt, dass die Wirksamkeit einer Therapie mit Methadon bei Patienten nicht besser war und die Universität Ulm hat sich von den Versuchen distanziert. Die Bundesärztekammer, das „Haus der Selbsthilfe" in Bonn und die Deutsche Gesellschaft für Hämatologie und Onkologie (www.dgho) haben Stellungnahmen verfasst und warnen eindringlich davor, Methadon bei der Krebsbehandlung einzusetzen. Seriöse Onkologen halten sich daran, Menschenfänger und Geldschneider nicht.

Unter dem Begriff Komplementärmedizin findet man einen bunten Strauß von sinnvollen und sinnlosen Angeboten, die man in Ergänzung zur etablierten wissenschaftlich fundierten Medizin einsetzen kann. Hier sollte man genau hingucken und fein säuberlich differenzieren. Der Nobelpreisträger für Chemie Niels Bohr verstand darunter die Zusammengehörigkeit verschiedener Möglichkeiten, dasselbe Objekt als Verschiedenes zu erfahren. 1951 schrieb der Naturarzt Louis Grote, dass die *notwendig rationale, rechnende und messende Wissenschaft* der *polaren Ergänzung durch die intuitive Naturheilkunde* bedürfe (Hippokrates 22, 1951). Um die Semantik auf die Spitze zu treiben, sprechen Experten wie Laien immer häufiger von *KAM*. Diese Buchstabenkombination steht für *komplementäre und alternative Medizin*. Hierunter findet man einen Gemischtwarenladen aus durchaus sinnvollen und durch wissenschaftliche Untersuchungen in ihrer Wirksamkeit belegten, jedoch auch aus vollkommen sinnlosen, gefährlichen und ungeprüften Behandlungen. Sie betreffen Diäten oder Präparate aus chemisch unterschiedlich definierten Stoffen, Tierorganen und Pflanzen.

Nicht erst seit ein paar Jahrzehnten steht die akademische Medizin neben der „alternativen" Laienmedizin und verschafft neben vielen einfachen Lobbyisten und Kaufleuten immer wieder auch wortgewaltigen Vertretern im vollen Ornat der Wissenschaft (The New English Journal of Medecine, 1998, Nr. 339, S. 839–841 und *Der Glaube an die Globuli*, hrsg. von N. Schmacke, Suhrkamp Verlag, 2015; Gesundheitspolitische Analysen, 2016, Nr. 1, S. 1–7; www.wisshom.de/index.php?menuid=102downloaded=507reporeid=) ein willkommenes Forum. Immer wieder werden Seiten mit fragwürdigen Informationen bedruckt, Sendezeiten mit selbsternannten Experten gefüllt und im Netz eine unübersehbare Anzahl von Meinungen, Kommentaren, Fakten, Scheinfakten und Daten dargeboten.

Die Deutsche Medizinische Wochenschrift, eine der ältesten medizinischen Zeitschriften Deutschlands, hat im Juni 2017 dem Thema „Komplementäre Krebstherapie" ein Dossier gewidmet (Deutsche Medizinische Wochenschrift, 2017, Nr. 142 [12], S. 873–903. Hier kann man sich gut informieren.

Es ist verständlich, dass viele Patienten jede Chance für sich nutzen wollen, sei es zur Absicherung einer etablierten Behandlung, an deren Stelle oder aus reiner Verzweiflung. Es kommt also zunächst auf die Motivationslage an. Die Hersteller oder ihre Verfechter behaupten selbstverständlich, ihre Angebote seien wirksam, nicht selten sogar als Vorbeugung und Behandlung in gleichem Maße. In unserem freien Land ist es gestattet, bestimmte, auch fragwürdige, Produkte oder Verfahren auf eigene Gefahr zu erwerben, zu vertreiben und bei sich einzusetzen. Die meisten erfüllen nicht die Voraussetzung für eine abgesicherte und allgemeingültige Akzeptanz.

Bevor ein neues Medikament akzeptiert und zum Beispiel breit in der Krebsbehandlung eingesetzt wird, sind ausgiebige präklinische Untersuchungen erforderlich, um zu erfahren, wie das Medikament im Organismus vertragen wird, und natürlich, ob es gegen die Krankheit überhaupt eingesetzt werden sollte. Ungeachtet dessen machen unzählige Patienten mit neu diagnostizierter oder fortgeschrittener Krebserkrankung von Medikamenten oder Verfahren Gebrauch, die nicht nach dem Stand der Technik untersucht worden sind. Viele Hundert Millionen Euro werden jedes Jahr aus eigener Tasche dafür erübrigt.

Expertenkommissionen der Deutschen Krebsgesellschaft, in den USA und anderen Ländern haben in der Vergangenheit eine große Anzahl von Substanzen, Verfahren sowie die zugrunde liegenden Arbeiten ausgewertet und veröffentlicht, von denen eine Wirksamkeit behauptet wurde. In keinem Fall war die Methodik derjenigen, die ihre Behauptung unterstreichen wollten, so zuverlässig, als dass eine Wirksamkeit nachvollzogen werden konnte. Auch die Cochrane-Datenbank aus England überprüft regelmäßig die Wirksamkeit medizinischer Behandlungsmethoden. Sie enthält mehrere Hundert

Arbeiten zu alternativmedizinischen Verfahren, aus denen sich kein Wirksamkeitsnachweis ergibt.

Es ist natürlich grundsätzlich sinnvoll, zusätzlich zur etablierten Behandlung etwas zu unternehmen, um das Rückfallrisiko zu senken. Die in diesem Buch angesprochenen vier Säulen (Bewegung, pflanzenreiche Kost, Risikominimierung und Einhalten der Balance zwischen Körper, Geist und Seele) werden von seriösen Ärzten und Wissenschaftlern gewiss nicht infrage gestellt und sind in hochrangigen Zeitschriften publiziert worden. Für ihre Wirksamkeit gibt es also erstklassige Beweise.

Es kann fahrlässig und gefährlich sein, sich auf etwas einzulassen, wovon weder die erwünschten noch die unerwünschten Wirkungen bekannt sind. Fast jeder zweite Krebspatient nutzt angeblich die Angebote vom „KAM" (Deutsches Ärzteblatt, 2015, Nr. 112 [14]). Während vor ein paar Jahren noch Immunstimulanzien wie die Misteltherapie aus der anthroposophischen Medizin im Vordergrund standen, sind es heute Spurenelemente, Vitamine, Nahrungsergänzungsmittel und Pflanzenstoffe. Die Mistel, ein seit Jahrtausenden genutzter Saprophyt, soll wirken, weil sie nach Ansicht des Mathematikers und Philosophen Rudolf Steiner (1861–1925) über Folgendes verfügt: „Die Mistel übernimmt als äußere Substanz dasjenige, was wuchernde Äthersubstanz beim Karzinom ist, verstärkt dadurch, dass sie die physische Substanz zurückdrängt, die Wirkung des astralischen Leibes, und bringt dadurch den Tumor des Karzinoms zum Abbröckeln, zum In-sich-Zerfallen." Wirksamkeitsnachweise finden sich bis heute nicht (Deutsche Zeitschrift für Onkologie, 2016, Nr. 48, S. 105–110).

Mit wachsender Akzeptanz finden chinesische Heilkräuter Verwendung. Sie haben schon verschiedentlich zur dialysepflichtiger Niereninsuffizienz, zu Leberversagen und Todesfällen geführt. Oft ist ihre Herkunft nicht bekannt und das Herstellungs- und Konservierungsverfahren unterliegt keinen etablierten Standards. Heilpraktiker bieten neben eigenständigen diagnostischen Methoden wie Kinesiologie, Irisdiagnostik auch „Cellsymbiosis-Therapie", Ozonbehandlung, spirituelles Heilen, Hyperthermie, Behandlung mit „dendritischen Zellen", Zumorvakzine, „autologe Zytokine", Homöopathie und vieles anderes an. Einen Überblick zu finden ist schwer. Kritische Arbeiten fand ich auch im Deutschen Ärzteblatt (2014, Nr. 111, S. 493–502) und in Der Onkologe (2014, Nr. 20 [4]. S. 376–378).

Immer wieder bitten Patienten sogar Ärzte in namhaften Krebszentren wie den Comprehensive Cancer Centers in Deutschland, aber auch Ärzte auf Palliativstationen die eine oder andere Methode einzusetzen. Argumente lauten, der Gemischtwarenladen „KAM" könne dazu beitragen, dass Patienten selber etwas für sich tun, Symptome gelindert oder das seelische Wohlbefinden verbessert werden. Leider entdecken heute auch Klinikverwaltungen und andere dubiose Akteure, dass mit solchen Angeboten Wettbewerbsvorteile entstehen können. Kooperationen mit externen „KAM"-Anbietern werden daher gerne gesehen. Diesen Entwicklungen kann man meines Erachtens nur durch eine Rückbesinnung auf die eigentlichen Aufgaben der Medizin begegnen. Das sind die Hinwendung zum Menschen und die ausgeprägte Berücksichtigung seiner Einzigartigkeit. Hinzu kommt der unbedingte Respekt vor dem Kern der evidenz-basierten und damit ethisch fundierten Medizin. Zu wünschen wäre auch eine höhere Bereitschaft auf allen Seiten, einiges auf dem Markt Befindliche kritisch zu hinterfragen und sich der Analyse und Überprüfung mit den dafür vorgesehenen Methoden zu stellen. Doch noch nicht einmal darüber ist man sich einig.

Nur eine vollständige Transparenz schafft die Basis für eine unabhängige Beurteilung und Bewertung. Weil man unter dem Begriff „KAM" nach Belieben Vernünftiges und Gefährliches einsortieren kann, reicht es nicht aus, „KAM" pauschal zu kritisieren. Unter ihren Verfechtern befinden sich wenige seriöse und viele dubiose Gestalten. Gegenüber der wissenschaftlichen Medizin zeigt sich ihr zweifelhafter Charakter an der Dogmatik der meisten Systeme. Viele ihrer Vertreter gehören nicht der wissenschaftlich etablierten Medizin an und verfügen nicht über hinreichende Akzeptanz.

Seit dem „Nikolausbeschluss" des Bundesverfassungsgerichts 2005 (Az. 1BvR 347/98) verweisen Anbieter alternativer Heilmethoden oftmals auf ein einklagbares Recht von Krebspatienten. Es geht hierbei um die besondere Behandlung lebensbedrohlicher oder regelmäßig tödlicher Erkrankungen, für die eine allgemein anerkannte, medizinischem Standard entsprechende Behandlung nicht vorliegt und bei der eine vom Versicherten gewählte, ärztlich angewandte Behandlungsmethode, die eine nicht ganz entfernt liegende Aussicht auf Heilung oder auf eine spürbar positive Entwicklung auf den Krankheitsverlauf erlaubt, gewährt werden muss. Häufig wird dann versucht, die Wirksamkeit einer Substanz an einzelnen Krankheitsverläufen zu demonstrieren. Doch dies ist nicht zulässig, weil es gerade dort große Unterschiede gibt und ein einzelner, günstig verlaufender Fall nicht als Begründung ausreicht, daraus Schlüsse zu ziehen, während viele Tausend ungünstig verlaufende Fälle nicht publiziert werden. Nicht alle Verfechter besonderer Behandlungen können den Verlauf einer Krebserkrankung richtig einschätzen und schreiben ihn stattdessen einer an sich unwirksamen Behandlung zu.

Viele Patienten versprechen sind von fraglich wirksamen Stoffen eine Verbesserung ihres Befindens und fühlen sich mit der Entscheidung wohl, eine Initiative ergriffen zu haben. Das ist nachvollziehbar. Doch wo Wahlfreiheit besteht, darf Aufklärung nicht fehlen.

> Es ist sinnvoll, sich bei Fragen zu ungewöhnlichen Behandlungs- oder Diagnostikverfahren an den Krebsinformationsdienst in Heidelberg zu wenden (www.krebsinformationsdienst.de, Tel. 0800/4203040).

Auch bei der Homöopathie gibt es unzählige Widersprüche und Ungereimtheiten. Die Prinzipien sind höchst umstritten, Wirkstoffe lassen sich oft nicht nachweisen und die Wirkung nimmt mit abnehmender Dosis angeblich zu. Im Extremfall ist die Wirkung dann maximal, wenn gar kein Wirkstoff mehr nachweisbar ist. Auch die Anforderungen für die Zulassung von Homöopathika oder ihrer Verfahren ist deutlich niedriger als bei herkömmlichen Arzneimitteln.

Beweise der Wirksamkeit von Homöopathie, die über den Placebo-Effekt hinausgehen, gibt es nach einer Analyse von mehr als 1.800 Studien durch das australische National Health and Medicine Research Council – NHMRC 2015 nicht.

Mich wundert, mit welch ausgeprägter Hartnäckigkeit sich sogar Ärzte als Anhänger der Homöopathie verstehen (Versicherungsmedizin, 2014, Nr. 66 [4]). Obwohl eigentlich bekannt sein sollte, dass Homöopathie bei keiner Krankheit wirksamer als Placebo ist (Arzneimittelbrief, 2015, Nr. 49 [32] und www.nhmrc.gov.au/health/comlementary-medicines/homeopathy-review.), greifen immer mehr Deutsche zu den Globuli genannten Kügelchen. Der Umsatz von Homöopathika ist im vergangenen Jahr um gut vier Prozent auf 622 Millionen Euro gestiegen. Davon erstatteten die Krankenkassen sogar 14 Millionen. Diese Möglichkeit müsse man begrenzen, so der Vorsitzende des Gemeinsamen Bundesausschusses Josef Hecken. Unbekannte Stoffe, mit fraglichen Rezepturen und unter oft nicht geklärten Umständen hergestellt, bergen das Potenzial unerwünschter Wirkungen in sich. Die US-amerikanische Arzneimittelbehörde ging 2017 mehr als 400 Verdachtsfällen von Störwirkungen in Verbindung mit der Anwendung Belladonna-haltiger Homöopathika nach, die zwischen 2010 und 2016 gemeldet wurden, und untersuchte dabei zehn Todesopfer (Arzneimitteltelegramm, 2017, Nr. 48, S. 31–32 und Journal of the American Medical Association [JAMA], 2017, Nr. 317, S. 793–795).

Wissenschaftliche Integrität und Ehrlichkeit gegenüber unseren Patienten erfordern ein Eingehen auf ihre Not. Ehrlich zu bleiben und Hoffnung zu schaffen, sich um die Bedürfnisse der Kranken und Angehörigen zu kümmern, zeichnen den qualifizierten Arzt aus (Deutsches Ärzteblatt, 2014, Nr. 111, S. 493–502 und Der Onkologe 2014, Nr. 20 [4], S. 376–378). Unterschiedliche Richtungen der fernöstlichen Medizin haben in den dortigen Ländern wie auch bei uns einen bestimmten Stellenwert. Es lohnt sich, sich mit ihnen zu beschäftigen, denn auch eine therapeutisch so komplexe Therapierichtung wie wissen-basierter Ayurveda kann sich im 21. Jahrhundert weiterentwickeln. In seiner Herangehensweise ist Ayurveda von salutogenetischen (also auf die Selbstheilungskräfte setzenden) Prinzipien durchdrungen und damit in gewisser Weise modern: Aspekte der Prävention, Patienten-Empowerment und Selbstwirksamkeit spielen dabei eine entscheidende Rolle.

Pflanzen waren über Jahrtausende die einzige Medizin. Doch wer behauptet, sie kämen ohne chemische Stoffe aus und hätten keine Nebenwirkungen, weiß nicht, wovon er spricht. Da Gräser und Kräuter schlecht fliehen können, haben sie überaus wirkungsvolle Substanzen entwickelt, um sich zu schützen. Von den unzähligen pflanzlichen Präparaten auf dem deutschen Markt haben einige ihre Wirksamkeit gut belegen können. Dazu gehört das Johanneskraut gegen leichtere Depressionen oder der Extrakt der Teufelskralle gegen Muskelschmerzen. Bei vielen anderen wisse man, dass sie nicht wirken, und bei vielen Tausend nicht genug, um ein Urteil fällen zu können (Edzard Ernst, Lehrstuhlinhaber für Komplementärmedizin, Universität Exeter). Fraglichem Nutzen von „*Phyto-Therapeutika*" (Arzneimitteln pflanzlicher Herkunft) steht jedoch ein reales Risiko gegenüber. Die Liste unerwünschter und schwerwiegender Wirkungen reicht von Allergien bis hin zu Organversagen oder Tumorleiden.

Außenseitermedizin ist eine der Folgen unseres Systems der Leistungsausweitung mit verringerten Kontaktzeiten zum Arzt. Erwartungen wurden enttäuscht und die Auffassungen zu Krankheit und Heilung sind unter den Menschen durchaus unterschiedlich. In der theoretischen Medizin geht es um den „*Sense of Coherence*", also um die Sinnhaftigkeit, das Verständnis und die Handhabbarkeit einer Krankheit. Viele Patienten verstehen sich als ganzheitliches „System" und wollen das bei der Therapie auch berücksichtigt wissen. Sie verlangen nicht nur Krankheitskontrolle und „Einstellung" von Messwerten, sondern eine aktive Rolle in ihrer eigenen Situation. Das sollte die „Schulmedizin" aufgreifen, die ja nie nur eine „naturwissenschaftliche" oder „technische" Disziplin gewesen ist. Philosophische, psychologische, soziologische und kulturelle Aspekte spielten immer eine Rolle. Nur deswegen konnte ein bio-psycho-soziales Lebensumfeld als Merkmal einer Krankheit entstehen. Die Medizin ist zugleich von historischen Variablen geprägt, zum Beispiel im Bereich der Betreuung von Menschen mit Beeinträchtigungen.

Herr Zisenis übrigens nahm an allen Vorträgen in unserem Haus teil und teilte mir bei unserem Abschlussgespräch mit, er sei überzeugt worden, auf Medikamente ohne nachgewiesene Wirkung verzichten zu können. Möge er dabei bleiben.

Inklusion und die soziale Kraft von Sport und Schule

Als die Menschen mit dem Überleben beschäftigt waren, spielte der Sport keine Rolle. Aber mit steigendem Lebensstandard erfand man sportliche Wettbewerbe und Trainingskonzepte, um den urmenschlichen Willen zu befriedigen, sich zu messen. Der Sport ist aus unserer Welt nicht mehr wegzudenken. Menschen kommen durch ihn zueinander. Sport besitzt eine integrationsfördernde Kraft und ist ein tragendes soziales Element. Das eigene Vermögen im Sport fördert das Vertrauen zu sich selbst und erleichtert den Alltag (Deutsche Medizinische Wochenschrift, 2013, Nr. 138 [8], S. 350–351). Durch ihn lebt man auch länger (The Lancet, 2011, Nr. 378, S. 1244–1253) und er schützt vor Demenz (Aktuelle Neurologie, 2012, Nr. 39, S. 276–291) und Krebs (Journal of the American Medical Association [JAMA], 2003, Nr. 290 [10], S. 1331–1336 sowie die anderen Quellen von oben). Auch auf dem Gesundheitsmarkt nehmen sportliche Bewegung und Fitnesstraining bekanntlich immer mehr zu. Damit wächst der Anspruch an die Qualität der Angebote. Die Kommission Gesundheit der Deutschen Vereinigung für Sportwissenschaft hat sich mit dieser Thematik auseinandergesetzt, nachdem vor ein paar Jahren der Sachverständigenrat zur Begutachtung im Gesundheitswesen eine stärkere Verankerung von Qualitätsmanagement und Evaluation in Prävention und Gesundheitsförderung gefordert hatte (Bewegungstherapie und Gesundheitssport, 2012, Nr. 1). Das betrifft die Schule als gesundheitsförderliches Lebensumfeld wie auch die Krankenkassen, die sich der Primärprävention verpflichten.

Im Netzwerk der ärztlichen „Disease Management Programme" spielen Bewegung und Sport noch keine große Rolle. Hingegen ist der Sport aus der Rehabilitation, Geriatrie und Altenpflege zur Aufrechterhaltung oder Wiederherstellung von Mobilität und zur Sturzprophylaxe nicht mehr wegzudenken und wird schon lange in Studien als sinnvoll angesehen (Bewegungstherapie und Gesundheitssport, 2012, Nr. 28, S. 36–42). Durch die (Rück-)Gewinnung von Kraft, Schnelligkeit, Ausdauer und Koordination wird sozialem Abstieg vorgebeugt und der emotionale Kontakt zu Familie, Freunden und Verwandten erhalten. Sogar ältere Menschen, die nie Sport betrieben haben, kommen durch moderates Training zur alten Form zurück. Angepasste Trainingsintensitäten vermeiden Krankenhausaufenthalte, lindern Beschwerden und verbessern die Lebensqualität.

Sport führt sozial Benachteiligte oder körperlich und geistig Beeinträchtigte in idealer Weise zusammen. Hier bewirkt ein Fußball mehr als ein Arzt. In Mannschaftssportarten lernt man zu teilen und sich füreinander einzusetzen. In Deutschland gibt es über 91.000 Sportvereine. Nur ein Bruchteil von ihnen hat sich der Inklusion verschrieben.

Der Deutsche Behinderten-Sportverband hat einen *„Index für Inklusion im und durch den Sport"* veröffentlicht. Die 112 Seiten dienen als Wegweiser für Vereine, wie sie Inklusion innerhalb ihrer Strukturen fördern und ausbauen können.

Auch das Bundesteilhabegesetz beschleunigt solche Inklusionsbemühungen. Verbesserungen reichen von mehr finanziellen Mitteln für den Inklusionssport bis hin zur Möglichkeit, dass Menschen mit Einschränkungen sportliche Angebote bei einem Verein anfordern. Auch hier ist die größte Baustelle die Angst und die Unsicherheit. Inklusion wird mehr als Last denn als Verpflichtung empfunden.

Unzählige Projekte aus dem Bereich des Sports fördern Benachteiligte. Kinder und Jugendliche mit Krebserkrankung erhalten spezielle Rehabilitationsangebote (Im Focus Onkologie, 2012, Nr. 15 [5], S. 52–57) und Jugendliche ohne Arbeitsplatz werden in der Oberpfalz gefördert, um Chancen auf dem Arbeitsmarkt zu verbessern. Es ist eines von mehreren bundesweit geförderten Modellprojekten, die beim Förderwettbewerb „*JETST*" (Junges Engagement im Sport) von dem Deutschen Olympischen Sportbund prämiert wurden. In mehreren Ausbildungsphasen wird für den Sport geworben, um Qualifizierungsmaßnahmen zu vermitteln, zum Beispiel mit dem Ziel, als Übungsleiter zu arbeiten. Dadurch erhöhen sich die Chancen auf einen Ausbildungsplatz.

In mancher Hinsicht stellt der organisierte Sport die größte deutsche Bürgerbewegung dar. Mehr als jeder dritte Deutsche ist Mitglied in einem Verein und Verband. Allein der Deutsche Fußballbund vertritt knapp sieben Millionen Mitglieder und ist damit der größte Einzelsportverband der Welt. Mit Sport verbinden sich Fairness, Teamgeist, gegenseitiger Respekt und Toleranz. Das ist wichtig für alle Bereiche. Auch bei der Deutschen Sporthochschule in Köln gibt es in Sachen Sport mit beeinträchtigten Menschen eine lange Tradition. Sie ist mit über 5.000 Studenten die größte Einrichtung ihrer Art in Europa. Seit 2014 existiert dort die Stiftungsprofessur „*Paralympischer Sport*", initiiert vom Deutschen Behindertensportverband und teilfinanziert von der Deutschen Unfallversicherung. Ihr Inhaber Thomas Abel ist Sportwissenschaftler und Förderpädagoge. Ihm ist es wichtig, Menschen mit und ohne Einschränkung zusammenzubringen. Ein Forschungsthema ist die Ernährung von Athleten mit körperlichem Handicap. Ihre Muskelmasse ist oft gering und soll so besser aufgebaut werden. Und er ermutigt Jugendliche mit körperlicher Einschränkung Sport zu studieren.

Trotz seiner positiven Effekte lohnt sich ein Blick auf die Verfasstheit des Sports. Wie inklusiv kann ein System sein, das lediglich auf die absolute Vergleichbarkeit von Leistungen setzt und damit individuelle Unterschiede negiert, die durch Geburt, Erkrankung oder Unfälle bedingt sind? Was bedeutet es, wenn bestimmte Vorstellungen von Körperlichkeit und Vergemeinschaftung absolut gesetzt werden? Die Ausgrenzung Verschiedener führt per se zu Spannungen.

> Anspruch der Inklusion ist jedoch die Weiterentwicklung des Zusammenlebens von „Behinderten" mit „Nichtbehinderten".

Nach der Behindertenrechtskonvention sollen alle Kinder gemeinsam zur Schule gehen, gesunde und beeinträchtigte, begabte und in ihrer Entwicklung verzögerte Schüler, ruhige und verhaltensauffällige. Sonderschulen soll es nur noch für Blinde, Taubstumme, Schwerst- und Mehrfachbehinderte geben. Für sie sind mit dem Versorgungsstärkungsgesetz (§ 119 c SGB V) Medizinische Zentren für Erwachsene mit Behinderung („MZEB") eingeführt worden (sofern sie in den bestehenden ambulanten Einrichtungen nicht versorgt werden können). Sie schließen eine Versorgungslücke, denn Personen mit schwerer Intelligenzminderung weisen doppelt so häufig zusätzliche körperliche Beeinträchtigungen auf wie Menschen ohne. Sie haben somit auch ein höheres Risiko für Multimorbidität und benötigen eine umfassende Betreuung (Deutsches Ärzteblatt, 2015, Nr. 112 [47], S. C1588–1590). Eine der Hauptaufgaben multiprofessionellen und interdisziplinär arbeitenden „MZEB" ist der Übergang Jugendlicher in die Strukturen der Erwachsenenmedizin.

Jetzt machen die ersten Schulen unter dem Diktat schlechter Vorbereitung und knapper Kassen ihre (unrühmlichen) Erfahrungen und es bleibt nur zu hoffen, dass der Inklusionsgedanke tatsächlich in der gesamten Gesellschaft verankert bleibt. Der Gedanke selbst klingt ermutigend, doch noch klaffen Anspruch und Wirklichkeit auseinander. Wirbt das Reklameplakat der „Aktion Mensch" mit dem Slogan „Inklusion heißt Schmetterlinge im Bauch" und zeigt einen hübschen Jungen im Rollstuhl, der auf einem Schulhof neben einem hübschen Mädchen ohne Rollstuhl sitzt, kann das Bild in einer normalen Schulturnhalle ganz anders aussehen.

2014 feierte die „Aktion Mensch" ihr 50-jähriges Bestehen. Sie ist ohne Frage eine Erfolgsstory, spiegelt aber auch die einschneidenden Veränderungen in der Gesellschaft und der Organisation selbst wider. Von der „Aktion Sorgenkind" (so der ursprüngliche Name, siehe weiter unten), die zu besseren Lebensbedingungen behinderter Kinder beitragen sollte und zunächst Heime und Pflegeeinrichtungen unterstützte, hat sie sich zur größten privaten Förderorganisation im sozialen Bereich und zur größten Soziallotterie Deutschlands gewandelt. Heute setzt sie sich vor allem für die Inklusion ein. Mehr als dreieinhalb Milliarden Euro hat die „Aktion Mensch" bis heute weitergegeben. Allein 2013 förderte sie fast 7.500 Projekte mit 135 Millionen Euro.

Die Anstrengungen dieser und anderer Organisationen haben bei den Betroffenen zu mehr Selbstbewusstsein geführt. Immer mehr (aber noch zu wenige) sprechen über ihr Schicksal und haben sogar einen Blog eingerichtet. Die Seite „*www.eigude.de*" von Steffen Löw ist bereits mehrere Hunderttausend Mal angeklickt worden. Der an Armen und Beinen Gelähmte betreibt sie seit 2009, informiert über neue Produkte und gibt nützliche Tipps für Menschen mit Einschränkungen. Bei seinen Rehabilitationsaufenthalten hat er viel gelernt, selbst ausprobiert und ertüftelt.

Anfang der 60er-Jahre bewegte der Contergan-Skandal die Menschen. 5.000 Babys wurden mit Fehlbildungen zur Welt gebracht, weil ihre Mütter während der Schwangerschaft ein nicht ausreichend getestetes Schlafmittel eingenommen hatten. Erst daraufhin verbesserte sich die Arzneimittelsicherheit. Der Skandal hat auch das Thema „Behinderung" zur gesellschaftlichen Aufgabe gemacht. Vor dem Hintergrund einer sich ausbreitenden Bewegung Anfang der 80er-Jahre sah sich die „*Aktion Sorgenkind*" irgendwann mit dem Vorwurf konfrontiert, eine von Mitleid geprägte Haltung gegenüber Menschen mit Beeinträchtigungen einzunehmen. Das widersprach ihrem Anspruch nach einem respektvollen Umgang auf Augenhöhe. 1995 startete dann die Kampagne „*Ich will kein Mitleid, ich will Respekt*", was schließlich 2000 zur Namensänderung in „*Aktion Mensch*" führte. Der Weg zur Inklusion wurde geebnet.

Die öffentlichkeitswirksamen Aktionen mit Filmfestivals, Plakatkampagnen und Projektförderungen setzen auf Inklusion auch im Bereich Wohnen. Großkomplexe mit mehreren Hundert Bewohnern auf der „grünen Wiese" wurden aufgelöst und die Menschen stattdessen in kleinere Einheiten inmitten der Gemeinden inkludiert. Die Bewohner kommen dadurch in Kontakt mit der Nachbarschaft, gewinnen an Selbstständigkeit und Möglichkeiten der Arbeits- und Freizeitgestaltung. Gelebte Normalität ist dann der Plausch unter Nachbarn, unabhängig vom Stand der Gesundheit. Kinder und Jugendliche haben ohnehin einen unverkrampften Zugang zu Menschen mit Behinderungen. Neben dem Sport bietet sich das künstlerische Schaffen an, Inklusion zu leben. In einem Krankenhaus bei mir um die Ecke gibt es wie an unzähligen anderen Orten in Deutschland ein Kunst-Werkstatt-Atelier, in das Menschen mit Einschränkungen selbstverständlich Zugang haben.

2013 startete das Projekt „*Gemeinsam läuft's besser*", eine Kooperation von „*Special Olympics Deutschland*" und einem Wirtschaftsunternehmen. Es geht um die Förderung der Interaktion zwischen Menschen mit und ohne Behinderung sowie um das Ziel, gegenseitige Akzeptanz zu fördern. „*Special Olympics Deutschland*" ist der deutsche Part der weltweit größten und vom Internationalen Olympischen Komitee offiziell anerkannten Sportbewegung für Menschen mit geistiger oder mehrfacher Beeinträchtigung. Sie wurde 1968 von Eunice Kennedy, der Schwester des damaligen US-Präsidenten, ins Leben gerufen und vertritt heute über vier Millionen Athleten in über 170 Ländern (www.specialolympics.de).

Im Zentrum des Sports stehen die Bewegungen des Körpers mit dem Ziel, eine bestimmte definierte Leistung möglichst schnell, lang, kräftig, effektiv, geschickt oder klug zu erbringen. Jede erzielte Leistung eines Individualsportlers ist das Ergebnis des angeborenen Talents (wofür er nichts kann) und des Trainings, also der konsequenten Übung dessen, was gefordert wird. Hier ist persönliche Einsatzbereitschaft gefordert und die Fähigkeit, sich regelmäßig erhebliche Strapazen abzuverlangen. Der Körper ist in alledem etwas Authentisches und Natürliches, der zu einer geformten sozialen Konstruktion wird. Somit ist er nicht mehr nur als eine „naturgegebene" Maschine zu betrachten, sondern stellt einen Bezug zur Welt her und ist damit ein Ort sozialer Kontrolle. Er wird dazu benutzt, um sich zu messen und etwas zu bewirken. Der Körper ist also ein „Sein" und ein „Haben". Das umfasst alles, die Betrachtung des eigenen Körpers einer Frau oder eines Mannes wie auch die Betrachtung eines Außenstehenden auf den Körper eines Gesunden, Beeinträchtigten oder Kranken.

Sport war aber niemals integrativ oder gar inklusiv, sondern durchaus segregierend und schichtspezifisch. Das zeigt sich noch heute durch die Vereinsnamen. Hier ist von einer Arbeiterballbewegung, dort von einem Lehrerturnverein die Rede. Der Begriff der

Leibesübungen verkörperte schon immer die Normen und Werte einer Gesellschaft zu einer bestimmten Zeit. Geprägt wurden solche Strömungen durch Pioniere, wie Friedrich Ludwig, bekannt als „Turnvater Jahn", oder den Reformpädagogen Johann Christoph Friedrich GuthsMuts. Beide verband das Ansinnen, neben dem Geist auch den Körper zu „bilden". Trotzdem hatten es Mädchen und gesellschaftlich nicht konforme Einzelgänger lange Zeit schwer, sich zu integrieren. Das Turnen diente zunächst den Männern und setzte Normen, deren Auswirkungen bis heute spürbar sind.

In Deutschland hat der Sport die Männlichkeit geprägt, wie auch umgekehrt. Für Frauen erhielt das Motto „Sport für alle" erst viel später einen Sinn. Bis heute erschweren tradierte Vereinsrituale in Deutschland die Integration von Minderheiten. Homosexuelle Fußballer sind weiterhin verpönt, auch wenn Thomas Hitzlsperger und andere mittlerweile eine Lanze für ihre Inklusion gebrochen haben. Was den Migrationshintergrund betrifft, verhindern vor allem ländliche Vereinsstrukturen die Inklusion von Menschen. In Großstädten sieht das anders aus, nicht zuletzt weil die Deutschen dort oft in der Minderheit in bestimmten Sportvereinen sind. Sport spricht zwar eine einfache, direkte und internationale Sprache, doch in Wirklichkeit sind viele Gepflogenheiten in unserem Land nach wie vor typisch deutsch, männlich und schwer zu durchbrechen. Neue Sportarten, wie Inlineskaten oder Beachvolleyball mit anderen Strukturen und Formen der Organisation, haben es gegenüber dem Fußball auf dem Bolzplatz schwer. Hier produziert der Sport sozial Erwünschtes und kümmert sich weniger um konkrete Anpassung oder Integration, geschweige denn gelebte Inklusion.

Sport fördert also nur vom Prinzip her soziale Teilhabe. Seine identitätsstiftenden Symbole, Rituale und Inszenierungen vereinfachen Interaktion, Integration und Sozialisation im Prinzip. Die Inklusion von Menschen mit Einschränkungen steht in der realen Alltagswelt noch ganz an ihrem Anfang. Fließende Übergänge zu „Nichtbehinderten" werden so gut wie nicht zugelassen. Vielen Beeinträchtigten sieht man ihre Einschränkung aber gar nicht an und viele Betroffene fühlen sich auch gar nicht beeinträchtigt. „Behinderung" löst bei vielen immer noch zu häufig Mitleid aus, das sie nicht geschenkt haben wollen. In seinen Anfängen hieß der „Behindertensport" übrigens bei uns der Versehrtensport. Er hatte die Verbesserung von Defiziten in Folge von Kriegsverletzungen zum Ziel. Um Leistungsvergleiche und Wettbewerbe ging es nicht. Dann kamen Frauen, Kinder und Jugendliche hinzu, während der Anteil der Kriegsversehrten abnahm. Inzwischen ist „Behindertensport" zum Leistungssport geworden und die Bilder der Paralympics gehen um die Welt.

Die Weltmeisterschaften der Para-Athleten wurden 1994 zum ersten Mal ausgetragen. 2017 starten etwa 1.100 Athleten aus 100 Nationen, aus Deutschland 23 Sportler (www.dbs-npc.de).

Die Wettkampfklassen sind in sechs Kategorien eingeteilt. Die Bezeichnungen bestehen aus einem vorangestellten Buchstaben und einer folgenden Zahl. T steht für Track, also die Bahn- und Sprungdisziplinen, das F für Field und bezeichnet die technischen Disziplinen. Je höher die Zahl, desto größer die Einschränkungen. 1. Beeinträchtigung der Sehfähigkeit, 2. Intellektuelle Beeinträchtigung, 3. Bewegungs- und Koordinationsstörungen, 4. Kleinwuchs, 5. Amputation/Fehlbildung von Gliedmaßen, 6. Beeinträchtigung der Muskelkraft oder der passiven Beweglichkeit.

Die Paralympics sind das drittgrößte Sportfest der Welt und so nahmen im September 2016 über 7.000 Journalisten und 4.500 Athleten aus über 160 Nationen bei den Wettkämpfen teil. ARD und ZDF übertrugen 65 Stunden. Diese strahlenden Bilder von gehandicapten Athleten sind andere als diejenigen, die wir alle aus dem tristen Alltag kennen, an dem sich die Betroffenen mit ihren Einschränkungen an öffentlichen Orten mit den Barrieren abmühen, die man nicht für nötig hält, aus dem Weg zu räumen. Doch auch in den strahlenden Bereich der Hochleistungswettkämpfe haben sich die hässlichen Brüder von Ruhm und Ehre eingenistet, die von Konkurrenz und Neid. Es ist wohl nur zu menschlich, auch im „Behindertensport" wird gedopt. Zugleich pflegen die Paralympics innerhalb des Sports ihre ganz eigene Identität. Sie können Motor für das Anliegen Behinderter sein und Barriere-Armut fördern.

Es gibt Wettbewerbe, bei denen es auf besondere Eigenschaften ankommt, etwa wenn ein blinder Athlet mit einem Guide an den Start geht. Aufeinander angewiesen zu sein und Hilfe anzunehmen, diese Einstellungen werden gefördert und gefeiert. Und so sehr es wie im olympischen Sport zuerst um Talent und Training geht, so haben sich paralympische Athleten noch einmal mehr gegen besondere Widerstände durchgesetzt und dabei ihre Erfahrungen gesammelt. Das macht ihre Geschichten so relevant und die Paralympics mit ihrer Strahlkraft so wertvoll.

Der deutsch-jüdische Neurochirurg Sir Ludwig Guttmann ließ 1948 als Ergänzung zu den Olympischen Spielen in Stoke Mandeville Wettbewerbe im Bogenschießen austragen, die Stoke Mandeville Games. Acht Jahre später fand das Ereignis in Rom statt, im selben Land wie die Olympischen Spiele. 400 behinderte Athleten aus 23 Ländern traten gegeneinander an. Das waren die ersten Paralympischen Spiele (The Lancet, 2012, Nr. 379, S. 65–71 und www.paralympics.org).

Bezeichnend finde ich, dass der *IPC („International Paralympics Committee")*, das Pendant zum *IOC*, russische Sportler wegen flächendeckenden Staatsdopings konsequenterweise komplett vom Start suspendierte, während die russischen Sportler ohne Einschränkung mit Ausnahme der Leichtathleten und Gewichtheber nach Ansicht des *IOC* starten durften. Man kann sich die Frage erlauben, ob es mit Gerechtigkeit zugeht, wenn Menschen ohne Einschränkung auch in diesem Bereich mit geringeren Strafen davonkommen.

In Brasilien, dem Austragungsort der letzten Olympischen Spiele sowie der letzten Fußballweltmeisterschaft, leben übrigens 28 Millionen Menschen mit einer Einschränkung, die meisten davon in großer Armut. Zugleich richtet das Land die größten Schulsport-Wettkämpfe der Welt für Schüler mit Beeinträchtigungen aus. Geld für den „Behindertensport" fließt aus Lottomitteln und durch ein Fördersystem werden Tausende von Athleten unterstützt.

Auch das Image von Hilfsmitteln ändert sich so langsam. Waren früher Beinprothesen klobige unhandliche Kompromisse, deren Betrachtung man den Kindern untersagte, sind sie heute von innen beleuchtete Modelle aus Carbon, mit denen behinderte Stars wie die Amerikanerin Aimee Mullins auf Titelseiten einschlägiger Magazine für sich wirbt. Oder Juliano Pinto, der als Querschnittsgelähmter zur Eröffnung der Fußball-Weltmeisterschaft 2014 mit einem Exoskelett, einer Stützstruktur, die seinen Körper umhüllte und ihm einen aufrechten Gang ermöglichte, einen Ball trat. In Deutschland operiert übrigens Mirko Aach in einem Exoskelett. Seit seinem Unfall mit dem Snowboard 1999 ist der Gelähmte auf fremde Hilfe angewiesen. Der Arzt im Berufsgenossenschaftlichen Universitätsklinikum Bergmannsheil will sich und seinen gelähmten Patienten wieder das Gehen beibringen. In Zusammenarbeit mit Yoshiyuki Sankai, dem Erfinder und Betreiber der Firma Cyberdyne, der in der japanischen Kleinstadt Tsukuba das „Hal Fit Center" betreibt, eine Mischung aus Robotermuseum, Fitnessstudio und Reha-Labor, will Aach anderen Rollstuhlfahrern helfen. Neuerdings zeigen Einzelfälle sogar, dass es möglich ist, Prothesen auch aus einem 3D-Drucker zu produzieren (Frankfurter Allgemeine Sonntagszeitung, Nr. 52, 2017).

Nach Kunstherzen, Kunstzähnen, Hörgeräten und künstlichen Hüft- und Kniegelenken folgten allerlei Prothesenmodelle und, so befürchten manche, am Ende stehen sogar Zuwegungen zum Gehirn oder das Ich auf einer Festplatte zur Disposition. Dann wäre der Weg des Menschen zu einem „Cyborg" (zusammengesetzt aus den Begriffen „cybernetic" und „organism", also eine Art Mischwesen aus Mensch und Maschine) keine Utopie mehr.

Die amerikanische Literaturwissenschaftlerin Katherine Hayles hält wegen der zahlreichen im menschlichen Körper bereits heute verbauten künstlichen Ersatzteile zehn Prozent der amerikanischen Bevölkerung für „Cyborgs". Überall experimentieren Mitglieder von „Cyborg"-Vereinen mit Chips und Magneten. Ein Beispiel ist der Berliner Verein „Cyborg e. V. Gesellschaft zur Förderung und kritischen Begleitung der Verschmelzung von Mensch und Technik". Freiwillige lassen sich Wecker unter die Haut implantieren oder tragen Metalle am oder im Körper mit dem Ziel, bestimmte Frequenzen zu erspüren oder sie als Schnittstelle zwischen Körper und Smartphone einzusetzen.

Damit hört es aber nicht auf. Es gibt zugleich eine verborgene Verwandtschaft zwischen Leistungssport und „Behinderung". Ob man als Leistungssportler an die Weltspitze gelangen will oder nach einer Amputation wieder zurück in den Alltag, für beides braucht man Ehrgeiz, eine gewisse Sturheit und Optimismus. Nachdem es der erste Prothesenträger sogar geschafft hatte, in den 400-Meter-Vorlauf der Olympischen Spiele von Peking zu gelangen, machte 2014 der Weitspringer Markus Rehm bei den Deutschen Leichtathletikmeisterschaften von sich reden. Der junge Mann, dem im Alter von 14 Jahren ein Bootsmotor den Unterschenkel zerriss, gewann mit 8,24 m gegen die nichtbehinderte Konkurrenz und löste wegen seiner Carbon-Prothese am rechten Knie heftige Debatten aus. War er wirklich benachteiligt oder sogar übervorteilt? Zwar war Rehms Anlaufgeschwindigkeit gegenüber den Nächstplatzierten geringer, doch wegen des besonderen Katapulteffektes war die wichtige Vertikalgeschwindigkeit höher. Deswegen erhielt der Athlet keine Starterlaubnis für die Europameisterschaften in Zürich. 2015 zog der Weltverband der Leichtathleten (IAAF) eine Linie, die es einem Prothesenträger in Zukunft praktisch unmöglich macht, an internationalen Meisterschaften teilzunehmen. Ab sofort sind jegliche technischen Hilfsmittel verboten.

> Wettkampfregel Nr. 144.3 (d) verbietet den „*Gebrauch irgendeiner mechanischen Hilfe, sofern der Athlet nicht schlüssig nachweisen kann, dass der Gebrauch der Hilfe ihm in der Gesamtschau keinen Wettbewerbsvorteil gewährt.*"

Inklusion im Sport sieht anders aus. Aber kann es eine richtige Inklusion im Leistungssport wirklich geben? Sport lebt vom Vergleich und es ist sicherlich eine Frage der Haltung, ob es immer der absolute Vergleich sein muss, den Rehm anstrebt, oder ob nicht auch ein relativer Vergleich genügt. Das Schicksal der Erbanlagen, die Menschen voneinander verschieden sein lässt, nimmt man im Sport gelassen hin, Hilfsmittel zum Ausgleich verloren gegangener Gliedmaßen nicht. Immerhin förderte der Fall die Diskussion um die Inklusion von Sportlern mit Defiziten in die Wettkämpfe der Nichtbeeinträchtigten. Man wurde daran erinnert, dass auch die Professionalisierung im „Behindertensport" voranschreitet und dass die technische Entwicklung von Prothesen schneller vonstattengeht als die Evolution menschlicher Gliedmaßen. Es kann also gut sein, dass Athleten mit Handicap immer konkurrenzfähiger werden und vielleicht irgendwann wirklich den Spieß umdrehen. Dann wären Behinderte plötzlich nicht mehr nur behindert, sondern denjenigen sogar überlegen, die sich mit ihrer „natürlichen Ausstattung" begnügen müssen. Die Frage müsste dann lauten, wer eigentlich Defizite habe. Mullins dazu: *„Pamela Anderson hat mehr Prothesen im Körper als ich – und niemand nennt sie behindert."*

Bei dem Meister der Orthopädietechnik Markus Rehm zeigt sich übrigens sehr gut, dass „Behinderung" von außen kommt. Auf der einen Seite wuchtet er im Training schwere Hanteln hoch und springt über acht Meter weit, doch zugleich wird der Gang mit seiner Prothese über das Kopfsteinpflaster oder im Sand am Meer zur Tortur. Er sieht im Flugzeug all die unförmigen Übergewichtigen und Unsportlichen in die Sitze gepresst, die offiziell als „nicht behindert" gelten, und der durchtrainierte Sportler Rehm ist Aushängeschild des deutschen „Behindertensports". Die Grenzen sind also tatsächlich unscharf und Definitionen durchaus unsinnig, doch die Haltung in der Gesellschaft Menschen mit Beeinträchtigung gegenüber ist noch immer eindeutig zweideutig. Dabei gibt es unendlich viele verschiedene Formen der körperlichen und geistigen Einschränkung. Dass innerhalb dieser heterogenen Gruppe Neid und Missgunst aufkommen, kann man vielleicht verstehen, wenn man sieht, wie Sportler wie Markus Rehm im Lichte der Öffentlichkeit stehen, weil sie mit ihrem Hilfsmittel an die Leistung nicht eingeschränkter Menschen heranreichen. Im Gegensatz dazu gibt der Körper einer blinden Reiterin oder eines mehrfach behinderten Schwimmers nun mal nicht mehr her. Sie können noch so Großartiges leisten, auf sie blickt man anders.

Meine Vision also: zu erleben und daran mitzuwirken, dass irgendwann und in möglichst vielen Sportarten bei Wettkämpfen neben den bestehenden Gewichtsklassen und der Geschlechtertrennung eine weitere Differenzierung Eingang findet, je nachdem, ob ein Sportler mit Hilfsmitteln antritt oder nicht, ob er so oder anders in seinen Leistungen eingeschränkt ist oder nicht.

Menschen wurden schließlich schon immer in Gruppen unterteilt. Erst diese Unterteilung schafft Vergleichbarkeit. Ich plädiere also (wie andere auch) für gemeinsame Wettbewerbe in getrennten Kategorien. Das ist in Gewichts- oder Kampfsportarten schon lange üblich. Gemeinsame Olympische Spiele von Menschen mit unterschiedlichen Eigenschaften und Beeinträchtigungen zur gleichen Zeit hätten eine enorme Signalwirkung auf die Gesellschaft insgesamt. Sie würden der Inklusion guttun. Dann würden diejenigen verstummen, die mittlerweile wegen der erhöhten Aufmerksamkeit prominenten „Behindertensportlern" gegenüber meinen, das Recht einer Minderheit sei höher als das Recht einer Mehrheit (ZEIT, Nr. 33, 2016). Bei allen Sportlern geht es um Medienminuten, Fördergelder, Sponsorenneugier. Es geht auch um Diskriminierung in beide Richtungen.

Hoffnungszeichen sind die seit 2012 ausgetragenen Wettbewerbe „Jugend trainiert für Paralympics", dessen Finale gemeinsam mit „Jugend trainiert für Olympia" durch Fördermittel der Bundesregierung stattfindet, oder die Weltmeisterschaft im Para-Kanu 2016, bei der Sportlerinnen und Sportler mit und ohne Beeinträchtigungen abwechselnd an den Start gegangen sind. Das war ein Beitrag zu gelebter Inklusion im Sport.

Es gibt zwar kein Register, doch man schätzt, dass in jedem Jahr in Deutschland über 40.000 Amputationen der unteren Extremitäten durchgeführt werden. Rund 120.000 Menschen nutzen eine Beinprothese, die meisten sind älter und leiden an Durchblutungsstörungen. Weit seltener betrifft es junge Menschen nach einem Unfall oder einem Tumorleiden. Für sie ist es besonders wichtig, dass sie Sport treiben können. Doch zwischen Alltag und Hochleistungssport klafft eine große Lücke. Die Kassen übernehmen lediglich die Kosten für die normale Prothese. Am Fraunhofer Institut für Produktionstechnik arbeitet man an individuellen Lösungen, um den Anforderungen in Alltag und Sport besser gerecht zu werden, etwa an wasserfesten Prothesen, die man über ein 3D-Druckverfahren herstellt. Sie sollten gerade jungen Menschen schnell zur Verfügung gestellt werden.

Der Beschluss der UN-Behindertenrechtskonvention hat der Inklusion von Menschen mit „Behinderungen" im Sport zweifellos einen Schub verliehen. In Artikel 30 heißt es, die Teilhabe am kulturellen Leben sowie Erholung, Freizeit und Sport sei „Behinderten" gleichberechtigt und auf allen Ebenen anzubieten. Menschen mit Einschränkungen sollen also im organisierten Sport inklusive Angebote für „Nichtbehinderte" nutzen. Umgekehrt könnten sich Menschen ohne Einschränkung an Sportarten wie Sitzvolleyball oder Rollstuhlbasketball beteiligen. Inklusion kann also auch in die bestehenden Strukturen des Behindertensports hinein stattfinden. Das sind Schritte, die durch konsequente Qualifizierung und Weiterbildung von Übungsleitern, Trainern und Lehrern begleitet werden sollten. Hinzu kommt die unerlässliche Aufklärung, um verkrustete Strukturen aufzuweichen und alte Denkmuster zu durchbrechen.

> Das Motto im Sinne der Pluralität könnte lauten: *„Die Vielfalt menschlichen Daseins gehört zur Gegenwart."*

Nur so können Ängste auf beiden Seiten abgebaut werden. Erst wenn Behinderung respektiert wird, können Barrierefreiheit und andere Selbstverständlichkeiten in den Alltag umgesetzt werden. So gesehen ist der Sport ein wichtiger Bestandteil normativer Kraft und erfüllt eine wichtige soziale Funktion.

Sport ist aber nicht nur gesund, integrativ und inklusiv. Jedes Jahr verletzen sich in Deutschland über eine Million Sportler. Obwohl sich viele Verletzungen beheben lassen, drohen Dauerschäden, manchmal lebenslange Einschränkungen. Hier gilt es vorauszuschauen, um sie zu vermeiden. Dazu gehört die richtige Ausstattung und Technik, ein systematischer Trainingsaufbau, korrektes Warmmachen und der Verzicht auf leistungssteigernde Mittel. Doch all das ist manchmal nicht genug. Michael Schumacher hatte bei seinem Skiunfall einfach nur größtes Pech.

Welche Klinik ist die beste?

Patienten sollten zur richtigen Zeit in die richtige Klinik gelangen. Dort sollte man sich mit den Folgen und Komplikationen der jeweiligen Krankheit gut auskennen. In der Regel wählen Sozialarbeiter oder Kostenträger die Einrichtung aus und man wünscht sich, dass diese sich ein Bild von der Leistungsfähigkeit der jeweiligen Einrichtung gemacht haben. In vielen Krankenhäusern ist das Auswahlverfahren der Rehaklinik nicht transparent. Ärzte mögen zwar die Indikation für die Durchführung einer Rehabilitation stellen, doch Sozialarbeiter oder Case Manager sind auf die Klinik nicht festgelegt und überlassen die Auswahl häufig dem Patienten. Unter Umständen entscheidet dann der Klinik-Prospekt wohin die Reise geht und nicht die Kompetenz der Mitarbeiter. Ich habe viele engagierte Sozialarbeiter erlebt, die sich die Mühe gemacht haben, die Voraussetzungen in den Rehakliniken zu prüfen. Benötigt ein Patient ein Sauerstoffgerät, ist eine lange Anfahrt auf eine Insel zum Beispiel hinderlich. Bei Komplikationen im Wintersturm wäre ein Krankenhaus auf dem Festland unter Umständen gar nicht zu erreichen. Es sollten handfeste medizinische Gründe für oder gegen eine Klinik vorliegen. Lage oder der Umfang eines Wellnessangebots sind drittrangig. Ebenso sollte eine Klinik die von der Deutschen Rentenversicherung geforderten Qualitätsnormen erbringen und sowohl personell-fachlich als auch apparativ so ausgestattet sein, dass der Erfolg des Aufenthaltes gewährleistet ist. Auch für die Zeit nach dem Aufenthalt sollten Lösungen angeboten werden können. Logopäden sollten mit ihren Kollegen Kontakt aufnehmen, damit sie ihre Patienten in guten Händen wissen. Bessere Kliniken haben Netzwerke aufgebaut, die weit über die Krankenhäuser hinausreichen, aus denen die Patienten kommen. Dazu gehören Praxen, Sanitätshäuser, Palliativstationen, Fitnessstudios, ambulante Netzwerke und Selbsthilfeorganisationen. Nicht zuletzt spiegeln die eingeleiteten finanziellen und sozialrechtlichen Schritte die Qualität einer Klinik wider.

Kinder können theoretisch mit zur Reha für Erwachsene kommen oder sie werden zu Hause von einer Haushaltshilfe betreut. Die Kosten dafür übernimmt unter bestimmten Voraussetzungen die Deutsche Rentenversicherung und auch, mit Zuzahlung, die gesetzlichen Krankenkassen. Die Kinder müssen unter zwölf Jahre alt sein oder eine Beeinträchtigung aufweisen.

In einigen Kliniken wird sogar eine Kinderbetreuung angeboten. Manche haben Verträge mit Kindertagesstätten oder Schulen in der Nähe. Einem Antrag auf eine Haushaltshilfe wird nur dann stattgegeben, wenn keine andere Person im Haushalt auf die Kinder aufpassen kann. Man kann sie selber auswählen, sie darf aber mit dem Versicherten weder verwandt noch verschwägert sein (bis zum zweiten Grad). Die Zuzahlung für den Patienten beträgt bei den gesetzlichen Kassen fünf bis zehn Euro pro Tag. Wenn Verwandte einspringen, zahlt die gesetzliche Krankenversicherung die Fahrtkosten und den Verdienstausfall nur, wenn das nicht teurer wird als eine Haushaltshilfe. In unserer Klinik kommen Begleitpersonen zum Selbstkostenpreis unter. Auch hier können bestimmte Umstände die Fremdfinanzierung rechtfertigen. Patienten mit Betreuungsbedarf können eine Begleitperson unter Umständen auf Kosten der Rentenversicherung oder Krankenkasse mitnehmen, wenn diese in der Zeit therapeutische Verfahren einüben soll und das nicht am Wohnort möglich ist.

Palliativmedizin und Rehabilitation – ein Widerspruch?

Ich hatte Ihnen von Patienten berichtet, die in einem Zustand zu uns kamen, in dem sie offiziell nicht rehabilitationsfähig waren. Manchmal kann man Menschen ansehen oder anhand medizinischer Werte erfassen, dass sie die nächsten Tage oder Wochen nicht überleben werden. In solchen Fällen ist eine palliativmedizinische Versorgung angezeigt. Im Folgenden möchte ich Ihnen den Fall von Michael Berning schildern.

Herr Berning hatte uns Anfang 2016 aufgesucht, nachdem bei ihm ein fortgeschrittenes und aggressiv verlaufendes Lungenkrebsleiden entdeckt worden war. Nach der Operation hatte man ihm einen Port implantiert. Das kleine Reservoir ist mit einem Kunststoffschlauch verbunden, der in ein großes Blutgefäß eingenäht wird, sodass man mit einer Nadel durch den Port geeignete Flüssigkeiten wie Medikamente, Blutprodukte und Nährstoffe hineingeben kann. Vor der Lungenkrebsoperation hatte der 76-Jährige wegen verengter Herzkranzarterien eine Ballonerweiterung und Stent-Anlage erhalten und fünf Jahre zuvor bereits eine Prostatakrebserkrankung überstanden. Er litt darüber hinaus an einer fortgeschrittenen obstruktiven Lungenerkrankung. Die Rahmenbedingungen erschienen also ungünstig. Ein stationäres Reha-Verfahren sollte nun zu einem Leistungszuwachs führen. Herr Berning bewohnte eine Mietwohnung im zweiten Stock ohne Aufzug und hatte keine Angehörigen. Er lebte zurückgezogen von seiner kleinen Rente. Viele Habseligkeiten hatte er nicht.

Der Patient war zu Beginn seines Aufenthaltes kaum in der Lage, sein Zimmer zu verlassen. Er beklagte hochgradige Tagesmüdigkeit, Luftnot teilweise in Ruhe und konnte nur noch mit Hilfe mehrerer Liter Sauerstoff, die der Atemluft in der Minute zugesetzt waren, Aktivitäten des täglichen Lebens verrichten. Er musste drei- bis viermal nachts auf die Toilette, litt unter Verstopfung, schlechtem Appetit und immer wiederkehrenden Hustenattacken.

Er erhielt bei uns zunächst zwei Blutkonserven und wegen seines gelblich-grünlichen Hustenschleimes und schlechten Allgemeinbefindens Antibiotika. Langsam besserte sich sein Zustand, dann trübte er plötzlich immer weiter ein. Wir hielten ihn schließlich nicht mehr für transportfähig und begleiteten ihn nun in unserem Haus so gut es ging. Eine Physiotherapeutin bemühte sich zweimal am Tag um ihn. Sie führte mit Michael Berning Atemübungen durch oder verabreichte ihm Massagen der verspannten Muskulatur, insbesondere in den Beinen. Das hat sich für solche Patienten in Studien als sehr hilfreich herausgestellt (Support Care Cancer, 2010, Nr. 18, S. 351–358). Die Pflegekräfte wuschen den Patienten und rieben seinen Rücken mit einer wohlriechenden Salbe ein, die unseren Patienten zum Durchatmen animierte. Der Psychologe setzte sich zu ihm und ließ sich von ihm aus seinem Leben erzählen und teilte ihm unsere Sorge über seine Zukunft mit. Da sich die Luftnot trotz der Gabe von Sauerstoff, Blutkonserven und Antibiotika nicht dauerhaft bessern ließ, erhielt der Patient Opioide. Diese klassischen Schmerzmittel helfen auch sehr gut bei Luftnot, wenn ihre Ursache anders nicht zu beseitigen ist. So begleiteten wir Michael Berning auf seinen letzten Tagen in unserer Rehaklinik.

Auch plötzliche und unerwartete Todesfälle kommen vor. Vor ein paar Monaten besuchte uns das Ehepaar Maurer. Beide waren über siebzig und der Mann schwer lungenkrank. Das Tumorleiden von Christian Maurer konnte man nicht mehr beseitigen. Eine kombinierte Radiochemotherapie wurde wegen Unverträglichkeit vorzeitig abgebrochen. Herr Maurer wollte sich bei uns erholen und seine Leistungsfähigkeit verbessern. Seine Ehefrau unterstützte ihn. Die ersten Tage verliefen programmgemäß. Noch während der Chemotherapie hatte man Herrn Maurer ein Drahtgeflecht in die oberen Luftwege eingesetzt. Dadurch sollte der Luftstrom sichergestellt werden. Tumorgewebe drohte sie ansonsten zu verschließen. Aus einem vorsichtigen, tastenden Gespräch mit dem Patienten und seiner Ehefrau ergab sich, dass beider Kenntnisstand zur Situation sehr gering war. Sie erinnerten sich zwar, dass man nicht operieren konnte, aber wo der Patient stand, wussten sie nicht. Beide beließ man in der Hoffnung, noch viele Jahre gemeinsam zu verbringen.

Gegen Ende der zweiten Woche bemerkte der Patient etwas Blut im Auswurf. Das besorgte ihn und er teilte es uns mit ernster Miene mit. Ich fragte beide, ob sie sich vorstellen könnten, womit die Blutung zusammenhängt, und der Patient äußerte, es könne mit dem Drahtgeflecht zu tun haben. Ich fragte ihn, ob er sich Sorgen machte und ob man ihm mitgeteilt habe, warum man das Drahtgeflecht implantiert hatte. Ich fragte weiter und entnahm den Ausführungen beider Eheleute, dass sie keine Vorstellung vom Ergebnis der (abgebrochenen) Therapie besaßen. Ich versuchte, ihm meine Sorgen mitzuteilen und meine Vermutung, dass es sein könnte, dass Tumorreste für das Blut im Auswurf verantwortlich waren. Im Sinne des palliativmedizinischen Grundsatzes *„hoping for the best – preparing for the worst"* führte ich aus, dass es zwar gut sein könne, dass die Krankheit auf die Radiochemotherapie angesprochen habe, doch dass man auch damit rechnen müsse, dass noch Restherde beständen. Es machte zu diesem Zeitpunkt keinen Sinn mehr, gegen die Krebserkrankung ausgerichtete Maßnahmen zu ergreifen. Seine Optionen waren eingeschränkt und die Lebenserwartung erheblich gemindert. Aus diesem Grund sagte ich dem Ehepaar, dass wir für den Fall einer erneuten Blutung ein Notfallset auf seinem Zimmer deponieren würden. Darin befänden sich Medikamente, die Luftnot lindern und beruhigen. Sie würde man im Fall einer akuten Luftnotattacke bei einer Blutung verabreichen. Das beruhigte beide und wir hofften, dass es nicht dazu kommen würde.

Leider hatte ich mich geirrt. Ich saß zu früher Stunde an meinem Schreibtisch und wurde von der diensthabenden Schwester wegen eines Notfalles gerufen. Herr Maurer war in Gegenwart seiner Frau im Badezimmer zusammengebrochen und hatte bereits erheblich Blut verloren. Ich sah den Patienten zusammengekauert vor dem Waschbecken hocken. Herr Maurer war kaum ansprechbar. Der diensthabende Arzt hatte bereits die sedierenden Medikamente verabreicht und die Ehefrau wich nicht von der Seite ihres Mannes. So blieb ich mit ihr und der Schwester bei dem sterbenden Patienten, der sich von seiner zum Tode führenden Blutung nicht mehr erholte. Nachdem er seinen letzten Atemzug getan hatte, legten wir Herrn Maurer in sein Bett. Die Tränen liefen, aber wir haben getan, was in dieser Situation geboten war.

Ein anderer Patient reiste einmal eigenständig mit dem Auto an und brach auf dem Parkplatz vor unserer Klinik zusammen. Bei schwerer Luftnot konnte er zunächst im Eingangsbereich der Klinik stabilisiert werden, bevor der leitende Oberarzt ihn direkt auf die Palliativstation verlegte. Dort stabilisierte sich sein Zustand, doch er hatte auf dem Weg nach Bad Lippspringe und im Vorfeld bereits sehr viel Flüssigkeit verloren. Im Vergleich zu früher fehlten ihm 30 Kilogramm Muskelmasse. Zunächst war der Patient kaum in der Lage, eigenständig Nahrung zu sich zu nehmen. Seine Schleimhäute waren extrem wund. Zugleich hatte er seine PEG wochenlang nicht benutzt und den Verband nicht gewechselt. Also hatten wir auf der Palliativstation genug zu tun. Er musste antibiotisch behandelt werden und die Wundmanagerin hatte ihre Mühe mit der PEG-Einstichstelle. Der Patient war bei alledem motiviert und führte trotz seiner geringen Kräfte regelmäßig Muskelaufbautraining durch. Nach zwei Wochen verlegten wir ihn in die Cecilien-Klinik.

Schlaflos in Bad Lippspringe: Der Fall des Dr. Christian Tal

Gegen Ende dieses Buches möchte ich Ihnen Herrn Dr. Tal vorstellen. Dieser Patient hätte allen Grund gehabt, sich zu beklagen. Er tat es nicht, sondern ertrug alles mit bewundernswerter Gelassenheit, wobei der schlechte Schlaf sich für ihn als eine besondere Belastung erwies. Herr Dr. Tal hatte einmal als Arzt im Gesundheitsamt einer mittelgroßen Stadt gearbeitet. Ich hatte mit ihm besonders viel zu besprechen. Er war nicht nur Kollege, sondern auch politisch interessiert und so echauffierten wir uns während der Weltwirtschafts- und Finanzkrise 2008 einmal gemeinsam über die verheerenden Folgen von Spekulationen auf Nahrungsmittel. Im Februar vor zwei Jahren war bei ihm eine bösartige Neubildung an der linken Ohrmuschel entdeckt und radikal operiert worden. Weil die Lymphknoten mit Krebszellen befallen waren, schloss sich eine Bestrahlung in Kombination mit einer Chemotherapie an. Wenige Monate später musste die Bestrahlung wieder aufgenommen werden, denn Krebszellen hatten sich unter der Haut ausgebreitet. Auch eine sechs Monate später folgende Metastasierung im Gesicht wurde bestrahlt. Ins Strahlenfeld einbezogen wurden somit der Unterkiefer, das Schlüsselbein und die Achselhöhle.

In den vergangenen zehn Jahren hat sich die Zahl der Hautkrebspatienten verdoppelt. Grund dafür ist die ungebremste Exposition gegenüber der UV-Strahlung beim Sonnenbaden oder in Solarien. Während in England im 19. Jahrhundert die vornehme Blässe als Zeichen hohen sozialen Status galt (Adlige hatten ja nicht auf dem Feld zu arbeiten), meinen viele Menschen heute im Gegenzug, die tiefe Braunfärbung der Haut sei das eigentliche Schönheitsideal. Beides hat seine Tücken. Im einen Fall droht Vitamin-D-Mangel und infolge die bei uns heute fast ausgestorbene Krankheit Rachitis, im anderen Fall Hautkrebs.

Der gefährliche schwarze Hautkrebs befällt in Deutschland jährlich etwa 26.000 Menschen, 3.000 sterben daran. Menschen mit mehr als 40 Pigmentmalen und untypischen Hauterscheinungen tragen ein besonders hohes Risiko. Sonnenbrände in der Kindheit und der Jugend erhöhen das Risiko um das Zwei- bis Dreifache. Auf der anderen Seite befinden sich gegenwärtig fast eine Million Patienten aufgrund einer Hautkrebserkrankung in Behandlung. Sie leiden an dem weißen Hautkrebs oder Basalzell- und Stachelzellkrebs. Er ist vergleichsweise harmlos und betrifft knapp 200.000 Menschen im Jahr. Ihn findet man an Nase, Ohren, Unterlippe, Nacken und Händen. Da er Jahrzehnte braucht, um sich zu entwickeln, erkranken vor allem Menschen ab 60. Eine Vorstufe ist die aktinische Keratose. Sie kennzeichnet eine schuppige oder krustige Haut, die sich anfühlt wie Sandpapier.

Nach den Behandlungen seines malignen Melanoms (gefährlicher schwarzer Hautkrebs) wurde bei Herrn Dr. Tal zu allem Überfluss 2016 auch noch ein sich in die Rückenhaut und das Brustbein ausdehnendes Brustkrebsleiden festgestellt. Auf 1.000 Brustkrebsfälle der Frau kommt einer beim Mann. Man behandelte Dr. Tal mit einem Antikörper und zwei Zytostatika, die er als Tablette einnehmen konnte. In der Folge litt er unter deutlicher Schwäche, ausgeprägter Tagesmüdigkeit, Luftnot bei Belastung, Schluckstörungen und mittelstarker Beeinträchtigung der Schulter-Arm-Beweglichkeit links.

Hinzu kamen eine Blutungsneigung, Appetitlosigkeit und die benannte Schlafstörung.

Schlafstörungen plagen unzählige Menschen. Laut dem DAK-Gesundheitsreport 2017 haben vier von fünf Beschäftigten in Deutschland Schlafprobleme. Etwa jeder fünfte bis zehnte Erwachsene der westlichen Industrieländer leidet unter Schlafstörungen, die man behandeln sollte.

Mehr als jeder Zehnte leidet an einer schweren Schlafstörung.

70 Prozent von ihnen lassen sich nicht richtig behandeln, die Einnahme von Schlafmitteln hat sich wohl auch aus diesem Grund seit 2010 etwa verdoppelt. Beeinträchtigungen des Schlafs kommen bei Tumorpatienten besonders häufig vor (Im Focus Onkologie 2016, Nr. 19 [12], S. 45–48). Im Rahmen von Meta-Analysen von über 90.000 inzidenten Krebspatienten unter 1,5 Millionen Studienteilnehmern in 13 Ländern wurden eindeutige Zusammenhänge zwischen Schlaflänge, „Napping" (kurzes Einnicken) und „Schlechtem Schlaf" erkannt. Es stellte sich heraus: Die Beziehungen zwischen Schlafstörungen und Krebsentwicklung sind sehr komplex.

Bei Herrn Dr. Tal waren es nicht nur Probleme beim Einschlafen. Er wachte mehrmals in der Nacht auf, ohne auf die Toilette gehen zu müssen, und hatte bereits alles Mögliche gegen seine Schlaflosigkeit ausprobiert. Erst versuchte er es mit üblichen Hausmitteln wie warmer Milch mit Honig, autogenem Training, Muskelentspannungsübungen nach Jacobsen, dann mit einem Glas Rotwein. Er verzichtete auf schwere Kost, lüftete seinen Raum, versuchte einen regelmäßigen Rhythmus beim Zubettgehen zu befolgen, er sorgte für Ruhe, verkniff sich den letzten Blick auf sein Mobiltelefon und kaufte sich sogar eine neue Matratze. Irgendwann probierte er es mit einem halben Liter Bier, aber das machte es auch nicht besser. Das alles geschah im Abstand von ein paar Wochen, sodass er bei sich zuverlässige Schlussfolgerungen ziehen konnte. Dann griff er zu pflanzlichen Schlafmitteln wie Baldrian, was auch erfolglos blieb. Am Ende versuchte er sich an traditionellen Schlafmitteln, Benzodiazepinen mit kürzerer und andere mit längerer Wirkdauer. Die machten ihn zwar schläfrig, hinterließen am Tag danach jedoch Störungen der Konzentration. Richtig schlafen konnte er noch immer nicht.

Manche Patienten können bei uns in der für sie ungewohnten Umgebung in den ersten Tagen nicht schnell genug in den Schlaf finden, anderen ist das Bett zu klein, zu schmal oder die Matratze passt ihnen nicht. Wieder andere plagen sich mit Ängsten, Sorgen und Nöten herum und finden deswegen nicht in den Schlaf.

> Weil jeder seine eigenen Gewohnheiten hat, kommt es hier besonders auf die Anamnese an, die der Arzt bei seinem Patienten erhebt. Das kostet Zeit, führt aber vielleicht ohne großen Aufwand durch ein paar verhaltenstherapeutische Empfehlungen zum Erfolg.

Doch wer gibt sich schon diese Mühe? Es wäre so wichtig. Guter Schlaf ist maßgeblich für unser Wohlbefinden verantwortlich und damit auch für Entscheidungen, die wir treffen, Beziehungen, die wir pflegen, und Handlungen, die wir durchführen. Unregelmäßiger oder zu wenig Schlaf bewirkt Verhaltensstörungen und verändert innerkörperliche Regelkreise. Es kommt vermehrt zu Fettsucht und zu Insulinresistenz, also erhöhten Blutzuckerwerten (Deutsches Ärzteblatt, 2016, Nr. 113, S. 261–268). Sogar die Lebenserwartung verkürzt sich. In den Vereinigten Staaten wurde die Verbesserung der Schlafhygiene in dem Programm „Healthy People 2020" als nationale Priorität definiert.

> Die Leitlinien zur Behandlung von Schlafstörungen setzen vor allem auf verhaltenstherapeutische Ansätze (Stimulus-Kontrolle, Schlafrestriktion, helles Licht am Tag, ausreichende körperliche Aktivität), psychotherapeutische Verfahren (Verhaltenstherapie, Psychoanalyse, Gespräche) und die beschriebenen Hausmittel.

Herrn Dr. Thal half übrigens ein wenig Gymnastik kurz vor dem Schlafen.

AUSBLICK –
FÜR EINE NEUE KULTUR DES HELFENS

Die vorangegangenen Kapitel haben uns spüren lassen, dass Krankheiten keineswegs nur biologische, sondern auch soziale, seelische und geistige Erscheinungen sind. Krankheiten und Behinderungen stellen zudem auch ein Werteurteil dar. Während man sich als Erkrankter des Mitgefühls Außenstehender meistens sicher sein kann, so trifft das auf Menschen mit Einschränkungen noch lange nicht zu. Krankheit, Gesundheit und Beeinträchtigung sind aber keine Gegensätze, die sich ausschließen, sondern sie bestehen oft nebeneinander und gehen ineinander über. Auch aus diesem Grund ist der Weg der Spezialisierung in der Medizin gefährlich. Sie lässt den Blick für den gesamten Menschen, seine Persönlichkeit, seine Wünsche und sein Lebensumfeld außer Acht.

Erfolge in der Medizin können nicht ohne Spezialisierung gedeihen. Doch bereits die rigide Trennung zwischen den Natur- und den Geisteswissenschaften hat zu erheblichen Einschränkungen in der Art und Weise geführt, wie wir dem kranken Menschen am besten begegnen sollten, ohne dass uns das im Alltag vielleicht bewusst ist. Zugleich tun sich in der Forschung auf vielen Ebenen und Spezialgebieten immer wieder neue und faszinierende Horizonte auf. Das tut auch not, denn zugleich gefährden neue und global relevante medizinische Probleme die Menschheit im 21. Jahrhundert. Ich habe den Blick auf die Welt in diesem Buch bewusst außen vor gelassen und mich auf Besonderheiten in unserem Land konzentriert. Manches kann man aber im Kontext dieses Buches nicht ignorieren.

Die Menschen auf dieser Welt leben zum Beispiel immer länger. Wer länger lebt, hat mehr Zeit, krank zu sein; umso größerer Anstrengungen bedarf es, möglichst lange gesund zu bleiben. Vor allem, weil es dem Einzelnen immer mehr selbst überlassen ist, seinen eigenen Weg im Leben zu gehen und seinen persönlichen Lebensstil zu finden. Das ist zwar für sich genommen eine Errungenschaft, die sich hoffentlich auch in anderen Regionen dieser Welt weiter ausdehnen wird, doch zugleich auch eine Herausforderung, der viele nicht gewachsen sind. So versanden im Lichte der persönlichen Freiheit der Lebensgestaltung viele gesundheitspolitisch gut gemeinte Kampagnen. Der Staat ist dabei im Allgemeinen hilflos. Die Macht hingegen haben die Medien und die profitorientierten Konzerne. Ihnen kann sich aber nur der aufgeklärte Verstand entgegenstellen. Wenn wir es in den reichen Industrienationen nicht schaffen, durch gute Präventivangebote Schäden zu vermeiden und Menschen mit Einschränkungen vernünftig zu inkludieren und Leistungen der Rehabilitation großzügig anzubieten, wenn wir also nicht mit gutem Beispiel vorangehen, dann werden die, die uns in der wirtschaftlichen Entwicklung nachfolgen, in die gleiche Misere verfallen, deren Folgen wir jetzt zu schultern haben.

So sehr es zu begrüßen ist, dass der Tabakkonsum in manchen Ländern gesunken ist, so sehr ist er in anderen gestiegen, und dort, wo er gesunken ist, haben der Konsum von Cannabis, anderen Drogen, die Intensität des Alkoholkonsums und die Fettleibigkeit zugenommen. Sie wird übrigens nach einem Urteil des Europäischen Gerichtshofs mittlerweile als „Behinderung" angesehen, weil man durch sein erhöhtes Gewicht auf Dauer körperlich, geistig oder psychisch so beeinträchtigt sein kann, dass man gleichberechtigt zu anderen seinen Beruf nicht mehr ausüben kann. Dann würde – konsequent zu Ende gedacht – auch der im EU-Recht verankerte Schutz vor Diskriminierung greifen. Zugleich leben wir in einer Zeit, in der der äußere Eindruck nicht selten wichtiger zu sein scheint als das, was dahinter steckt. Menschen suchen Angebote, die es ihnen ermöglicht, den Ansprüchen in einer gesundheits- und schönheitsbewussten Leistungsgesellschaft zu genügen, und geben viel Geld dafür aus.

Zwar leben wir im modernen Zeitalter der Ingenieurs- und Naturwissenschaften, aber die Wissenschaft hat es bis heute nicht vermocht, falsche Vorstellungen über Gesundheit und Krankheit, „Behinderung" und den Tod auszuräumen, geschweige denn den einzelnen Menschen in seinen Besonderheiten so zu erfassen, dass eine auf ihn persönlich abgestimmte Gesundheitsfürsorge und Medizin ermöglicht wird. Das Gegenteil ist der Fall. Menschen entwickeln ihre eigenen Vorstellungen vom Getriebe der Welt und von sich selbst und jede Intervention in dieses Gefüge unterliegt der Gefahr einer Störung. Als seinerzeit die Sicherheitsgurte eingeführt wurden, um die Menschen vor den Folgen schwerer Unfälle zu bewahren, lehnten die Bürger sie vehement ab, genauso wie heute irregeleitete Eltern ihren Kindern Maserschutzimpfungen vorenthalten. Erst der Zwang durch die Gesetzgebung begrenzte die Freiheit der Einzelnen und hat im Falle der Anschnallpflicht unzählige Menschenleben gerettet. Das Verhalten änderte sich.

„Wir denken immer zuerst daran, die Einstellung zu ändern, um dann zum Verhalten zu kommen. Umgekehrt müsste es sein.", sagt der Sozialpsychologe Verplanken. „Wenn wir es schaffen, das Verhalten zu ändern, ändert sich auch das Denken." Weitere Informationen, wie man seine Gewohnheiten ändern kann, zum Beispiel abnehmen oder mehr Sport treiben, ergeben sich aus dem Buch *„Die Macht der Gewohnheit – Warum wir tun, was wir tun"* von Charles Duhigg, Berlin Verlag, 2012.

Die Maserschutzimpfung hat weltweit unzählige Leben gerettet und „Behinderungen" vermieden. Einer von tausend Menschen mit Masern stirbt und unzählige leiden an der Krankheit, während weniger als einer unter einer Million Geimpften eine Gehirnentzündung erleidet. 17 Kinder sterben weltweit jede einzelne Stunde an den Folgen der Masern, und das, obwohl durch Impfprogramme die Zahl der Maserntoten von 550.000 im Jahr 2000 auf 150.000 im Jahr 2013 deutlich zurückgegangen ist. In Deutschland treten immer wieder Masern auf, weil manche Eltern es aus „innerer" Überzeugung ablehnen, ihre Kinder impfen zu lassen. Das Nachsehen haben die Kinder, aber auch geschwächte alte Menschen, Babys und Nichtgeimpfte.

Was bedeutet das alles für uns hier am Ende des Buches? Solange präventive Maßnahmen nicht gewollt sind, unsinnige Produkte konsumiert werden und problematisches Verhalten ohne Kritik oder Sanktion allgegenwärtig sein darf, werden Zivilisationserkrankungen ihre Zähne zeigen. Uns Ärzten ist traditionell eher mehr daran gelegen, Erkrankungen zu diagnostizieren und zu beseitigen, als sie zu verhüten. Die gegenwärtige Lage ist trotz einiger Fortschritte in der letzten Legislaturperiode (2014–2017) politisch beschämend und mittel- bis langfristig eine humanitäre Katastrophe. Sie wird eine Kostenlawine präsentieren, die auch reiche Industrienationen in die Knie zwingen dürfte. Endemische Fettsucht gepaart mit Bewegungsarmut, Tabak- und Alkoholkonsum produziert überzufällig häufig Gelenk- und Rückenschäden, kardiovaskuläre Probleme und Krebs.

In einer Serie von Übersichtsartikeln hat die Zeitschrift The Lancet 2011 auf die verschiedenen Facetten allein der Fettsucht und ihre Auswirkungen auf die Arbeitswelt und die Gesellschaft hingewiesen. In den Vereinigten Staaten werden 2030 sieben Millionen mehr Zuckerkranke, sechs Millionen mehr Herzkranke, eine halbe Million zusätzlicher Krebspatienten zu verzeichnen sein, vierzig Millionen eingebüßte Lebensjahre und direkte und indirekte Kosten in der Größenordnung von fünfzig Milliarden US-Dollar. Dabei liegen kosteneffektive gesundheitspolitische Ideen mit guter wissenschaftlicher Evidenz in der Schublade bereit (Deutsches Ärzteblatt, 2014, Nr. 111, S. 705–713). Die meisten setzen auf Bewegung und gesunde Ernährung. Sie müssten nur konsequent implementiert werden. Chirurgische Maßnahmen hingegen, bei denen einige Kilogramm Fett weggeschnitten oder der Magen verkleinert wird und über deren Kostenerstattung man sich in endlos langen Sitzungen die Köpfe zerbricht, helfen nur im seltenen Extremfall. Ein solcher Aufwand sollte viel lieber Präventivmaßnahmen zugutekommen, bevor das Kind also in den Brunnen gefallen ist. Aber so ist das heute mit der (falschen) Priorisierung.

> Wir Menschen neigen wohl mehr zur Reparatur als zur Vorbeugung. Das scheint ein menschliches Grundsatzproblem zu sein – und führt zu humanitären Katastrophen.

In dem lesenswerten Buch von Roy Porter „*Die Kunst des Heilens –
Eine medizinische Geschichte der Menschheit von der Antike bis heute*"
(Spektrum Akademischer Verlag, 2000) kann man erfahren, wie wenig Gewicht die Medizin letztlich in der gesamten Gesundheitsbi-
lanz in Wirklichkeit besitzt. Durch enormen Aufwand an menschlichem Können und Geld sei die Medizin gerade einmal in der Lage,
das durch Herz-Kreislauf-Erkrankungen oder Lungenleiden be-
drohte Leben von Rauchern um Monate bis wenige Jahre zu verlängern. „*Der Wert für den Einzelnen mag unschätzbar sein*", heißt es,
aber in der weltweiten Bilanz mache er sich kaum bemerkbar. Der
„*Medizinkonsumismus*", so Porter am Ende seines Buches, sei wie jede Art von „*Konsumismus*" sogar noch bedrohlicher, weil darauf angelegt, nicht zu befriedigen. Man könne heute das Leben verlängern,
aber es könnte, so schreibt Porter, ein Leben in erniedrigender Ver-
nachlässigung werden, wenn Ressourcen überlastet und Politiker
geizig würden.

Der enorme Aufwand an menschlichem Können hat auch dazu
geführt, dass wir bereits vor der Geburt in den Mutterleib blicken
und das werdende Leben in all seinen Einzelheiten, bis hin zu seinem genetischen Aufbau, analysieren können. Ich höre, rieche, sehe
und schmecke – also bin ich, könnte man sagen. Doch was, wenn ich
gar nicht gewollt gewesen bin und es mich gar nicht geben würde?
Was, wenn meine Eltern gewusst hätten, dass ich nicht würde sehen
können? Gäbe es uns überhaupt, wenn in der Schwangerschaft unserer Mütter bei uns eine körperliche Beeinträchtigung festgestellt
worden wäre?

Heutzutage kann sich ein Embryo nicht mehr sicher sein, ob er
ausgetragen wird, wenn man bei ihm Defizite feststellt oder man sogar recht konkrete Mutmaßungen und Prognosen darüber anstellt,
wie er wohl als Kind zur Welt kommt. Manche Eltern wollen nämlich ganz genau wissen, wie das erwartete Kind beschaffen sein wird.
Es ist heute sehr verführerisch, das Kind der schwangeren Frau ge-
nauestens zu untersuchen oder die außerhalb des Mutterleibes befruchtete Eizelle, bevor man sie in den Leib der Mutter oder einer
Leihmutter implantiert. Die Suche nach Gendefekten wurde in den
vergangenen Jahren immer wieder kritisch hinterfragt und in etli-

chen Zirkeln, Foren und Parlamenten, 2011 sogar im Deutschen Bundestag, zum Teil leidenschaftlich debattiert.

Es ging dabei auch um die Frage, ob menschliches Leben eine Fügung des Schicksals sei (gottgegeben, wie Gläubige es sehen) oder ob mithilfe der modernen Medizin unter bestimmten Umständen (ein Elternteil trägt zum Beispiel einen bekannten und vererbbaren Defekt in sich) befruchtete Eizellen und damit menschliches Leben aussortiert werden dürfen. Dabei fällt einem doch recht schnell die relative Unverhältnismäßigkeit ins Auge. Bedenkt man, unter welchen Bedingungen schwerstbeeinträchtigte Menschen in anderen Teilen dieser Welt ihr Leben fristen, fällt es mir schwer einzusehen, dass Menschen in hochentwickelten Ländern, in denen alle Möglichkeiten der Unterstützung für solche Menschen vorhanden sind, nicht akzeptieren wollen oder können, Kinder mit (oder ohne) Einschränkungen aufzuziehen.

Die moderne Medizin verlockt diejenigen, die sich ihrer nicht bedienen, als rückständig zu betrachten. Das Verfahren der Präimplantationsdiagnostik und seine Intention dienen der Aussonderung mit Mängeln behafteter Embryonen und damit der Selektion menschlichen Lebens. Das verstößt nach Ansicht der katholischen Kirche gegen die Menschenwürde. Gegner des Verfahrens im Deutschen Ethikrat meinten auch, der in vitro gezeugte Embryo würde aufgrund seiner künstlichen Erzeugung einer besonderen Verantwortung unterliegen und man dürfe ihn schon deswegen nicht erzeugen, um ihn im Falle unerwünschter Eigenschaften gleich wieder zu verwerfen; oder weil der selektive Blick auf die durch menschliches Handeln erzeugten Embryonen und die Bereitschaft zu ihrer eventuellen Verwerfung die Präimplantationsdiagnostik grundsätzlich von einem Schwangerschaftsabbruch aufgrund medizinischer Indikation unterscheide. Das sind nur sehr wenige ins Feld geführte Argumente. Sie zeigen, dass es Sachverhalte gibt, in denen man endlos diskutieren kann, ohne zu einer Einigung kommen zu können. Politiker jedoch müssen (nach ihrem Gewissen und nachdem sie sich sachkundig gemacht haben) entscheiden und sie haben in den meisten zivilisierten Ländern entschieden. Auch hier wird es immer verführerischer, durch „Genome Editing" mit der Genschere Crispr/

Cas9 krankhaft verändertes Erbgut von Embryonen in der Art zu verändern, dass Krankheitsgene verschwinden und Embryonen lebensfähig werden. Ein Designer-Baby kann entstehen.

Eine Ausweitung der Möglichkeiten der diagnostischen Möglichkeiten in Mutterleib oder Petrischale könnte den gesellschaftlichen Druck auf genetisch belastete Eltern erhöhen, sich untersuchen und dann keine Kinder mit Beeinträchtigungen in die Welt setzen zu lassen. Zu befürchten wäre eine sich ausbreitende normative Kraft des Faktischen und das liefe den Bemühungen um eine gelingende Inklusion zuwider. Denn je mehr Untersuchungen im ungeborenen Kind möglich sind, desto mehr Druck wird aufgebaut, auch von ihnen Gebrauch zu machen. Und je mehr man davon Gebrauch macht, desto eher werden Eltern in die Entscheidung hineingedrängt, das Kind auszutragen oder nicht. Je mehr das der Fall ist, desto eher werden sie sich heute gegen das Kind entscheiden und umso weniger Kinder mit Einschränkungen kommen zur Welt. Folge davon ist wiederum, dass diese Kinder als „behindert" umso mehr diskriminiert werden. Man sieht sie immer seltener auf den Straßen und sie sind dann da, obwohl sie nicht da sein müssten oder sollten, mit Eltern, die nicht schlau genug waren, ihre Existenz zu verhindern.

Heute sind ja in Medizin und Gesellschaft viele Dinge möglich, die früher ein Tabu waren. Konnte man als Frau früher keine Kinder austragen, gab es für sie keine. Heute beschaffen sich manche eine Leihmutter, die das in einer Petrischale gezeugte Kind für sie austrägt. Auch schwule Paare können Kinder haben. Männer benötigen eine Eizelle und eine reale Frau für die Schwangerschaft und zwei Frauen lediglich einen Samenspender, wenn eine von beiden bereit ist, das Kind auszutragen. In (hoffentlich) ferner Zukunft steht dann noch die Möglichkeit für eine einzelne Person zur Debatte, ganz ohne Befruchtung und lediglich aus dem Erbgut einer Körperzelle dieser Person und irgendeiner entkernten Eizelle das genetisch identische Kind seines (Körperzellen-)Spenders in einer Leihmutter zur Welt zu bringen – den geklonten Menschen. Für solche Manipulationen benötigt man immer noch eine Leihmutter und so stellt sich die Frage: Ist eine „Leihmutter" dann nicht viel mehr als eine moderne Sklavin? Dazu gäbe es gewiss einiges zu sagen. Die Leihmutterschaft birgt in jedem Fall Gefahren in sich. Eine Frau ist nun mal kein lebendiger „Brutkasten", sondern ein Mensch, in dem Gefühle genauso eine Rolle spielen wie der Geschäftssinn. Die Gefühle aber verändern sich während einer Schwangerschaft. Sie verstärken sich durch die Bewegungen des Kindes. Dieses äußerst intime Verhältnis zweier Wesen nach neun Monaten zu beenden, ist und bleibt etwas Unnatürliches.

2014 hatte eine 21-jährige Leihmutter aus Thailand für ein Ehepaar aus Australien Zwillinge zur Welt gebracht, von denen ein Kind wider Erwarten das Down-Syndrom aufwies. Die Eltern, die der Austragenden den Auftrag erteilt hatten, wollten allem Anschein nach aber nur das gesunde Kind von ihr. Gammy, das unerwünschte Mädchen mit Beeinträchtigungen, war nicht erwünscht. Die Eltern würdigten es angeblich keines Blickes. Dafür hatten sie nicht bezahlt. Die Leihmutter musste also sehen, wie sie damit fertig wurde. Dabei hatte sie schon zwei kleine Kinder und musste nebenher eine Garküche betreiben. So arm war sie. Der Fall machte weltweit Schlagzeilen und Tausende von Spendern überwiesen Geld für die Internetkampagne *„Hope for Gammy"*. Sie warb mit einem Bild von Mutter Teresa. Die Leihmutter behielt das Kind und nutzte das Geld für die Behandlung. Die Geschichte bringt zum Ausdruck, wie weit der Weg der Inklusion noch ist und wie wenig wertgeschätzt Menschen mit Beeinträchtigungen sein können. Auch ein anderer Fall unterstreicht das. 2013 hatte ein Ehepaar aus Connecticut ihrer Leihmutter angeblich 10.000 Dollar geboten, damit sie den Fötus abtreiben ließ, der im Mutterleib Anzeichen von Herz- und Hirnschädigungen aufwies. Die Leihmutter weigerte sich und floh in einen anderen Bundesstaat, wo man den Vertrag für nichtig erklärte. Das Kind kam zur Welt und wurde zur Adoption freigegeben.

Pränatale Tests auf Behinderungen bleiben auch in Deutschland weiterhin erlaubt. Es erinnert mich an eine Ware, die man bestellt und bei Nichtgefallen wieder zurückgibt. Ist in Deutschland eine Schwangere älter als 35 Jahre, gilt ihr Zustand als Risikoschwangerschaft. Dann übernimmt die Krankenkasse die Kosten für eine Untersuchung des Fruchtwassers auf Defizite des Embryos. Seit einiger

Zeit kann man das Down-Syndrom auch über einen Test des Mutterblutes feststellen. Neun von zehn Embryonen mit der Erbkrankheit werden in Deutschland abgetrieben. Dabei ist nicht nur der Wunsch der Eltern nach einem gesunden Kind der Grund dafür, sondern auch die Verunsicherung unserer Gesellschaft, ihr Hang zur „Selbstoptimierung" und tendenzielle Intoleranz. Ärzte raten mitunter offensiv zum Abbruch. Sie verdienen Geld damit und wollen später nicht verklagt werden. Berichte über Anfeindungen in Kitas und Schulen, Inklusion hin oder her, mangelnde Unterstützung im Alltäglichen und nicht zuletzt die Angst, das eigene Kind könne in einer auf Leistung ausgerichteten Gesellschaft nicht bestehen und seinen Weg zum eigenen Glück finden, spielen hier eine Rolle.

Dass es behinderte Kinder heute besser denn je haben können, zeigt sich gerade an Menschen mit Down-Syndrom besonders gut. In Deutschland leben etwa 55.000 Menschen mit einem Down-Syndrom. Gestattet man ihnen, „zur Welt zu kommen", offenbaren sich heute Lebenschancen, wie man sie sich früher kaum vorstellen konnte. Was erwartete man früher schon von einem Kind mit Down-Syndrom? Dass es sein ganzes Leben abhängig sein und weder richtig lesen, schreiben, rechnen, ja noch nicht einmal würde richtig sprechen können. Heute gehen diese Kinder mit anderen gesunden und nicht behinderten Kameraden in die Schule, werden inkludiert und lernen Gedichte, rezitieren sie und bestehen Anforderungen bis hin zum Abitur.

Gisela Höhne protestiert auf ihre Weise gegen diese Zustände, gegen den „perfekten Menschen der Zukunft". Ihr Sohn Moritz, Schauspieler mit Down-Syndrom und Schlagzeuger der Gruppe „Ramba-Zamba", die Höhne am Deutschen Theater in Berlin ins Leben rief, spielt in dem Stück *„Der gute Mensch von Downtown"*. Er inkludiert sozusagen die Zuschauer in seine Zuversicht, seine Zuwendung, seine Stärken. In den ersten vier Lebensjahren sprach Moritz kein Wort. Man empfahl der Mutter damals ein Heim und wies sie auf all die Dinge hin, die er nicht können würde. Eine Haltung, die man auch heute noch in Deutschland vorfindet. Was er einmal können würde, war von offizieller Seite, den Behörden, den Ärzten, den Schwestern vor 40 Jahren, nicht zu hören. Offiziell heißt es heute, niemand dürfe wegen seines Geschlechts, seiner Herkunft, seiner sexuellen Orientierung, seines Alters oder seiner Krankheiten und genetischen Veranlagungen diskriminiert werden. Die Wirklichkeit sieht immer noch etwas anders aus. Auch in anderen Ländern widersetzt man sich alten Denkmustern. Der französische Behinderten-Dachverband „Unapei" etwa wirbt für mehr Möglichkeiten für Menschen mit Behinderung und verschaffte Mélanie Ségard 2017 die Möglichkeit, einmal im Fernsehen das Wetter zu präsentieren. Das hat zwar viele Menschen bewegt und wieder das Gefühl des Bedauerns aktiviert, doch zugleich hat man die 21-Jährige glücklich gemacht. Erst ab 100.000 „Gefällt mir"-Klicks wollte sie den Fernsehauftritt machen. Die kamen mit mehr als 200.000 Netzwerknutzern in zwei Tagen schnell zusammen, die ihre Aktion über Facebook unterstützen wollten. Es gibt so viele Beispiele, Einzelschicksale, die sich zusammengenommen immer mehr bemerkbar machen, auf Gehör stoßen und – mal mehr, mal weniger – an der Gesellschaft teilhaben. Jonas Sippel etwa, Schauspieler mit Down-Syndrom, der im Herbst 2017 seine erste große Rolle im ZDF-Krimi „Kommissarin Lukas – Löwenherz" hat, ein Schauspieler, der seit Jahren beim Berliner Theater „RambaZamba" engagiert ist. Oder Sabrina Vielmayer, deren Lebenskampf in der Frankfurter Allgemeinen Sonntagszeitung (23. Juli 2017) nachzulesen ist. Eine junge, gebildete Frau, motiviert, aber: behindert. Hier wird geschildert, wie es immer noch im sozialen Deutschland 2017 zugeht, wenn man eine Arbeit sucht.

Toleranz, Respekt, Inklusion sind starke Worte. Jeder will es, doch in Wirklichkeit sind wir noch nicht da, wo wir sein möchten und müssten.

Inklusion betrifft Menschen, die sich abheben von der jeweiligen Normalität in einer Gesellschaft und zu einer bestimmten zeitlichen Epoche.

Wir können es immer wieder erleben, wenn die Schule nach den Ferien wieder angefangen hat und die Klassen neu gemischt werden. Da haben es in bestimmten Schulen und Bezirken Deutschlands

Kinder anderer Hautfarbe oder ferner Herkunft oder anderen Glaubens oft schwer. Sie werden gehänselt und beleidigt. Diskriminierung in deutschen Schulen ist seit Langem ein Problem. 1998 hat die Berliner Lehrerin Sanem Kleff deshalb das Projekt *„Schulen ohne Rassismus"* mit auf den Weg gebracht. Dafür ist sie vielfach ausgezeichnet worden. Mehr als 1.500 Schulen dürfen sich inzwischen *„Schule mit Courage"* nennen. Um den Titel zu erhalten, müssen 70 Prozent der Schüler und Lehrer eine Absichtserklärung unterschreiben und sich gegen Rassismus verpflichten. Kindern hilft das bei ihrem Verständnis von Vielfältigkeit. Sie sind ohnehin von Natur aus offener zu anderen Gleichaltrigen als viele Erwachsene. Zu einer toleranten Gesellschaft in Deutschland, in der man sich gegenseitig mit Respekt begegnet und wie selbstverständlich „andere" inkludiert, ist es noch ein weiter Weg.

Die 18-jährige Australierin Madeline Stuart mit Down-Syndrom lief 2015 sogar bei der New Yorker Fashion Week für die italienische Modeplattform *„FTL Moda"* auf dem Laufsteg. Das Motto war *„Mode und Inklusion"*. Frühkindliche Förderungen und eine wachsende Akzeptanz integrieren vormals Gedemütigte. Ein anderes Beispiel aus dem Katalog der Verständnislosigkeit? Man kann in den USA das entwickelte Medikament Basmisanil einsetzen, das die Entwicklung des Gehirns fördert. Der Leiter der Studie in Harvard stellte bei der Rekrutierung seiner weltweiten Studienpatienten fest, nirgends habe der Konzern bei der Genehmigung für die Studienteilnahme so auf Granit gebissen wie in Deutschland. Sogar Prüfärzte seien extrem skeptisch gewesen. Offenbar berührt die Studie ein Tabu. Seit deutsche Ärzte in der Nazizeit Kinder, Demente, Komapatienten und Menschen mit Behinderungen missbrauchten, steht ein Konzern, der sich dieser Patientengruppe zuwendet, pauschal unter Verdacht.

Das 2004 novellierte Arzneimittelgesetz erlaubt medizinische Versuche mit Volljährigen, *„die nicht in der Lage sind, Wesen, Bedeutung und Tragweite der klinischen Prüfung zu erkennen"*, aber nur, wenn sie unter einer schweren Krankheit leiden.

Geistige Behinderung gilt nicht als Krankheit, sondern ist nach dem Gesetz *„Ausdruck einer besonderen Lebensform"*. Sicherlich stellt das ein brennendes medizinethisches Konfliktthema dar. Interessanterweise wurde das Medikament dort am offensten empfangen, wo Menschen schon am längsten über die Inklusion nachdenken und sie praktizieren: den Vereinigten Staaten, Großbritannien, Spanien und Frankreich. Vielleicht bedeutet Inklusion ja auch nicht mehr, als Menschen mit Einschränkungen nicht ständig in Schutz zu nehmen, sie nicht vom normalen Leben fernzuhalten und somit an Arzneimittelstudien teilhaben zu lassen.

Möge sich in unserer Gesellschaft irgendwann jene Gelassenheit durchsetzen, die eine Schwangerschaft einfach geschehen lässt, um zu reagieren, wenn das Kind geboren wird, anstatt Kinder im Mutterleib zu testen, zu selektionieren und abzutreiben. Heute erreichen nicht wenige Betroffene mit Down-Syndrom das Rentenalter und Organschwächen kann man viel besser behandeln. Die Spannbreite der geistigen Fähigkeiten ist so groß wie bei Nichtbetroffenen. Sie befindet sich lediglich im Durchschnitt auf etwas niedrigerem Niveau. Selbstbewusste Eltern, ein förderndes Umfeld und die medizinischen Möglichkeiten verschaffen individuell angepasste Möglichkeiten der Entfaltung. Diese Eltern verdienen Respekt. Weil in Deutschland seit 1945 die Anzahl von Menschen mit Beeinträchtigungen nicht mehr statistisch erfasst wird, vermag niemand zu sagen, wie viele Kinder mit Down-Syndrom in Deutschland jedes Jahr zur Welt kommen. In anderen Ländern hat sich die Zahl über die letzten Jahrzehnte etwa halbiert.

Es ist paradox: Der medizinische Fortschritt verbessert das Leben der Betroffenen, wenn sie ins Leben gelassen werden. Zugleich führt er dazu, dass immer weniger von ihnen leben, weil man sie nicht leben lässt. Die Geburt ist die moralische Wasserscheide. Vor ihr ist ein Abbruch aufgrund erkennbarer Defizite gesellschaftlich akzeptiert. Der Staat leistet ihm sogar durch umfangreiche Diagnostik Vorschub. Andererseits hat der Behinderte nach der Geburt Anspruch auf Schutz und umfassende Förderung, ebenso bezahlt vom Staat. Menschen mit Einschränkungen sind nicht dazu verdammt, unglücklich zu sein. Wie gesagt, es ist eine Sache der Einstellung, der

Haltung derjenigen, die sie betrachten, und eine Frage, auf welche Weise die Umwelt, die Mitmenschen, das Umfeld darauf reagieren.

> Niemand ist behindert – man wird behindert.

In seiner Festschrift zum 40-jährigen Bestehen des Bundesverbandes der Kehlkopfoperierten findet sich am Ende eine Ansammlung lesenswerter Sprüche. Auch sie bringen zum Ausdruck, dass es manchmal besser ist, einer an sich traurigen Sache mit etwas Humor und Gelassenheit zu begegnen. Mit dem letzten Satz aus der Festschrift endet dieses Buch. Er appelliert an den Respekt gegenüber anderen. Er ist in diesen Zeiten auf allen Ebenen gefragt. Sein Inhalt ist auf unterschiedliche Bereiche in unserem Land übertragbar. *„Die Menschen muss man nehmen, wie sie sind. Es gibt keine anderen.“*

> Ich füge hinzu: *„Es geht darum, Sorge zu tragen, dafür, dass Kinder und Erwachsene, ob behindert oder nicht, behandelt werden wie das, was sie sind: ein Geschenk.“*

NOCH EIN PAAR PUNKTE, DIE MIR WICHTIG SIND

1. Die ambulante Rehabilitation sollte ausgebaut werden. In der Frankfurter Allgemeinen Sonntagszeitung (Nr. 26, 2014) wurde von einer jungen Mutter berichtet, die zum Pflegefall wurde. Nach einjähriger Behandlung wollte ihre Familie sie endlich zu Hause versorgen. Die Krankenkasse weigerte sich, ambulante Maßnahmen zu bezahlen. Die rehabilitative Versorgung von Menschen zu Hause steht in Deutschland noch ganz am Anfang, obwohl viele Gründe für sie sprechen.

2. Unsere Gesellschaft muss noch viel seniorengerechter werden. In unzähligen Bereichen ist man immer noch nicht auf ältere Menschen eingestellt, etwa bei neuen technischen Geräten oder den sozialen Medien. Projekte wie im seniorenfreundlichen Rödental sollten Schule machen. Auf Initiative eines Hausarztes haben sich dort seit 2004 verschiedene Projekte zu einem Gesamtkunstwerk entwickelt. Zu ihnen gehören ein Fitnessstudio, in dem man an Galileo-Geräten (vibrierende Platten) seine Muskulatur trainiert, und die Gemeinschaft *Innovatives Wohnen im Alter*. Ehrenamtliche Helfer sehen nach dem Rechten.

3. Menschen mit speziellen Bedürfnissen sollten in Spezialeinrichtungen aufgenommen werden können. Nicht jedes Kind mit Beeinträchtigungen kann in einer Regelschule versorgt werden. Förderschulen sollten für besonders intensiv zu betreuende Menschen erhalten bleiben. Patienten mit speziellen Anforderungen an eine Rehabilitation sollten ihr Verfahren dort antreten, wo die Spezialisten sitzen. Dazu muss man auch sein Bundesland verlassen können. Das wird bislang vermieden. Für die Behandlung Kehlkopfloser etwa gibt es in Deutschland gerade einmal fünf spezialisierte Einrichtungen.

Ansprechpartner für geeignete Einrichtungen finden Sie unter den Adressen: www.reha-servicestellen.de, www.deutscherentenversicherung.de/Allgemein/de/ und www.bmg.bund.de/krankenversicherung/leistungen/ rehabilitation.html. Rechtliche Hintergründe und Richtlinien: www.gkv-spitzenverband.de/Rehabilitation.gkvnet. Für Privatversicherte Informationen unter: www.pkv.de und www.derprivatpatient.de.

4. Die Dauer des Aufenthaltes in einer Reha-Einrichtung sollte sich nach der medizinischen Notwendigkeit richten und nicht nach festgelegtem Schema. Abweichungen von der Regelver-weildauer von drei Wochen nach unten werden von Klinikbe-treibern gegenwärtig vermieden, um die Betten zu füllen. Ver-längerungen sind vonseiten der Kostenträger nicht gewünscht, um Kosten zu begrenzen. Die Bedürfnisse der Patienten stehen an dritter Stelle. Sie sollten an erster Stelle stehen. Heute bleiben viele Patienten zu lange oder nicht lang genug in der Rehaklinik.

5. Krankenkassen sollten die Kosten für sämtliche Reha-Verfahren übernehmen. Ausnahme: Berufsgenossenschaften bei nachge-wiesener Berufserkrankung. Auch wenn Qualitätssicherung, wissenschaftliche Begleitung und der Aufbau der Strukturen der Rehabilitation in Deutschland untrennbar mit Initiativen der Deutschen Rentenversicherung verbunden sind, gibt es immer wieder Probleme an den Schnittstellen und ungeklärte Zustän-digkeiten. Dadurch verzögern sich Verfahren. Eine weitere Hilfe könnte die Etablierung einer „intensivmedizinischen Rehabili-tation" sein (Deutsches Ärzteblatt, 2017, Nr. 114 [25], S. C1003). Oft geraten schwer kranke Patienten von der stationären Akut-versorgung direkt in eine Langzeitpflege, da sie als nicht „rehafä-hig" gelten (Barthel-Index ist unter 80). Eine interdisziplinäre Rehabilitation die sich solcher Patienten annimmt, könnte eine Lücke in der Versorgungskette schließen.

> Reha-Leistungen entsprechen dem Versorgungsauftrag der Krankenkassen nach *„Wiederherstellung der Gesundheit"*.

Krankenkassen haben wie die Rentenversicherer auch ein Interesse daran, dass ihre Versicherten bald wieder arbeiten und Beiträge entrichten. Das ist nicht viel anders als die Begründung der Rentenversicherer durch die Übernahme der Kosten von Reha-Verfahren Frühberentungen zu vermeiden. Die *„Reha vor Pflege"* bei Ruheständlern ist ohnehin Angelegenheit der Krankenkasse. Sie ist zwar gesetzliche Vorgabe, doch Fachleute bemängeln immer wieder, dass in der Realität viel zu wenig entsprechende Empfehlungen durch den Medizinischen Dienst der Krankenkassen ausgesprochen werden, nicht zuletzt im geriatrischen Bereich. Bislang haben sich die Krankenkassen dagegen gesträubt und sich für Reha-Leistungen erst in zweiter Linie für zuständig erklärt.

> Obwohl 2016 etwa 2,7 Millionen Patienten als pflegebedürftig anerkannt waren, erhielt nur einer von 200 Patienten ein Reha-Verfahren.

Die Zahl der vom Medizinischen Dienst der Krankenkassen ausgesprochenen Reha-Empfehlungen war also extrem gering. Folgekosten könnte man durch häufigere und gezielte Rehabilitation bei älteren Menschen reduzieren. Mittlerweile ist wenigstens das Antragsverfahren vereinfacht worden. Die Finanzierung sämtlicher Reha-Leistungen aus einer Hand wäre ein Paradigmenwechsel.

6. Die traditionelle Vergütung des Aufenthalts eines Patienten in einer Rehaklinik nach Anzahl der dort verbrachten Tage und unabhängig vom individuellen Reha-Bedarf sollte man beenden. Stattdessen plädiere ich für die Einführung von Vergütungssätzen, die sich – ähnlich der Fallpauschale in der Akutmedizin – nach dem Reha-Bedarf ausrichten, also nach dem Aus-

maß der Teilhabestörung in Kombination mit realistischen Therapiezielen. Auch das wäre ein radikaler Wechsel zugunsten einer gerechteren Verteilung der Mittel.

7. Niedergelassene Ärzte sollten Patienten direkt in eine Rehaklinik einweisen können, wie sie es bei einer Krankenhauseinweisung tun. Im letzten Bereich gesteht man ihnen Kompetenz zu, im Bereich der Rehabilitation nicht. Das lässt sich nicht begründen. Bei genereller Zuständigkeit der Krankenkassen entfiele auch ein umständliches und zeitraubendes Antragsverfahren. Die versicherungsrechtlichen Belange müsste man nicht überprüfen, die Kosten auf andere Träger wären nicht abgewälzt und eine geeignete Klinik müsst man nicht auf umständlichem Wege finden. Einweisende Ärzte sollten auf ein Netzwerk geeigneter Reha-Einrichtungen mit Schwerpunkten zugreifen können.

> Rehabilitation ist im Einzelfall von medizinischer Relevanz; sie ist keine wohlgefällige Kann-Leistung.

Solange es verschiedene Kostenträger gibt, sollte deren endgültige Zuständigkeit wenigstens rückwirkend vorgenommen werden können. Es käme auf einen Modellversuch an. Solange man mit der Rehabilitation weiterhin Erholung und damit fehlende Dringlichkeit verbindet, wird sich an den Bedingungen nicht viel ändern. Die Möglichkeit der exklusiven Indikationsstellung durch niedergelassene (oder Krankenhaus-)Ärzte würde die Reha-Medizin aufwerten und mittelfristig auch für Ärzte und andere Berufsgruppen deutlich attraktiver machen.

8. Ärztliche Entlassungsberichte aus Krankenhäusern enden zumeist mit Empfehlungen zur Arzneimitteltherapie. Hinweise zu regelmäßiger körperlicher Aktivität und anderen Aspekten eines gesunden Lebensstils oder zur Verbesserung der Teilhabe gehören meistens nicht dazu. Das sollte sich ändern, denn diese Empfehlungen sind alle mit hoher Evidenz gesichert und die relative Änderung von Krankheitslast und Sterblichkeit übersteigt in einigen Bereichen sogar die der Medikamente.

In der Schweiz wurde das „*PAPRICA-Projekt*" (Physical Activity Promotion in Primary Care) initiiert und seit 2012 umgesetzt. Dadurch will man Ärzte bei der Verordnung von Lebensstiländerungen unterstützen.

Die Ausbildung von Ärzten und Fachärzten auf den Gebieten der Prävention und Rehabilitation sollte wesentlich verbessert werden.

9. Damit Arzneimittel ihre Wirkung entfalten, sollten alle Beteiligten Vorkehrungen treffen, dass diese regelmäßig und nach Vorschrift eingenommen werden.

Sollten Sie Arzneimittel benötigen, führen Sie darüber eine Liste und legen Sie sie bei jedem Arzt- oder Apothekenbesuch vor. Fragen Sie sich gerade in den ersten Tagen nach Einnahme eines neuen Präparates, ob Sie an Beschwerden leiden, die im zeitlichen Zusammenhang mit der Einnahme des neuen Mittels stehen. Lassen Sie sich nicht über alle im Beipackzettel aufgeführten Nebenwirkungen aufklären.

Beachten Sie, dass Arzt und Apotheker verpflichtet sind, Ihnen bei gleichem Wirkstoff ein preisgünstigeres Präparat abzugeben (Informationen: www.ap-amts.de).

10. Die von der Regierung herausgegebene Charta der Rechte hilfe- und pflegebedürftiger Menschen soll die Rolle der Betroffenen und ihrer Angehörigen stärken und Informationen sowie Anregungen bei der Gestaltung des Hilfs- und Pflegeprozesses gewähren. Die Charta geht auf Arbeiten des 2003 ins Leben gerufenen „*Runder Tisch Pflege*" zurück. 200 Experten aus allen Versorgungsbereichen haben Empfehlungen zur Verbesserung der Pflege erarbeitet.

Beim Deutschen Zentrum für Altersfragen in Berlin wird die Umsetzung in die Praxis begleitet (www.dza.de und www.bmfsfj.de oder www.bmg.bund.de). Die Charta selbst kann man unter www.bmfsfj.de abrufen oder sich über die Telefonnummer 01805/778090 zuschicken lassen.

11. Die Begriffe „Kur" und „Sanatoriums-Behandlung" sollten nicht länger verwendet werden, wenn es sich um spezialisierte Reha-Verfahren in Schwerpunktkliniken handelt. Obwohl sich in der Reha-Medizin so viel getan hat, erscheinen die altmodischen Begriffe der „Kur" und „Sanatoriums-Behandlung" bis heute in unzähligen Tarifen der Kostenträger, Formularen und Antragsschreiben. Solange das so bleibt, wird das Image der Rehabilitation als Zweite-Klasse-Medizin nicht verschwinden. Der Begriff der „Kur" ist bestimmten Vorsorgeleistungen vorbehalten. Die Struktur- und Prozessvorgaben für den Betrieb eines Sanatoriums sind mit denen einer Schwerpunktklinik für Anschluss-Rehabilitation nicht zu vergleichen.

12. Inklusion benötigt neben Zeit und Geld, Engagement und Barmherzigkeit vor allem eine andere Haltung bei den Menschen, in der Gesellschaft und in der Politik. Das kann man nicht verordnen – man muss es wollen und können und es muss wachsen. So bleibt zu hoffen, dass engagierte Bürger, ehrenamtlich Tätige und die im Bereich Rehabilitation und Inklusion arbeitenden Profis nicht nachlassen, den steinigen Weg zu gehen und andere von dem wichtigen Vorhaben zu überzeugen, die Inklusion von Menschen mit Defiziten zu ermöglichen. Es geht um das Wohl kleiner Kinder mit Defiziten von Geburt an, es geht um die Lebensqualität von Unfallopfern, die aus der Mitte ihres Lebens gerissen wurden, und es betrifft die vielen Menschen mit Einschränkungen aufgrund ihres Alters, vorliegender Krankheiten oder den Folgen einer Behandlung.